Atlas der Lokalanästhesie

Herausgeben von Ejnar Eriksson

Zweite, überarbeitete und erweiterte Auflage

Redaktionelle Bearbeitung: Anton Döberl

Zeichnungen: Poul Buckhöj

Deutsche Übersetzung: Halina Pröscher,
Alexander von Lutzki, Toni Graf-Baumann

Fotografien: Medicinsk Filmstudio,
Upplands Väsby, Schweden

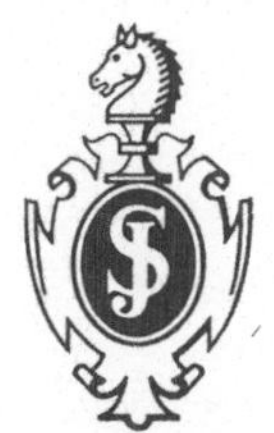

Springer-Verlag
Berlin Heidelberg New York 1980

Die erste Auflage in deutscher Sprache erschien 1970 bei Munksgaard,
Kopenhagen; Vertrieb in Deutschland: Georg Thieme Verlag, Stuttgart
ISBN-13: 978-3-642-81423-5   e-ISBN-13: 978-3-642-81422-8
DOI: 10.1007/ 978-3-642-81422-8

Einbandzeichnung von Poul Buckhöj
2119/3140-543210

Zum Geleit

Chirurgie und Anästhesiologie ist in der klinischen Praxis recht *unterschiedlich*. Von der Infiltrations- und Spinalanästhesie macht man nach wie vor relativ häufig Gebrauch, während die Plexus- und Periduralanästhesie sowie die peripheren Nervenblockaden sehr variabel zur Anwendung kommen. An vielen großen medizinischen Zentren ist in den letzten Jahren die Lokalanästhesie mehr und mehr zu Gunsten der Allgemeinnarkose in den Hintergrund getreten. Rein medizinisch ist diese Tendenz nicht immer motiviert, auch wenn heute neue Narkosemittel und technisch verbesserte Narkosegeräte zur Verfügung stehen. In vielen Fällen stellt die Lokalanästhesie für den Patienten die geringste Belastung dar. Die in den letzten Jahren entwickelten neuen Lokalanästhetika geben einen weiteren Anlaß, die Frage nach der Bedeutung der Lokalanästhesie erneut zu überprüfen. Die Anwendung der Lokalanästhesie auf anderen Gebieten außerhalb der Chirurgie hat in den letzten Jahren an Aktualität gewonnen. Zur Ermöglichung einer schmerzfreien Geburt hat z.B. die kontinuierliche Periduralanästhesie sich mehr und mehr durchgesetzt.

Ein weiteres Gebiet, auf dem die Lokalanästhetika zunehmend an Aktualität gewonnen haben, ist die postoperative und therapeutische Schmerzbekämpfung. Auch heute noch ist bei vielen schwerkranken Patienten die Schmerzbekämpfung nicht immer ganz befriedigend. Als diagnostische und therapeutische Hilfsmittel bei verschiedenen Schmerzzuständen werden die Lokalanästhetika mit größter Wahrscheinlichkeit ebenfalls eine zunehmende Bedeutung erlangen. Bestimmte Lokalanästhetika wurden in letzter Zeit häufiger auch auf Gebieten außerhalb der Anästhesiologie angewendet. So hat sich Xylocain für die Behandlung bestimmter Formen von Herzrhythmusstörungen und des Status epilepticus als wertvoll erwiesen.

Das vorliegende Buch ist das erste, in gemeinschaftlicher Arbeit entstandene schwedische Werk über die örtliche Betäubung. Der Plan zu einem solchen Buch war unter den schwedischen Anästhesiologen und Forschern entstanden, die aktiv an der Entwicklung und klinischen Prüfung der schwedischen Lokalanästhetika Xylocain, Xylonest und Scandicain teilgenommen hatten. Nachdem nun Dr. Ejnar Eriksson die Initiative dazu ergriffen hat, wird das Erscheinen dieses Buches sicher begrüßt werden, besonders von Anästhesisten und Chirurgen. Seine hervorragenden anatomischen Zeichnungen, die minutiöse photographische Wiedergabe und der prägnante Text vermitteln eine ausgezeichnete Hilfe für Ausbildung und Unterricht. Dies ist besonders wertvoll, weil viele Anästhesisten nicht immer die Gelegenheit hatten, sich mit der Technik und den Möglichkeiten aller Formen der örtlichen Betäubung vertraut zu machen·

Möge das Buch daher zu vermehrtem Interesse für die Lokalanästhesie und die Nervenblockaden anregen, die für den Organismus oft eine geringere Belastung bedeuten als eine langdauernde Narkose. Das Buch ist bestimmt für Studierende und für alle Ärzte, die Lokalanästhetika für operative Eingriffe, zur Therapie und Diagnostik anwenden.

Ich wünsche dem Werk in Schweden und auch im Ausland eine gute Aufnahme.

Torsten Gordh

Professor der Anästhesiologie am
Karolinska-Institut, Stockholm.
Vorstand der Anästhesieabteilung des
Karolinska-Krankenhauses, Stockholm.

Vorwort zur zweiten Auflage

Im Jahr 1969 erschien die erste Auflage dieses Atlas der Lokalanästhesie. Die Idee eines kleinen Buches mit anschaulichen Zeichnungen, illustrativen Photos und einem kurzgefassten Text für die praktische klinische Arbeit in der Regionalanästhesie scheint erfolgreich zu sein. Weltweit wird dieses Buch benutzt, vermutlich zum größten Teil von Anfängern auf diesem hochaktuellen Gebiet der Anästhesie. In jüngster Zeit war es außerordentlich schwierig ein Exemplar dieses Buches im Handel zu bekommen, was gleichermaßen für alle verschiedensprachigen Ausgaben galt.

Die Notwendigkeit für ein kleines, didaktisch klares Lehrbuch der Lokalanästhesie bleibt bestehen. Es ist mir deshalb eine große Genugtuung dieses Vorwort zu schreiben, steht doch den Anästhesisten wieder eine überarbeitete und ergänzte Neuauflage des Atlas der Lokalanästhesie zur Verfügung. Als Einführung in die praktische klinische Lokalanästhesie wird es auch künftig von Nutzen und somit eine Ergänzung zu den ausgezeichneten und ausführlichen Büchern sein, die in den siebziger Jahren veröffentlicht wurden.

Department für Anästhesiologie
Linköping Universität

J. Bertil Löfström
Professor

Autorenverzeichnis

VIKTOR VON BAHR
Dr. med., ehem. Chefarzt der chirurgischen Abteilung
am Bezirkskrankenhaus in Södertälje.

EINAR BOHM
Prof. Dr. med., Ordinarius für Neurochirurgie an
der Universität Uppsala. Chefarzt der neurochirurgischen Klinik am Akademischen Krankenhaus der
Universität Uppsala.

SÖREN ENGLESSON
Dr. med., Chefarzt der Anästhesieabteilung am Aka-
demischen Krankenhaus der Universität Uppsala
(Schweden).

EJNAR ERIKSSON
Prof. Dr. med., Doz. für Chirurgie am Karolinska
Institut (Univ. Stockholm). Chefarzt am Karolinska
Krankenhaus (Univ. Stockholm). Herausgeber.

TOMAS GEJROT
Doz. Dr. med., Doz. für HNO am Karolinska Institut (Universität Stockholm). Chefarzt der Hals-
Nasen-Ohren-Klinik am Bezirkskrankenhaus in Kri-
stianstad.

TORSTEN GORDH
Prof. Dr. med., Ordinarius für Anästhesiologie am
Karolinska Institut (Univ. Stockholm).
Ehemaliger Chefarzt der Anästhesieabteilungen am
Karolinska Krankenhaus (Univ. Stockholm).

BERTIL LÖFSTRÖM
Prof. Dr. med., Ordinarius für Anästhesiologie an
der Univ. Linköping (Schweden). Chefarzt der Anä-
sthesiabteilung am Bezirkskrankenhaus Linköping
(Schweden).

TURE PETRÉN †
Prof. Dr. med., ehemaliger Ordinarius für Anatomie
am Karolinska Institut/Univ. Stockholm.

ANNE-MARIE THORN-ALQUIST
Dr. med., Chefarzt der Anästhesieabteilung der Kran-
kenanstalten der Universität Umeå.

BJÖRN WULFING
Prof. Dr. med., Doz. für Ophthalmologie am Karolinska Institut (Universität Stockholm).

ÅKE WÅHLIN
Prof. Dr. med., Dr. med. dent., Doz. für Anästhesiologie am Karolinska Institut (Universität Stockholm). Chefarzt an der zentralen Anästhesieabteilung
am Huddinge Krankenhaus (Stockholm).

ARNE ÅSTRÖM
Doz. Dr. med., Doz. für Physiologie am Karolinska
Institut (Universität Stockholm). Früherer Leiter der
Abteilung für klinische Forschung AB Astra, Söder-
tälje.

Inhaltsverzeichnis

Vorwort

VON EJNAR ERIKSSON

In der modernen Medizin ist das »team work« mehr und mehr zu einer üblichen Arbeitsform geworden. Heutzutage wird die Forschung nur noch selten von einem einzelnen, auf sich selbst gestellten Wissenschaftler betrieben, sondern als Gemeinschaftsarbeit von einer Spezialistengruppe durchgeführt. Auch bei der Abfassung medizinischer Lehrbücher hat sich das »team work« heute eingebürgert. Dieses Buch ist das Ergebnis einer solchen Zusammenarbeit zwischen Autoren, Photographen, Zeichner und Herausgeber. Da die verschiedenen Kapitel jedoch auf eine vielleicht etwas ungewöhnliche Weise entstanden sind, darf ich kurz hierüber berichten.

Das Bildmaterial wurde zwischen den Autoren und dem Herausgeber eingehend besprochen. Anhand der sofort vorliegenden Aufnahmen mit der Polaroid-Kamera konnte man die Lage der Punktionskanüle, die Bildkomposition, die Beleuchtung usw. im einzelnen diskutieren, bevor die endgültigen Aufnahmen gemacht wurden. Der Zeichner hat z.T. beim Anlegen der Anästhesie Skizzen angefertigt, z.T. auch nach den Probeaufnahmen gezeichnet. Auf diese Weise wurde eine völlige Übereinstimmung von Zeichnungen und photographischen Illustrationen erreicht. Die anatomischen Zeichnungen wurden dann vom jeweiligen Autor und vom Herausgeber, vor allem aber von Herrn Prof. Ture Petrén am Anatomischen Institut des Karolinska Institutes geprüft. Dem Zeichner, Herrn Poul Buckhöj, wurde Gelegenheit gegeben, an Anatomievorlesungen teilzunehmen und für bestimmte Zeichnungen zusammen mit Herrn Prof. Petrén spezielle anatomische Präparate anzufertigen.

Da viele Autoren an diesem Buch mitgearbeitet haben, unterscheiden sich auch die einzelnen Abschnitte in der Länge und den Einzelheiten des Inhaltes. Das Buch soll kein Lehrbuch im landläufigen Sinne sein. Es soll vielmehr in erster Linie durch die anschauliche Darstellungsform in leicht verständlicher und übersichtlicher Weise über die Anwendungsgebiete der Lokalanästhetika unterrichten. Wir hoffen, daß unser Buch eine wertvolle Ergänzung zu den hervorragenden Lehrbüchern dieses Fachgebietes sein kann.

In der zweiten Auflage dieses Buches haben wir Kapitel über die Lokalanästhesie bei verschiedenen endoskopischen Untersuchungen angefügt, da es sicht gezeigt hat, daß hier eine wesentliche Indikation für die Lokalanästhesie vorliegt.

Zur Pharmakologie der Lokalanästhetika

VON ARNE ÅSTRÖM

Die chemischen Verbindungen, die zur Blockierung der Nervenimpulsleitung angewendet werden, wirken alle nach dem gleichen Prinzip. In niedrigeren Konzentrationen scheinen sie den bei der Fortleitung eines Aktionspotentials normalerweise eintretenden Ionenaustausch durch die Nervenmembran zu verlangsamen und in höheren Konzentrationen ganz zu verhindern. Diese »stabilisierende« Wirkung auf die Zellmembran läßt sich auch an anderen reizbaren Zellen des Körpers nachweisen. Man verwendet daher Verbindungen vom Typ der Lokalanästhetika (Procainamid und Xylocain) zur Behandlung bestimmter Formen von Herzrhythmusstörungen. Lokalanästhetika passieren leicht die Blut-Liquorschranke und gelangen so ins Zentralnervensystem. Die schnellen De- und Repolarisationsprozesse in einem epileptischen Herd scheinen auf die Wirkung von Lokalanästhetika gut anzusprechen und Xylocain lässt sich daher zur Kupierung epileptischer Anfälle anwenden. Unter dem Einfluß toxischer Dosen auf die zentralnervösen Mechanismen können Krämpfe auftreten. Dies läßt sich vielleicht so erklären, daß normalerweise bestimmte hemmende kortikale Neuronen gegen Lokalanästhetika am empfindlichsten sind und daher bei den niedrigsten Konzentrationen ausgeschaltet werden. Die Blockierung der inhibitorischen Neuronen soll dann zur kortikalen Reizung führen. Bei hohen Konzentrationen werden die zentralen Neuronen allgemein gehemmt und u.a. wird auch das Atemzentrum beeinflusst.

Lokalanästhetische Wirkung

Die Blockierung der Impulsleitung im Nerven läßt sich leicht mit elektrophysiologischen Methoden am isolierten Nerven, z.B. am N. ischiadicus des Frosches untersuchen. Die Bestimmung der Latenzzeit und der Erholungszeit vermittelt wertvolle Informationen über die Anwendbarkeit eines Lokalanästhetikums für verschiedene Formen der Lokalanästhesie. Die Wirkung auf den isolierten Nerv kann oft in gute Korrelation zu den physikalischen Eigenschaften der Substanzen gebracht werden.

In vivo dagegen hängt die Wirkung der Lokalanästhetika sehr wesentlich von der Durchblutung der Gewebe ab, in die sie injiziert werden. So erfolgt z.B. die Resorption im Spinalkanal nur langsam, während sie in der Mundhöhle so schnell vonstatten geht, daß die meisten Lokalanästhetika durch einen Vasokonstriktorzusatz an der Injektionsstelle festgehalten werden müssen, um überhaupt eine ausreichende Anästhesiefrequenz und Anästhesiedauer zu erhalten. Verschiedene Lokalanästhetika beeinflussen in unterschiedlicher Weise die lokale Durchblutung und werden daher aus dem gleichen Injektionsgebiet mit unterschiedlicher Geschwindigkeit resorbiert. Der Zusatz eines Vasokonstriktors zur Verzögerung der Resorption (und damit u.a. zur Verminderung der Gefahr toxischer Nebenwirkungen) ist besonders wichtig für Lokalanästhetika, die schnell resorbiert werden (z.B. Pantocain).

Die verschiedenen Nervenfasern werden in einer bestimmten Reihenfolge blockiert. Da feinere Fasern leichter blockiert werden als gröbere, verschwindet zuerst die Sensibilität (in der Reihenfolge Schmerz – Temperatur – Berührung) und zuletzt die motorische Funktion. Starke Nervenstämme verlangen ein hohes Penetrationsvermögen des Lokalanästhetikums.

Der lokalanästhetische Wirkungsgrad hängt von der Konzentration des Lokalanästhetikums im Nerven ab. Den typischen Verlauf einer Konzentrationskurve zeigt Abb. 2.

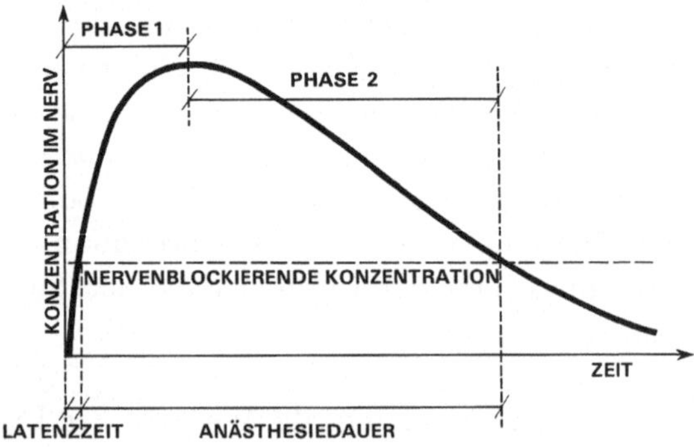

Abb. 2

Unmittelbar nach der Injektion besteht ein hohes Konzentrationsgefälle zwischen dem Nerv und seiner Umgebung und daher dringt das Lokalanästhetikum schnell in den Nerv ein (Phase 1). Dieser Penetrationsvorgang läßt sich beschleunigen, wenn man die Konzentration der injizierten Lösung erhöht, oder wenn man mit Hilfe eines Vasokonstriktors für längere Zeit in der Umgebung des Nervs eine hohe Konzentration aufrechterhält. Der Verlauf dieser ersten Phase bestimmt sowohl die Latenzzeit als auch die maximale Konzentration, die im Nerv erreicht wird. Die Geschwindigkeit, mit der die Konzentration im Nerv unter das für eine Blockierung erforderliche Niveau absinkt (Phase 2), richtet sich z.T. nach der

Affinität des Präparates zu den lipophilen Strukturen und z.T. nach dem Konzentrationsgefälle über der Nervenmembran. Der Vasokonstriktorzusatz scheint in erster Linie die in der ersten Phase erreichte maximale Konzentration zu erhöhen, aber er beeinflußt auch bis zu einem gewissen Grade den Abtransport der Substanz aus der Umgebung des Nervs während der zweiten Phase.

Die relative Bedeutung der einzelnen Faktoren, die die Wirkung eines Lokalanästhetikums bei verschiedenen Anästhesieformen beeinflussen, läßt sich im Tierversuch schwer bestimmen. Jedes neue Lokalanästhetikum muß daher immer für jede klinische Applikationsform geprüft werden, wobei vor allem die geeignete Konzentration und der optimale Zusatz eines eventuell erforderlichen Vasokonstriktors interessiert.

Toxizität

Die Toxizität der Lokalanästhetika muß – wie auch sonst bei allen Arzneimitteln – in Beziehung zu ihrer Wirkung beurteilt werden. Die klinische Toleranz hängt sehr wesentlich von der Geschwindigkeit ab, mit der die Resorption vom Applikationsort erfolgt. Bei langsamer Resorption spielt die Geschwindigkeit der Entgiftungsprozesse eine besondere Rolle.

Die toxischen Wirkungen der Lokalanästhetika betreffen in erster Linie das Zentralnervensystem und das Herz-Kreislaufsystem. Zu den zentralnervösen Symptomen gehören u.a. Krämpfe. Bei schneller i.v. Zufuhr steht die zentralnervöse Toxizität in guter Korrelation zu der spezifischen lokalanästhetischen Wirkungsstärke, die sich am isolierten Nerv bestimmen läßt. Bei i.v. Zufuhr findet man demnach, daß die stärker wirksame Verbindung Xylocain leichter toxische Symptome seitens des ZNS hervorruft als Xylonest und Scandicain. Bei der Injektion in Gewebe

10

(Infiltrationsanästhesie oder Nervenblockade) wird die Wirkungsstärke durch die unterschiedliche Geschwindigkeit modifiziert, mit der verschiedene Lokalanästhetika von der Injektionsstelle resorbiert werden. Deshalb besteht eine schlechte Korrelation zwischen der auf diese Weise gemessenen Wirkungsstärke und der akuten i.v. Toxizität. Der Zusatz eines Vasokonstriktors verlangsamt die Resorptionsgeschwindigkeit von Xylocain mehr als die von Xylonest oder Scandicain. Bei langsamer i.v. Zufuhr oder wenn die Blutkonzentration nach der Resorption aus einem Gewebsgebiet relativ langsam ansteigt, spielen auch die Geschwindigkeit der Entgiftungsprozesse und Unterschiede in der Gewebsverteilung eine Rolle für die Toleranz und Toxizität.

Die kardiovaskulären Nebenwirkungen sind manchmal sehr bedrohlich. In der empfohlenen Dosierung setzen die Lokalanästhetika die Reizbarkeit des Herzmuskels herab, und daher eignet sich beispielsweise Xylocain sehr gut zur Behandlung von Kammerarrhythmien. Der gleiche pharmakologische Wirkungsmechanismus verursacht jedoch auch eine gewisse Verlängerung der Überleitungszeit, die in seltenen Fällen zu verschiedenen Graden von Herzblock und Blutdruckabfall führen kann. Bei sehr hohen Blutkonzentrationen kann eine Depression des Herzmuskels und Dilatation der peripheren Widerstandsgefäße eintreten.

Tierexperimentelle Untersuchungen können wertvolle Auskünfte über die Toxizität und den Entgiftungsmodus von Lokalanästhetika geben. Die klinische Toleranz muß jedoch immer in humanpharmakologischen Versuchen und durch umfassende klinische Prüfungen endgültig bestimmt werden, nicht zuletzt im Hinblick auf die bei verschiedenen Tierarten unterschiedlich verlaufenden Abbauprozesse. Dies gilt auch für die lokale Toxizität und Gewebsreizung.

Verschiedene Lokalanästhetika

Lokalanästhetika sind in der Regel Ester oder Amide mit folgenden allgemeinen Formeln.

$$H_2N{-}\langle\ \rangle{-}COO\ R\ N{\big\langle}^{R_1}_{R_2} \qquad \langle\ \rangle{-}NH\ CO\ R\ N{\big\langle}^{R_1}_{R_2}$$

Ester-Typ　　　　　　　Amid-Typ

R, R_1, R_2 = Alkylgruppe mit 1-3 C-Atomen

Die Ester haben den pharmazeutischen Nachteil, in Lösung weniger stabil zu sein. Die bekanntesten Vertreter dieser Gruppe sind das Novocain und das Pantocain. Das *Novocain* hat ein begrenztes Penetrationsvermögen in den Geweben und ist daher heute sehr weitgehend durch neuere Präparate vom Amid-Typ ersetzt. Das *Pantocain* hat seine Stellung als gutes Präparat für die Spinalanästhesie behalten. Pantocain wird besonders schnell von Schleimhäuten (z.B. der Tracheo-Bronchialschleimhaut) resorbiert und die Gefahr toxischer Nebenwirkungen ist daher groß. Die Gefahr toxischer Nebenwirkungen hat daher die Anwendung des Präparates bei anderen Applikationsformen begrenzt. Wenn bei der Leitungsanästhesie die schnelle Resorption durch einen Vasokonstriktorzusatz verzögert wird, ergibt Pantocain eine sehr langdauernde Nervenblockade.

Die Lokalanästhetika vom Amid-Typ haben eine besonders gute Stabilität, und Lösungen dieser Substanzen lassen sich beispielsweise mehrfach durch Autoklavierung sterilisieren. Sie scheinen auch bedeutend seltener allergische Erscheinungen zu verursachen als die Derivate der Para-Aminobenzoe-Säure (Novocain, Pantocain). Zu den Amiden gehören Xylocain, Xylonest, Scandicain, Carbostesin und Duranest (Bupivacain und Etidocain).

Xylocain hat ein besonders gutes Penetrationsvermögen und ergibt daher auch in solchen Gebieten sehr befriedigende Blockaden, in denen man mit Novocain schlechte Ergebnisse erhält (Plexusanästhesien, Periduralanästhesien usw.). Xylocain ist daher in weiten Teilen der Welt das gebräuchlichste Lokalanästhetikum geworden. In ihrer Wirkung sind Xylonest und Scandicain dem Xylocain klinisch ebenbürtig.

Xylonest wird langsamer resorbiert als Xylocain und seine Wirkung ist daher weniger vom Vasokonstriktorzusatz abhängig. Durch die langsame Resorption werden die Nervenstrukturen stärker mit Xylonest gesättigt und seine Wirkung *in vivo* ist daher ebenso gut oder noch besser als die von Xylocain, obwohl seine eigentliche lokalanästhetische Wirkung – am isolierten Froschnerven gemessen – etwas schwächer ist als die von Xylocain. Der schwächeren Wirkung am isolierten Nerven entspricht eine geringere zentralnervöse Toxizität. Aufgrund seiner anderen Gewebsverteilung und peripheren Gewebsaufnahme ergibt Xylonest auch nach i.v. Injektion niedrigere Blutkonzentrationen als Xylocain. Xylonest wird von den Amidasen,. hauptsächlich in der Leber, wesentlich schneller abgebaut als Xylocain und Scandicain. Wenn bei einer Überdosierung toxische Symptome auftreten, sind sie deshalb nur von kurzer Dauer.

Scandicain ist dem Xylonest darin ähnlich, daß seine am isolierten Nerven bestimmte Wirkung schwächer ist als die von Xylocain, daß aber dieser Nachteil in vivo durch eine langsamere Resorption kompensiert wird. Es wird ebenfalls weniger Vasokonstriktorzusatz benötigt als bei Xylocain. Scandicain wird nicht ebenso schnell abgebaut wie Xylonest und wenn toxische Symptome auftreten, sind sie daher von längerer Dauer.

Carbostesin ist chemisch mit Mepivacain verwandt. Es ist jedoch von stärkerer Wirksamkeit und Toxizität. Carbostesin hat eine lange Wirkungsdauer. In verschiedenen klinischen Anwendungsbereichen bewirkt Bupivacain eine ausreichende Analgesie, wobei die Motorblockade weniger stark ausgeprägt ist. Vasokonstriktoren in Verbindung mit Carbostesin scheinen geringere Bedeutung für die Wirkungsdauer zu haben, als dies beim Lidocain der Fall ist.

Duranest ist chemisch mit Lidocain verwandt. Es hat jedoch eine längere Wirkungsdauer. Die Wirkung tritt schneller ein als beim Bupivacain. In vielen klinischen Anwendungsbereichen bewirkt es eine deutliche Motorblockade. Obwohl Duranest ebenso wie Bupivacain von hoher Wirksamkeit ist, wurde eine angemessene Sicherheitsschwelle gefunden. Dies hat, zumindest teilweise eine rasche Verbreitung dieses Medikamentes bewirkt.

Weitere Informationen dazu enthalten die Bücher von Covino, Vassallo, Local Anaesthtics, Mechanisms of action and clinical use (1976 by Grune & Stratton Inc., N. Y.), de Jong, Local Anaesthetics (1977 by C. C. Tomas, Springfield, Illinois).

Dosierung und Maximaldosen
(ZULÄSSIGE GRENZDOSEN)
Die für eine gute Wirkung erforderlichen Konzentrationen und Injektionsvolumina eines Lokalanästhetikums sind sehr unterschiedlich. Bei der Infiltrationsanästhesie ergeben die 0,25 – 0,5 %igen Xylocain-Lösungen eine völlig ausreichende Wirkung, während für die motorische Lähmung bei der Periduralanästhesie eine Konzentration von 1,5–2 % erforderlich ist. Auch die Gefahr von Nebenwirkungen hängt von Art und Ort der Applikation ab. Im Tracheo-Bronchial-

raum erfolgt die Resorption annähernd mit der Geschwindigkeit einer langsamen i.v. Injektion, während beispielsweise die Resorption aus der Harnblase bedeutend langsamer ist (Unterschied mindestens eine Zehnerpotenz). Diese Tatsachen bedingen, daß die Angabe allgemein geltender Maximaldosen (zulässiger Grenzdosen) nur begrenzten Wert hat. Wie oft eine gut vertragene Einzeldosis im Verlaufe einiger Stunden wiederholt werden darf, ist für verschiedene Präparate ebenfalls unterschiedlich und oft unzureichend geklärt. Der Zusatz eines Vasokonstriktors verbessert gewöhnlich die klinische Toleranz an allen Applikationsorten mit Ausnahme der intratrachealen und intravenösen Applikation. Der Grad der Toleranzsteigerung variiert mit dem Injektionsgebiet und mit der Art und Konzentration des Präparates.

Als Beispiel für Maximaldosen* seien folgende schwedische Angaben genannt:

Bupivacain ohne Adrenalin	150 mg
Bupivacain mit Adrenalin	150 mg
(Carbostesin ®)	
Etidocain ohne Adrenalin	300 mg
Etidocain mit Adrenalin	400 mg
(Duranest ®)	
Lidocain ohne Adrenalin	200 mg
Lidocain mit Adrenalin	500 mg
(Xylocain ®)	
Mepivacain ohne Adrenalin	350 mg
Mepivacain mit Adrenalin	350 mg
(Scandicain ®)	
Prilocain ohne Adrenalin	400 mg
Prilocain mit Adrenalin	600 mg
(Xylonest ®)	

Allgemeine Regeln zur Ausführung der Lokalanästhesie

VON EJNAR ERIKSSON

Eine Lokalanästhesie verlangt immer die gleiche Sterilität wie eine Operation.

Das zu anästhesierende Gebiet wird daher wie zu einer Operation abgewaschen (desinfiziert) und steril abgedeckt. Es sind nur sterile Spritzen zu verwenden, am besten in Form von vorbereiteten sterilen »Päckchen«, die alles erforderliche Instrumentarium für die geplante Anästhesie enthalten (Abb. 3).

Der Anästhesist soll möglichst einen Mundschutz, Operationssaalkleidung und sterile Handschuhe tragen (Abb. 4). Bei gewissen einfachen Lokalanästhesien in der Poliklinik ist dies jedoch nicht erforderlich.

Um bei eventuellen Komplikationen schnell intravenös injizieren oder infundieren zu können, soll vor dem Anlegen der Anästhesie eine Verweilkanüle oder ein Katheter in eine periphere Vene eingeführt werden. Bei einfachen poliklinischen Infiltrationsbzw. Leitungsanästhesien ist dies nicht erforderlich.

Wenn zur Durchführung einer Nervenblockade die Auslösung von Parästhesien gehört, muß die Kanüle nach Auslösen der Parästhesie immer einige Millimeter zurück-

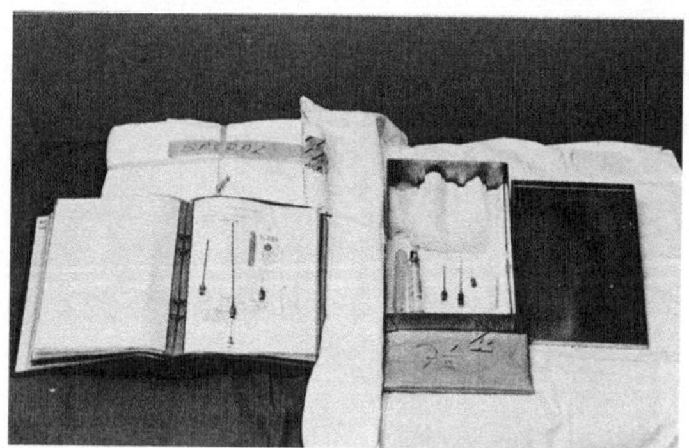

Abb. 3

Notfallausrüstung

1. Ein Operationstisch oder eine fahrbare Trage, die eine schnelle Kopftieflagerung ermöglichen.
2. Eine Sauerstoffbombe, ein Atembeutel, ein Ruben-Ventil (oder ein ähnliches Ventil ohne Rückatmung) und Gesichtsmasken zur intermittierenden Beatmung.
3. Ein Absaugegerät und Katheter.
4. Nasen- und Rachentuben oder am besten ein komplettes Intubationsbesteck.
5. Ein kurzwirkendes Barbiturat (z.B. Thiopental) zur intravenösen Injektion sowie Succinylcholin.
6. Ein Sympathikomimetikum (z.B. Vasosteril).
   (Vgl. auch S. 18–19)

gezogen werden, um eine intraneurale Injektion unbedingt zu vermeiden. Das Auftreten eines Injektionswiderstandes gleichzeitig mit Parästhesie beruht meist auf der intraneuralen Lage der Kanüle.

Vor jeder Injektion soll man immer aspirieren. In gefäßreichen Gebieten soll man außerdem die Spritze von der Kanüle abnehmen und prüfen, ob sich Blut in der Kanüle befindet. Zur weiteren Lagekontrolle der Kanülenspitze soll man auch die Kanüle drehen. Eine unbeabsichtigte schnelle i.v. Injektion der Dosis, die bei vielen Blockaden gegeben wird, genügt, um einen schweren Kollaps hervorzurufen.

Ein anästhesierter Patient darf nie allein gelassen werden. Wenn der Anästhesist selbst den Patienten nicht überwachen kann, muß eine Krankenschwester diese Aufgabe übernehmen.

Man soll niemals einen Patienten zu einer Lokalanästhesie überreden, wenn er eine andere Betäubungsform wünscht, es sei denn, daß zwingende Gründe für eine Lokalanästhesie sprechen. Auch wenn der Patient angibt, daß er eine Lokalanästhesie schlecht verträgt, soll man eine andere Anästhesieform in Betracht ziehen.

Die nötige Ausrüstung zur Behandlung von Zwischenfällen soll stets griffbereit sein.

Abb. 4

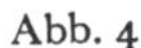

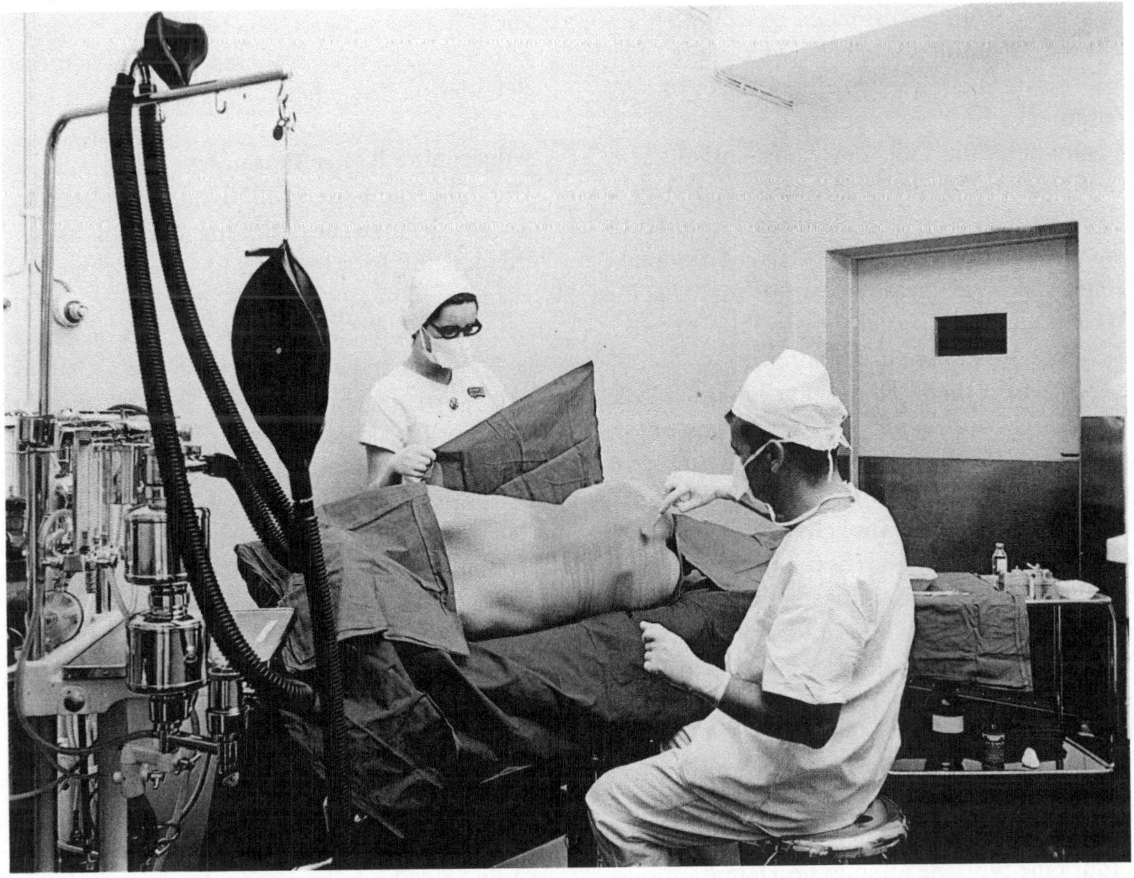

Komplikationen und ihre Behandlung

VON TORSTEN GORDH

Unsere Lokalanästhetika sind alle mehr oder weniger toxische Substanzen, und daher sind auch zulässige Grenzdosen vorgeschrieben. Man unterscheidet zwei Typen von toxischen Reaktionen, nämlich lokale und allgemeine Reaktionen.

Lokale Komplikationen

Rein örtliche Komplikationen pflegen an der Injektionsstelle aufzutreten: Ödeme, Infiltrate, Abszesse, Nekrosen und Gangrän. Lücken in der Sterilität verursachen gewöhnlich infektiöse Komplikationen. Ödematöse Gewebsreaktionen werden besonders in der Zahnheilkunde beobachtet. Sie stehen im Zusammenhang mit den gelegentlich vorkommenden Verunreinigungen von Injektionslösungen durch Metallionen von Kupfer, Zink und Nickel. Derartige Lokalreaktionen sind vermeidbar, wenn man keine Spritzen und Aufbewahrungsgefäße benutzt, die diese Metallionen enthalten.

Ernstere örtliche Komplikationen sind die Gewebsreaktionen auf den Vasokonstriktor, der den Lokalanästhesielösungen zugesetzt wird. So können z.B. bei Depot-Injektionen mit zu hohem Adrenalingehalt Nekrosen und Gangrän infolge Gewebsanämie entstehen. Auch bei der Leitungsanästhesie der Finger und des Penis sind Gangränfälle beschrieben worden. Man soll daher vasokonstriktorhaltige Lösungen, vor allem in Verbindung mit einer Blutleere, bei Eingriffen in Gebieten vermeiden, die durch Endarterien versorgt werden, wie z.B. Finger, Zehen und Penis. Hat sich nach einer Lokalanästhesie auf der Haut eine typische anämische Demarkationszone mit hyperämischen Rändern entwickelt, dann ist gegebenenfalls eine Exzision in Betracht zu ziehen. Sonst entsteht eine Nekrose, und man muß eventuell sekundär exzidieren oder eine Hauttransplantation vornehmen. Bei Verdacht auf eine Schädigung durch den Vasokonstriktorzusatz soll man von gefäßerweiternden Mitteln und Sympathikusblockaden Gebrauch machen.

Zu den örtlichen Komplikationen der Lokalanästhesie rechnet man auch Verletzungen durch die Injektionskanüle wie Hämatome, Nervenschädigungen oder einen Pneumothorax, der beispielsweise nach einer Blokkade des Plexus brachialis entstehen kann. Eine Verwechslung der Anästhesielösung mit anderen toxischen Flüssigkeiten wie Salzsäure, Sublimat, Alkohol und Formalin ist leider vorgekommen. Solche Verwechslungen können schwere örtliche und allgemeine Schäden verursachen.

Allgemeine Komplikationen

Die allgemeinen Komplikationen werden durch die toxische Wirkung der Lokalanästhetika auf verschiedene Organsysteme hervorgerufen. Man teilt sie gewöhnlich nach den klinischen Symptomen ein, z.B. in Kreislaufreaktionen und neurologische Reaktionen. Man spricht auch von Sofortreaktionen und Spätreaktionen, z.B. von »schnellem Verlauf mit primärem Herzversagen« oder von »protrahiertem Verlauf mit Versagen der Atmung«. Manchmal dominieren zentralnervöse Symptome mit Krämpfen, Bewußtseinverlust und Atemdepression. In anderen Fällen stehen kardiovaskuläre Wirkungen mit Kreislaufkollaps als Primärsymptom im Vordergrund.

WIRKUNG AUF DAS ZENTRALNERVENSYSTEM
Experimentelle Untersuchungen haben gezeigt, daß die Lokalanästhetika die Hirnrinde und die höheren Zentren reizen, wäh-

rend sie die Medulla und das Ponsgebiet deprimieren (Steinhaus 1957). Im ersten Falle treten Reizsymptome in Form von *tonischen und klonischen Krämpfen* auf. Im zweiten Falle überwiegt die *Atemdepression*. Wahrscheinlich sind in diesen Fällen die medullären Symptome mit Atemstillstand die unmittelbare Todesursache.

WIRKUNG AUF DEN KREISLAUF

Kennzeichnend für die kardiovaskulären Symptome ist ein *Blutdruckabfall* und eine direkte *Myokardwirkung,* die das Kontraktionsvermögen und die Reizleitung betrifft. Steinhaus (1957) hat in interessanten Versuchen am Kaninchen mit Cocain-Injektionen in die Aorta oberhalb und in Höhe des Koronararterien-Abganges die primären Wirkungen auf das Zentralnervensystem und den Kreislauf differenziert. Bei der Cocain-Injektion oberhalb der Koronarostien erhielt er typische Krämpfe und Atemstillstand mit nur geringen Veränderungen des Blutdruckes. Wurde die gleiche Dosis in Höhe der Koronarostien injiziert, so kam es zu einem starken Blutdruckabfall mit Herzversagen ohne Atemstillstand. Natürlich summieren sich die Wirkungen auf verschiedene Organsysteme, aber meist dominiert eine bestimmte Wirkung, und die Myokardwirkung ist zweifellos die gefährlichste.

Abb. 5 zeigt eine typische Kurve von Versuchen mit intravenöser Xylocain-Injektion. Am spontanatmenden Kaninchen in Urethan-Narkose wurden Atmung, Blutdruck, Herzvolumen, Aortendurchfluss und zentraler Venendruck registriert (Gordh 1964 a, b). Bei der Injektion von 4 mg/kg Xylocain in die V. jugularis externa sieht man einen vorübergehenden Effekt mit Blutdruckabfall und Abnahme des Aortendurchflusses bei gleichzeitiger Herzdilatation und Zunahme des Venendruckes. Bei der letalen Dosis kommt es schnell zum Kreislaufzusam-

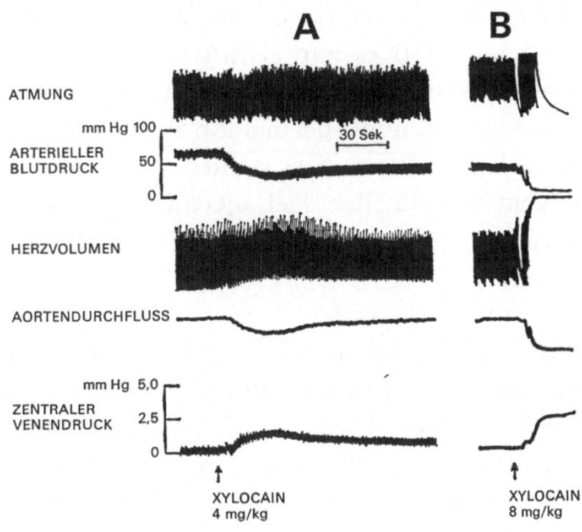

Abb. 5

Kaninchen in oberflächlicher Urethan-Narkose. Atmung, Blutdruck, Herzvolumen, Durchfluß der Bauchaorta und zentraler Venendruck nach einer mittleren Xylocain-Dosis (4 mg/kg, A) und unmittelbar danach nach schneller i.v. Injektion einer letalen Dosis (8 mg/kg, B).

menbruch mit maximaler Herzerweiterung und Atemstillstand. Die Myokardwirkung scheint also beim akuten Kreislaufkollaps die dominierende toxische Reaktion zu sein.

PSYCHOGENE REAKTIONEN

Die psychogenen Reaktionen gehören zwar nicht zu den toxischen Reaktionen auf Lokalanästhetika, müssen hier jedoch erwähnt werden, da ihre Symptomatik manchmal täuschend ähnlich sein kann. Schmerz und Angst können reflektorisch vasomotorische Störungen auslösen (Erblassen, Übelkeit, Schweißausbruch und Blutdruckabfall), die zu einer neurogenen Synkope führen können. Derartige Reaktionen treten gewöhnlich bei mehr oder weniger aufrecht gelagerten Patienten auf und man begegnet ihnen daher häufiger in der Poliklinik, vor allem im Zahnarztstuhl und beim Hals-Nasen-Ohren-Arzt.

Dabei kann eine so hochgradige Hypoxie auftreten, daß es zur Hirnhypoxie mit Bewußtseinsverlust und sogar mit anoxischen Krämpfen kommt, bevor man den Patienten flach lagern kann. Die richtige Behandlung besteht in schneller Tieflagerung des Oberkörpers, eventuell mit Sauerstoffinhalation.

Bekanntlich können gewisse Arzneimittel zur Bildung von Methämoglobin (Ferri-Hämoglobin) führen. Dies gilt z.B. für hohe Dosen von Xylonest. Der schnelle Abbau zu pharmakologisch weniger wirksamen Metaboliten verleiht Xylonest eine sehr geringe klinische Toxizität. Eines der Abbauprodukte verursacht indessen die Bildung von Methämoglobin. Diese Reaktion, die nach einer Einzeldosis von 600 mg ca. 4-6 % des Gesamthämoglobins umwandelt, ist spontan reversibel.

Nach hohen Xylonest-Dosen (z.B. bei der kontinuierlichen Periduralanästhesie) sieht man manchmal eine Zyanose als Ausdruck einer Methämoglobinbildung. In solchen Fällen lassen sich Zeichen einer Methämoglobinbildung manchmal auch bei den Neugeborenen beobachten. Diese Methämoglobin-Zyanose ist differentialdiagnostisch gegen eine hypoxische Zyanose abzugrenzen. Sonst hat die Methämoglobinbildung durch Xylonest keine nennenswerte praktische Bedeutung. Bei Patienten mit stark herabgesetztem Sauerstofftransportvermögen (z.B. schwere Anämie) muß man den Nachteil einer weiteren Abnahme des für den Sauerstofftransport verfügbaren Hämoglobins nach großen Xylonest-Dosen gegen die höhere Toxizität und die weniger günstige Sicherheitsbreite anderer Lokalanästhetika abwägen.

Da die durch Xylonest bedingte Methämoglobinämie spontan reversibel ist, bedarf sie im Prinzip keiner Behandlung. Eine i.v. Injektion von Methylenblau (1 %ige Lösung, 1 mg/kg Körpergewicht) verhütet die Methämoglobin-Bildung. Bereits gebildetes Methämoglobin kann, wenn man darauf Wert legt, in der gleichen Weise mit Methylenblau behandelt werden, wobei die Zyanose innerhalb von 15 Minuten verschwindet.

Die Behandlung von toxischen Reaktionen
Das wichtigste bei der Behandlung von toxischen Reaktionen ist die Sicherung einer ausreichenden Sauerstoffzufuhr durch künstliche Beatmung mit Sauerstoff. Beim Auftreten von Krämpfen werden allgemein i.v. Gaben kurzwirkender Barbiturate wie Evipan oder Thiopental in kleinen Dosen empfohlen. Diese Barbiturate beeinflussen im Zentralnervensystem hauptsächlich das Ponsgebiet. Man erzielt dort mit dieser i.v. Narkose eine funktionelle Dezerebration, d.h. man unterbricht die von der Rinde ausgehenden Impulse, und die Krämpfe bleiben aus (Gordh 1952). *Dies ist der einzige Zweck der Barbiturat-Behandlung.* Man muß nämlich damit rechnen, daß die bereits vorgeschädigte Atmung durch die atemdepressive Barbiturat-Wirkung zusätzlich geschädigt wird. Daher ist die künstliche Beatmung mit Sauerstoff so besonders wichtig und erforderlich.

Bei bewußtlosen Patienten lassen sich die Krämpfe mit kurzwirkenden Muskelrelaxantien (z.B. Succinylcholin) unterbrechen. Dabei muß man natürlich auch mit einer Lähmung der Atemmuskulatur rechnen. Wenn die Krämpfe so stark sind, daß eine i.v. Injektion undurchführbar wird oder eine bereits in die Vene eingeführte Kanüle sich verschoben hat, soll man keine wertvolle Zeit mit erneuten Punktionsversuchen verlieren, sondern das Muskelrelaxans bzw. Barbiturat i.m. injizieren. Besteht außerdem eine Myokardschwäche, so wird diese durch Anoxie oder Hypoxie verstärkt. Auch aus diesem Grunde ist es in jedem Fall wichtig, zuerst mit künstlicher Atmung und Sauerstoffzufuhr zu beginnen. Bei Kreislaufkollaps soll man Sympathikomimetika i.v. als Einzelinjektion oder Tropfinfusion geben. Bei Verdacht auf Kreislaufstillstand soll unverzüglich zur Herzmassage geschritten werden.

PRAKTISCHES VORGEHEN

1. Respiratorische Insuffizienz: Sauerstoffzufuhr und künstliche Beatmung (Intubation).
2. Kreislaufversagen: Sauerstoffzufuhr und künstliche Beatmung, Kopftieflagerung, blutdrucksteigernde Mittel i.v. und Herzmassage bei Verdacht auf Herzstillstand.
3. Krämpfe: Sauerstoffzufuhr und künstliche Beatmung, i.v. Narkose mit kleinen Dosen (50-150 mg) kurzwirkender Barbiturate vom Typ Evipan oder Thiopental. Man kann auch Succinylcholin zur Kupierung der Krämpfe anwenden.

Schlußfolgerungen

Lebensbedrohende toxische Reaktionen bei der Lokalanästhesie sind selten, wenn man die Dosis nach dem Alter, dem Körpergewicht und dem Allgemeinzustand des Patienten richtet.

Die meisten toxischen Reaktionen treten in gefäßreichen Gebieten auf, da dort das Lokalanästhetikum schneller in die Blutbahn resorbiert wird als bei einfachen subkutanen Injektionen. Zu diesen gefährlichen Gebieten gehören in erster Linie der Schlund, die Luftwege sowie die Perinealregion und die Urethra. Aber auch bei gewöhnlichen Infiltrations- und Leitungsanästhesien können toxische Reaktionen auftreten (Gordh 1946). Jeder Arzt, der die Lokalanästhesie in irgendeiner Form anwendet, muß ihre potentiellen Gefahren und die Behandlung toxischer Reaktionen genau kennen.

Die häufigsten Ursachen toxischer Reaktionen sind Überdosierung, versehentliche intravasale Injektion oder die Applikation einer Normdosis bei einem überempfindlichen Patienten. Echte Allergien sind bei Verwendung moderner Präparate vom Amid-Typ (z.B. Xylocain) äußerst selten. Toxische Reaktionen, und besonders die toxischen Kreislaufreaktionen, treten überraschend schnell und ohne warnende Vorzeichen auf. Man darf daher niemals einen Patienten ohne Überwachung lassen, besonders wenn man eine Anästhesie in einem gefäßreichen Gebiet (z.B. Schlund, Stellatumblockade usw.) angelegt hat. Eine Lokalanästhesie sollte nur in einem Raum angelegt werden, in dem man sofort alle Wiederbelebungsmaßnahmen ergreifen kann, wie z.B. Kopftieflagerung künstliche Beatmung mit Sauerstoff, Intubation und äußere Herzmassage. Mittel zur i.v. Kurznarkose und Succinylcholin sollen zur Unterbrechung der Krämpfe griffbereit sein. Gibt man eine i.v. Narkose oder verwendet man Succinylcholin, so muß die Situation als Atemstillstand betrachtet und dementsprechend behandelt werden.

Zur Verhütung von Komplikationen soll man nur die geringsten Mengen und die geringsten Konzentrationen des Lokalanästhetikums anwenden, mit denen man die gewünschte Wirkung erzielen kann. Leider greift man allzuoft zur 2 %igen Xylocain-Lösung, wenn man sehr wohl mit 0,25, 0,5, oder 1 %igen Lösungen auskommen könnte. Die 2 %igen oder noch höher konzentrierten Lösungen benötigt man nur selten und dann unter speziellen Indikationen. Außerdem muß man auf die zugeführte Adrenalinmenge achten und sich vor Verwechslungen mit höheren Konzentrationen oder anderen Lösungen hüten.

Unsere modernen Lokalanästhetika besitzen eine so kurze Latenzzeit, so intensive Wirkung und so lange Anästhesiedauer, daß die Entwicklung neuer Präparate vor allem auf eine Minderung der Toxizität abzielen muß.

Zur Prämedikation

VON BERTIL LÖFSTRÖM

Die Prämedikation hat im wesentlichen folgende Zielsetzung:

1. Sedierung des Patienten während der Durchführung der Anästhesie und während der Operation. Der chirurgische Eingriff kann längere Zeit beanspruchen und der Patient muß daher auch während einer längeren Operationszeit ruhig auf dem Operationstisch liegen.
2. Schmerzbekämpfung bei Patienten, die z.B. von ihrer Fraktur oder anderen Verletzungen Schmerzen haben, damit der Transport, die Wartezeit usw. weniger belastend sind.
3. Hemmung der durch cholinergische Nerven vermittelten Reflexe (d.h. Hemmung der Schleimsekretion bzw. der vago-vagalen Reflexe).
4. Nach Möglichkeit eine Verminderung eventueller toxischer Wirkungen der Lokalanästhetika.

Die beiden letzten Punkte haben im allgemeinen eine weniger entscheidende Bedeutung.

Gesichtspunkte zur Prämedikation

Der Patient soll während der Durchführung der Anästhesie und während der Operation Ruhe bewahren. Am meisten trägt hierzu ein gutes Vertrauensverhältnis zum Anästhesisten und Operateur bei. Für kurze Eingriffe ist eine Prämedikation meist nicht erforderlich. Für eine kompliziertere Lokalanästhesie und einen längeren Eingriff muß der Patient dagegen sediert werden. Hierzu verwendet man am besten Diazepam oder Barbiturate, z.B. Nembutal ®.

Die persönliche Technik des Anästhesisten hat ebenfalls eine sehr große Bedeutung. Wichtig ist vor allem die Verwendung feiner scharfer Kanülen und eine behutsame Injektion des Lokalanästhetikums. Nicht minder wichtig ist eine vorherige Aufklärung des Patienten über die vorzunehmende Anästhesieprozedur.

Wenn der Patient infolge von Verletzungen unter Schmerzen leidet, soll man ihm bereits für den Transport zum Operationssaal kleine Dosen von Analgetika intramuskulär oder – noch besser – intravenös verabreichen. Analgetika sind dagegen wenig wirksam zur Bekämpfung von Operationsschmerzen bei einer unzulänglichen Lokalanästhesie. Andererseits liegt ein gewisser Nachteil der Analgetika in der Prämedikatior darin, daß der Patient nicht so leicht Parästhesien empfinden bzw. angeben kann, deren eindeutige Auslösung für den sicheren Sitz mancher Nervenblockaden notwendig ist.

Oft glauben die Patienten trotz der Lokalanästhesie Schmerzen zu empfinden. In Wirklichkeit handelt es sich jedoch nur um Berührungs- oder Druckempfindungen aus dem Operationsgebiet. Auch die mit dem Auge oder Ohr wahrgenommenen Beobachtungen von der Arbeit des Chirurgen können den Patient in Unruhe versetzen. In diesen Fällen sind kleine i.v. Dosen Diazepam sehr wertvoll.

Zur Hemmung der Vagusreflexe und der Sekretion während der Anästhesie wendet man gern Belladonna-Alkaloide an. Nach den klinischen Erfahrungen des Verfassers neigen manche Patienten, vor allem jüngere Menschen, leicht zu vago-vagalen Reflexen beim Anlegen einer Lokalanästhesie. Die hierbei auftretenden Symptome wie Bradykardie, Hypotonie und allgemeines Unbehagen verschwinden nach Atropin-Gabe. Es kann also wohlbegründet sein, einem Patienten mit der Prämedikation auch Atropin oder Scopolamin zu verabreichen. In der Regel soll jedoch ein Patient für eine Operation in Lokalanästhesie keine Belladonna-Präparate erhalten. Wenne eine vago-vagale Synkope eintritt oder von früheren Lokalanästhesien her bekannt ist, soll man atropinisieren, zweckmässig intravenös unmittelbar vor Anlegen der Blockade. Atropin kann nach Anlegen einer Spinal- oder Periduralanästhesie gegeben werden, um der Bradykardie entgegenzuwirken, oder auch vor der Einleitung einer eventuell erforderlichen Zusatznarkose. Der Hauptnachteil des Atropins in der Prämedikation ist das unangenehme Trockenheitsgefühl im Mund. Bei älteren Patienten sollen Atropin-Gaben außerdem die arterielle Sauerstoffspannung senken. Scopolamin andererseits kann in großen Dosen zu unangenehmen Exzitationszuständen führen. In vorsichtiger Dosierung (vgl. Schema C) erhält man damit Sedierung und eine gewisse retrograde Amnesie.

Der Anästhesist muß auch darauf vorbereitet sein, auf eine Vollnarkose überzugehen, wenn es sich um längere oder grössere Eingriffe handelt und besonders, wenn der Chirurg den ursprünglich vorgesehenen Eingriff ausweiten muß. Auch aus diesem Grunde ist es vorteilhaft, Atropin oder Scopolamin in die Prämedikation aufzunehmen.

Barbiturate oder Diazepam sind überaus wertvoll zur Unterbrechung von Krämpfen, die bei Lokalanästhesien (als toxische Reaktion) aufreten können. Andererseits dürften angemessene Barbiturat-Dosen in der Prämedikation keine nennenswerte prophylaktische Wirkung im Hinblick auf solche Krämpfe haben. Eine zu schwere Prämedikation verstärkt dagegen toxische Depressionswirkungen, die nach der Anwendung höherer Dosen von Lokalanästhetika auftreten können. Die i.v. Injektionen von Nembutal oder Thiopental (zur Ruhigstellung des Patienten) sollen daher erst dann gegeben werden, wenn die Lokalanästhesie gut sitzt. Zu diesem Zeitpunkt (etwa 20-30 Minuten nach Anästhesiebeginn) hat der Blutspiegel des Lokalanästhetikums meist sein Maximum schon überschritten.

Prämedikationsvorschläge für Erwachsene
Jeder Patient soll am Tage vor der Operation vom Anästhesisten besucht werden, und bei dieser Visite wird die Prämedikation möglichst individuell verordnet. Im folgenden werden einige gebräuchliche Prämedikationsempfehlungen für Erwachsene gegeben:

A. Diazepam 10 mg per os am Abend vor dem Operationstag. Diazepam 5-10 mg per os, eventuell zusammen mit 0,5 mg Atropin oder 0,4-0,6 mg Scopolamin i.m. oder s.c. etwa 1 Stunde vor Beginn der Lokalanästhesie.
Sollte eine weitere Sedierung erforderlich sein, können wiederholt kleine Dosen Diazepam (2,5-5 mg i.v.) oder Thiopental (25-50 mg i.v.) verabreicht werden, und zwar vor und/oder während der Durchführung der Anästhesie, bzw. während der Operation.

B. Zur Schmerzbekämpfung (z.B. bei Frakturen) kann man sich an folgendes Schema halten: man zieht 50-100 mg Dolantin mit 10 bzw. 20 ml physiologischer Kochsalzlösung auf. Von dieser verdünnten Dolantin-Lösung gibt man mehrmals mit einigen Minuten Abstand 2 ml, bis eine annehmbare Schmerzlinderung eingetreten ist. Hierbei müssen Puls- und Blutdruckveränderungen sowie der Allgemeinzustand sorgfältig überwacht werden. Man kann auch 1 ml Morphin-Scopolamin (10 mg Morphinhydrochlorid + 0,4 mg Scopolamin-Hydrobromid) mit 10 ml physiologischer Kochsalzlösung aufziehen und in der oben angegebenen Weise verabreichen.

C. Morphin-Scopolamin (10 mg Morphinhydrochlorid + 0,4 mg Scopolamin-Hydrobromid pro ml Lösung) i.m. nach folgendem Schema:

Alter (Jahre)	Morphin-Scopolamin
20-40	1,0 ml (Frauen)
	1,5 ml (Männer)
40-55	1,0 ml
55-70	0,5 ml
>70	0,25 ml

D. Wenn man Nembutal (50-100 mg) per os 1½ Stunden vor Anästhesiebeginn gibt und ½ Stunde später mit dem angegebenen Morphin-Scopolamin-Schema (i.m. beginnt, so erhält man eine starke Sedierung und verringert das subjektive Erleben des Transportes zur Operation usw.

Prämedikations-Schema für Kinder

A. Diazepam als Lösung für die rektale Applikation in einer Dosierung von 0,2-0,3 mg/kg Körpergewicht.

B. (Prämedikation nach R. M. Smith*)

Alter (Jahre)	Gewicht (kg)	Nembutal	Morphin	Atropin oder Scopolamin
1	10	50 mg	1,0 mg	0,2 mg
2	12	60 mg	1,5 mg	0,3 mg
4	16	90 mg	3,0 mg	0,3 mg
6	21	100 mg	4,0 mg	0,4 mg
8	25	100 mg	5,0 mg	0,4 mg
10	30	100 mg	5,0 mg	0,4 mg

Die Injektion erfolgt in der Regel i.m.

Kommentare

Bei Eingriffen am Hals gewährleistet Diazepam in Kombination mit einer geringen Dosis Dolantin und unter Zusatz eines Belladona – Präparates eine gute Sedierung und verminderte »Empfindlichkeit« im Rachenbereich.

* »Anesthesia for Infants and children«, Ed. 3, The C. V. Mosby Comp., 1968.

In der Geburtshilfe kann es durch die Prämedikation mit Barbituraten oder Morphin-Derivaten zu einer depressiven Wirkung auf das Kind kommen. In diesem Fall ist die Vitalität des Kindes nach der Geburt merklich beeinträchtigt. (Man kann dem Kinde nach der Geburt durch die Nabelvene Lethidrone geben, um die Wirkung der Analgetika zu bekämpfen). Für die Wirkung des Dolantin auf das Kind scheint es nicht darauf anzukommen, ob dieses Mittel einige Stunden oder relativ kurz vor der Geburt gegeben wurde.

Geriatrische Patienten brauchen im allgemeinen keine oder nur eine leichte Prämedikation. Vor allem soll man stärkere Barbituratdosen vermeiden, da diese leicht zu einem Unruhezustand führen können. Ebenso können stärkere Atropin- und vor allem Scopolamin-Dosen bei älteren Patienten eine Exzitation hervorrufen. Mit peroralen Gaben von 25 mg Atosil oder 1 g Choralhydrat am Abend vor der Operation erzielt man bei älteren Patienten einen guten Schlaf und sie benötigen dann meist keine eigentliche Prämedikation.

Bei *besonderen Erkrankungen muß* man das Grundleiden besonders berücksichtigen. So sind z.B. Patienten mit *Myxödem* besonders empfindlich gegen alle Depressiva. Bei der *Porphyrie* kann durch Barbiturate ein Porphyrie-Anfall ausgelöst werden. Patienten mit *Thyreotoxikose* oder *Herzerkrankungen* benötigen im allgemeinen eine stärkere Prämedikation als entsprechende Patienten ohne diese Leiden. Bei einfacheren Eingriffen an *Diabetikeren,* die sich in einer kleineren Leitungsanästhesie (z.B. Fußgelenkblockade, vgl. S. 112) vornehmen lassen, braucht der Patient keine Prämedikation und braucht auch nicht nüchtern zu bleiben. Insulin wird in der für den betreffenden Patienten gewohnten Dosierung gegeben.

Allgemeine Gesichtspunkte zur Infiltrationsanästhesie

VON EJNAR ERIKSSON

Die meisten Eingriffe der kleinen Chirurgie lassen sich in Infiltrationsanästhesie ausführen, z.B. Exstirpationen kleinerer Tumoren, Abszeß-Inzisionen, Wundnähte usw. Die örtlichen Hautäste der sensiblen Nerven im Operationsgebiet werden direkt durch die Injektion des Lokalanästhetikums in die Cutis und Subcutis anästhesiert.

TECHNIK

Zur Exstirpation von kleineren kutanen oder subkutanen Geschwülsten wird das Lokalanästhetikum von je einer Injektionsstelle ober- und unterhalb der Geschwulst winkelförmig eingespritzt (Abb. 6).

Bei der Inzision von Abszessen halten viele eine Injektion in das infizierte Gewebe für unstatthaft. Nach Ansicht des Verfassers ist

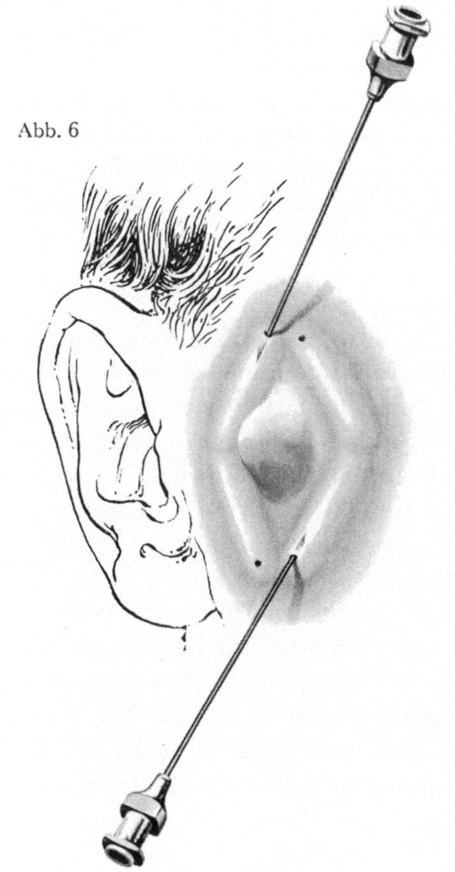

Abb. 6

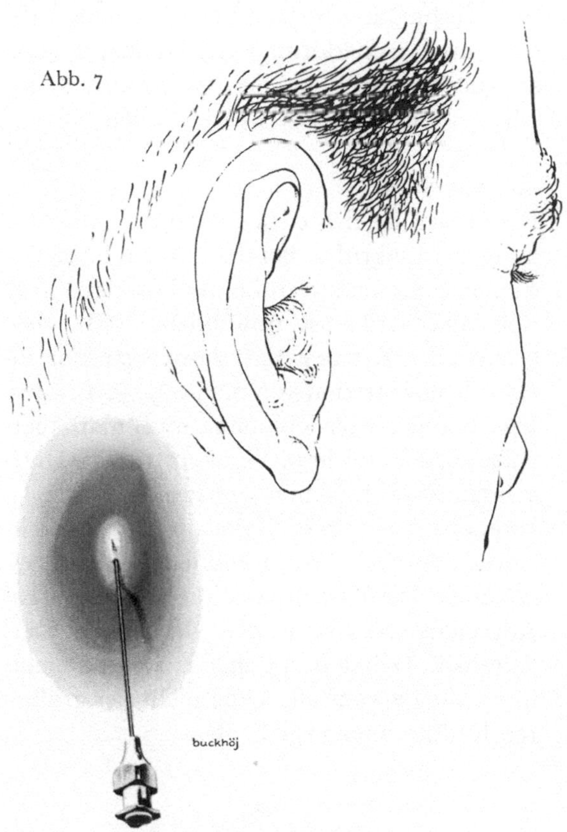

Abb. 7

23

jedoch die Injektion einer sehr geringen Menge Lokalanästhetikum mit feiner Nadel über der Kuppe des Abszesses nicht nur ungefährlich, sondern oft auch die einfachste und beste Anästhesieform. Eine langsame Injektion (zur Minderung des Injektionsschmerzes) von 0,3-0,5 ml Xylocain oder Xylonest 0,5-1 % ergibt eine hinreichend große Intrakutanquaddel, um vollkommen schmerzfrei inzidieren zu können (Abb. 7). Die übliche Umspritzung eines Abszesses dürfte manchmal eine größere Bakterienverschleppung verursachen als eine Quaddel auf der Abszeßkuppe.

Bei größeren Operationen kann man die Infiltrationsanästhesie mit einer oberflächlichen Narkose kombinieren, z.B. bei Schenkelhalsfrakturen, bei Laparotomien von Patienten in desolatem Zustand usw. (s. auch Infiltrationsanästhesie zum Kaiserschnitt S. 51). Technisch geht man hierbei so vor, daß man durch fächerförmige Injektionen in verschiedener Richtung die Gewebsschichten infiltriert, die inzidiert werden sollen.

DOSIERUNG
Die Dosierung richtet sich nach der Ausdehnung des Eingriffes. Bei der Infiltrationsanästhesie kann man verdünnte Lösungen des Lokalanästhetikums anwenden, z.B. Xylocain oder Xylonest mit Vasokonstriktor in einer Konzentration von 0,25-0,5 %. Bei der Injektion größerer Volumina muß man aber auch auf die injizierte Vasokonstriktormenge achten. Nach Injektion sehr großer Lösungsvolumina (150 mg) Xylocain 0,5 mg mit Adrenalin sind Wundrandnekrosen vorgekommen. Die Ursache war die starke, durch Adrenalin hervorgerufene Ischämie. Der Adrenalin-Gehalt darf daher 1:200 000 nicht überschreiten, auf alle Fälle nicht bei größeren Infiltrationen (vgl. S. 16).

Empfehlungen für kleinere Exzisionen und Inzisionen:
5-30 ml Xylonest 0,25-0,5 % mit Epinephrin 1:250 000
5-30 ml Xylocain 0,25-0,5 % mit Epinephrin 1:200 000

Empfehlungen für größere Exzisionen und die Infiltration von Operationswunden:
30-200 ml Xylocain 0,25 % mit Epinephrin 1:200 000
30-100 ml Xylocain 0,5 % mit Epinephrin 1:200 000
30-240 ml Xylonest 0,25 % mit Epinephrin 1:250 000
30-120 ml Xylonest 0,5 % mit Epinephrin 1:250 000

INDIKATIONEN
Die Indikation zur Lokalanästhesie ist immer gegeben, wenn man mit mäßigen Infiltrationsmengen eine gute Anästhesie erhalten kann. Die Komplikationsgefahr dürfte nämlich bei einer Infiltrationsanästhesie relativ geringer sein als bei einer größeren Leitungsanästhesie oder Narkose.

KONTRAINDIKATIONEN
Es gibt keine speziellen Kontraindikationen gegen die Infiltrationsanästhesie. In Gebieten, die durch Endarterien versorgt werden (Finger, Zehen, Penis) sollte man Lokalanästhetika ohne Vasokonstriktor anwenden oder sonst muß der Vasokonstriktorgehalt sehr gering sein (höchstens Adrenalin 1:200 000).

Bei sehr ängstlichen Patienten – besonders wenn diese angeben, die Lokalanästhesie schlecht zu vertragen – sollte man von der Lokalanästhesie absehen. Auch bei kleinen Kindern sollte man größere Eingriffe besser nicht in Lokalanästhesie durchführen.

Die Lokalanästhesie des Hirnschädels

VON EINAR BOHM

Intrakranielle Eingriffe werden heute meist in Vollnarkose durchgeführt. Bei akuten Schädelverletzungen ist man jedoch manchmal gezwungen, in Lokalanästhesie zu operieren. Auch bei neurochirurgischen Operationen in Narkose wendet man oft die Lokalanästhesie der Kopfschwarte an, weil sich hierdurch die Narkose oberflächlicher halten läßt. Am zweckmäßigsten verwendet man eine 0,5 %ige Xylocain-Lösung mit Adrenalin-Zusatz. Die hierdurch erzielte Gefäßkontraktion verhindert die Blutung aus den reich vaskularisierten Weichteilen. Bei der Injektion soll das Lokalanästhetikum in die Subcutis unmittelbar über der Galea injiziert werden, weil in dieser Schicht die Gefäße und Nerven verlaufen (Abb. 8). Danach kann man auch die Galea unterspritzen. Injiziert man lediglich unterhalb der Galea, so wird die Anästhesie unzureichend und die blutstillende Wirkung des Adrenalin wird nicht ausgenutzt.

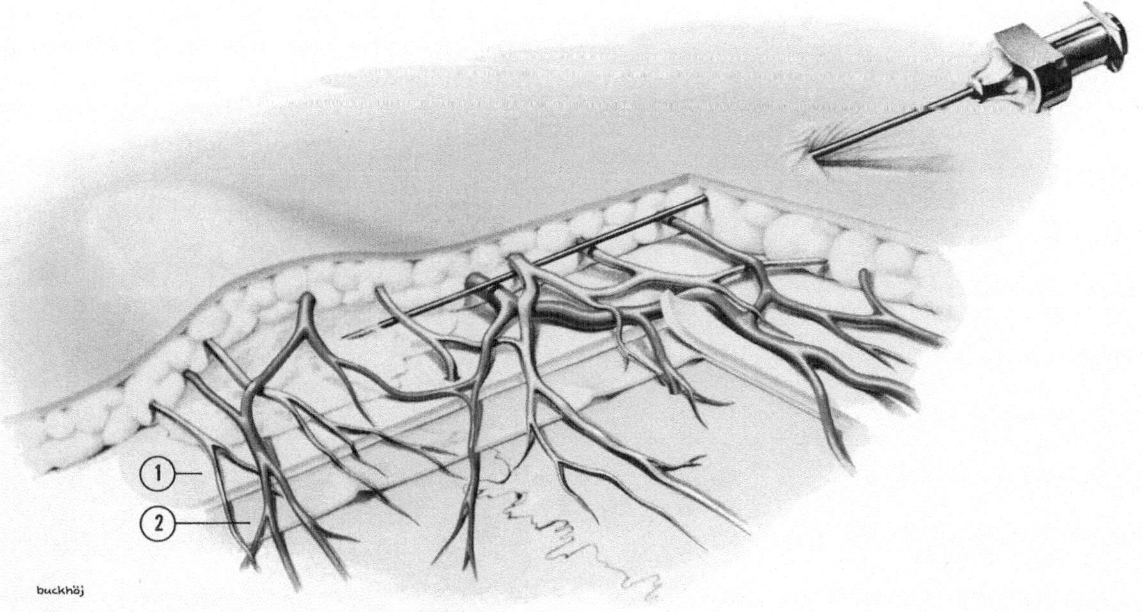

Abb. 8

1. Galea aponeurotica
   (Aponeurosis epicranialis)
2. Epicranium

Die Oberflächenanästhesie der Cornea und Conjunctiva

VON BJÖRN WULFING

Für die Einträufelung des Lokalanästhetikums (Xylocain 4 %, Xylonest 4 %, Pantocain 1 %, Novesin 0,2 %) gibt es zwei verschiedene Methoden (Abb. 9, 10). Für jede Einträufelung reichen 1-2 Tropfen aus, die im Auge bereits einen Flüssigkeitsüberschuß ergeben, der aus der Lidspalte abläuft. Große Bedeutung hat dagegen *die Anzahl* der Einträufelungen.

TONOMETRIE

Da die Hornhaut keine Blutgefäße besitzt, ist sie relativ leicht zu betäuben. Für die Anästhesie zur Tonometrie braucht man meist nur ein einziges Mal einzuträufeln. In der Regel ist es jedoch zweckmässig, zwei Einträufelungen im Abstand von $^1/_2$-1 Min. vorzunehmen. Die erste Einträufelung verursacht gewöhnlich ein gewisses Brennen und Blepharospasmus. Wenn dieser nach $^1/_2$-1 Min. nachgelassen hat, träufelt man das Lokalanästhetikum zum zweiten Mal ein. Wenn der Patient hierbei wiederum ein Brennen verspürt, kann eine weitere Einträufelung notwendig werden. Auf diese Weise kann

Abb. 9

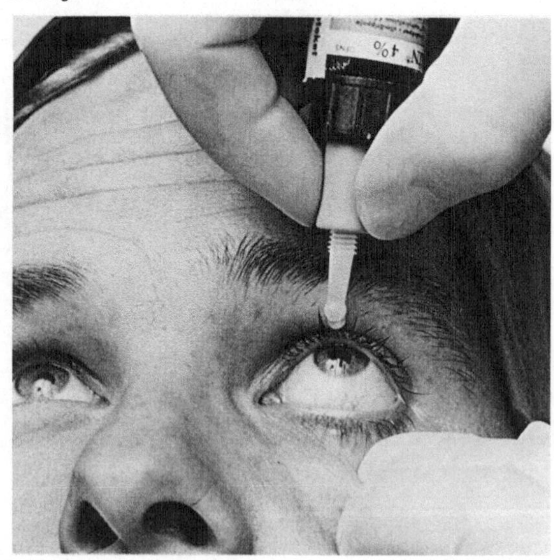

das Lokalanästhetikum als Testsubstanz auf seine eigene Wirkung benutzt werden.

CORPUS ALIENUM CORNEAE

Für die Hornhautanästhesie zur Entfernung eines tiefsitzenden Fremdkörpers sind meist mehrere Einträufelungen erforderlich. Dies gilt besonders für Fremdkörper im Limbusgebiet, wo die durch Reizung erweiterten Blutgefäße das Lokalanästhetikum schnell vom Wirkungsort abtransportieren.

BETÄUBUNG DER CONJUNCTIVA

Zur Betäubung der Conjunctiva sind häufig wiederholte Einträufelungen erforderlich. Dies gilt besonders für die postoperative oder infektiöse Conjunctivitis. Bisweilen muß man im Verlaufe von 5-10 Min. bis zu zwanzigmal einträufeln, z.B. für die Entfernung einer Naht.

Praktisch alle Eingriffe am Auge werden mit einer Oberflächenanästhesie begonnen, die oft im Verlaufe der Operation mit weiteren Einträufelungen wiederholt werden muß.

Zur Beachtung: Bei operativen Eingriffen am Auge soll man Augentropfen nicht verwenden, die viskositätserhöhende Zusätze (wie z.B. Methylzellulose) enthalten, welche ins Auge eindringen können. In diesem Falle muß man zur Oberflächenanästhesie z.B. anstelle der 4 %igen Xylocain-Augentropfen die wäßrige 4 %ige Xylocain-Lösung (ohne Methylzellulose) verwenden.

Abb. 10

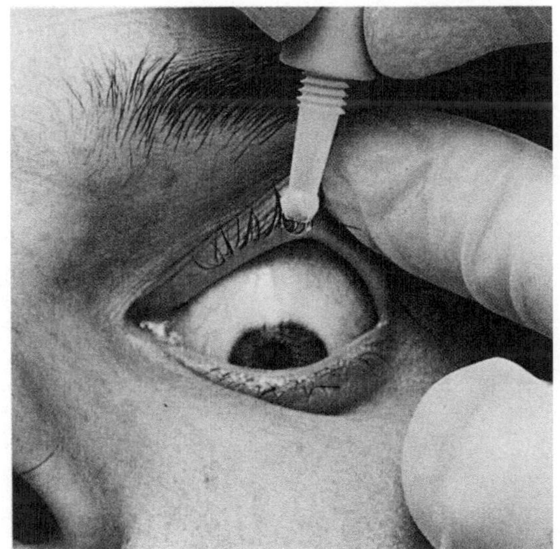

Die Infiltrationsanästhesie in der Ophthalmologie

VON BJÖRN WULFING

Die Infiltrationsanästhesie wird in der Ophthalmologie für alle Operationen an den Augenlidern und Tränengängen verwendet.

Lokalanästhesie der Augenlider

Die im Augenlid gelegene Tarsusplatte behindert die Ausbreitung des Lolakanästhetikums. Es muß daher sowohl auf der Haut als auch auf der Conjunctivalseite des Lides eingespritzt werden. Dies ist jedoch mit einer einzigen Injektion möglich. Hier wird die Durchführung am Unterlid dargestellt.

Eine 1,5 cm lange Nadel wird an der unteren seitlichen Kante der Tarsusplatte durch die Haut eingestochen. Man infiltriert subkutan mit 2-3 mg Xylocain 0,5 % oder Xylonest 0,5 % mit Vasokonstriktor (Abb. 16, s. S. 32).

Dann evertiert man das Augenlid mit Hilfe der Injektionsnadel, die als Achse für die Umklappung dient. Darauf schiebt man die Nadel ein Stückchen weiter vor, bis sie die Conjunctiva vorwölbt (Abb. 11). Jetzt kann man auch subconjunctival infiltrieren.

Mit dieser Technik erhält man eine vollständige Anästhesie des Augenlides.

Abb. 11

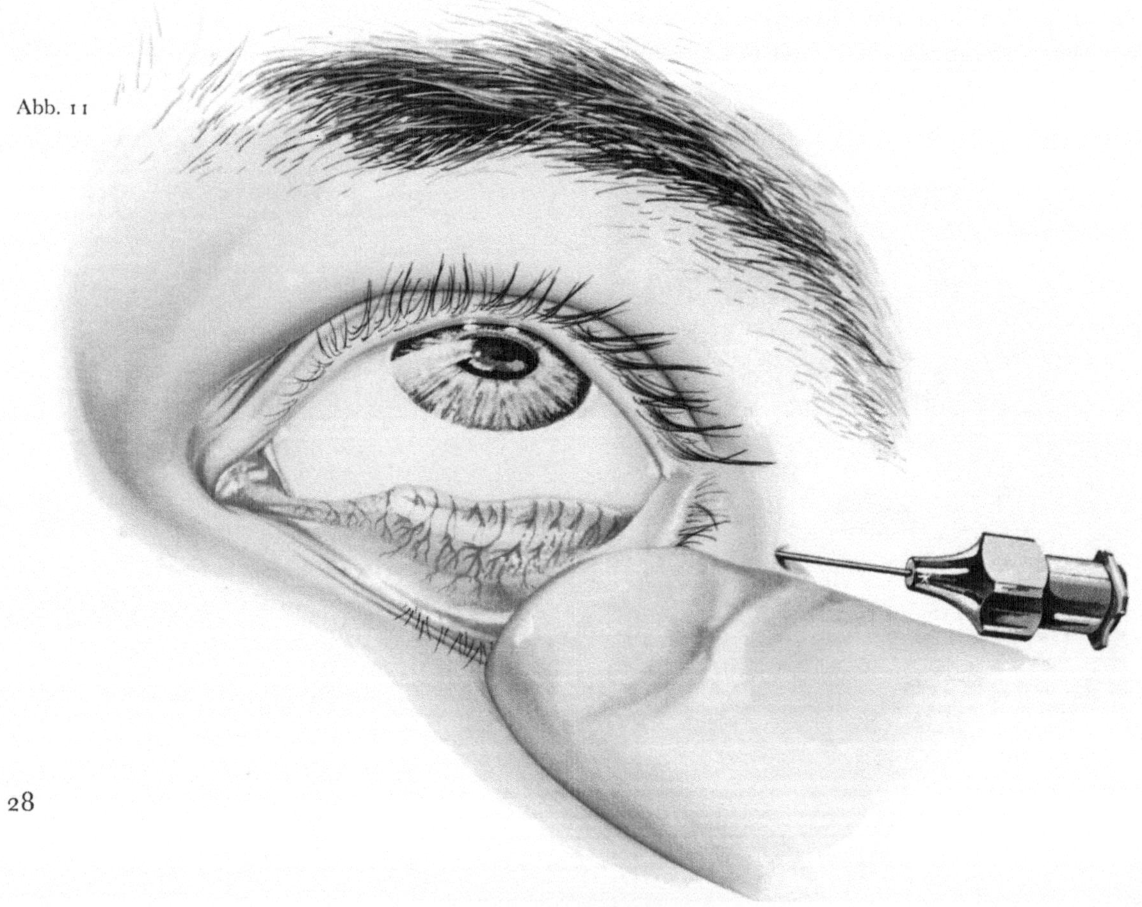

28

Lokalanästhesie der Tränengänge

TRÄNENGANGSPÜLUNG

Für eine gewöhnliche Spülung der Tränengänge genügt die Einträufelung wie bei der Oberflächenanästhesie. Vor der Sondierung des Tränenkanals wird dieser mit dem Lokalanästhetikum gespült.

EINGRIFFE AM TRÄNENSACK

Die Betäubungstechnik für Eingriffe am Tränensack (Dacryocystektomie, Dacryocysto-Rhinostomie) geht aus Abb. 12 hervor.

Man führt die Nadel 0,5-1 cm oberhalb des medialen Augenwinkels in Richtung nach hinten und innen ein, bis man auf den Widerstand der Fascia orbitalis trifft, und injiziert dann 1 ml Xylocain oder Xylonest 0,5 % mit Vasokonstriktor.

Die Nadel wird dann zurückgezogen, und etwas nach medial und hinten gerichtet. Danach schiebt man die Nadel in dieser Richtung gegen den Knochen vor, so daß sie auf den oberen Teil der Fossa sacci lacrimalis gelangt, wo man 0,5 ml injiziert. Nach Herausziehen der Nadel komprimiert man das Injektionsgebiet leicht mit dem Daumen, damit sich das Lokalanästhetikum nach abwärts um den Tränensack herum ausbreitet.

Einstich der Nadel 1 cm unterhalb und etwas medial vom medialen Augenwinkel mit subkutaner Injektion von 0,5 ml Xylocain 0,5 % oder Xylonest 0,5 % mit Vasokonstriktor. Dann schiebt man die Nadel nach oben und hinten gegen den Knochen vor – mit der Spitze unter dem Lig. palpebrale – und injiziert 0,5 ml. Das Injektionsgebiet komprimiert man wiederum mit dem Daumen, damit sich das Lokalanästhetikum um den unteren Teil des Tränensackes ausbreitet.

Bei der Dacryocysto-Rhinostomie muß man auch die am Tränensack angrenzende Nasenschleimhaut betäuben. Dies geschieht auf nasalem Weg, entweder durch Injektion direkt unter die Schleimhaut oder Einlegen eines mit Anästhesielösung getränkten Tampons oder auch durch einen Anästhesie-Spray (s. S. 37).

Abb. 12

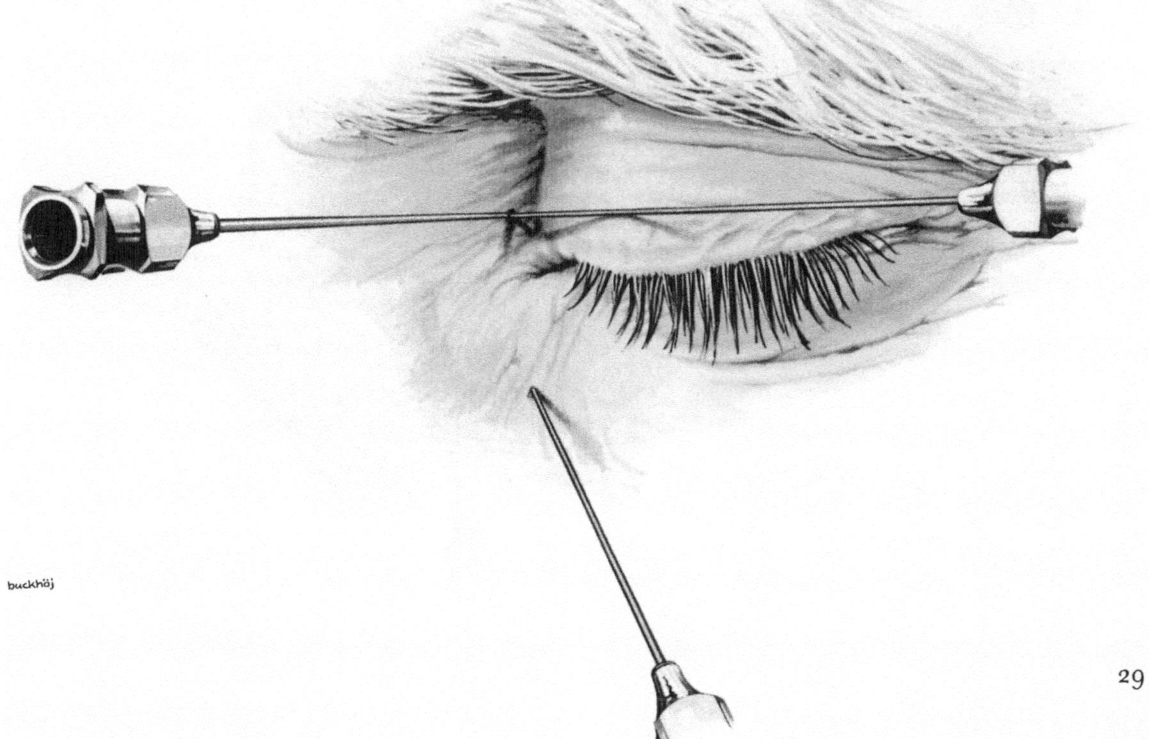

Leitungsanästhesie für intraokuläre Eingriffe

VON BJÖRN WULFING

Augenlidakinesie

Die Betäubung des M. orbicularis oculi nach van Lint (Abb. 13). Bei allen intraokulären Eingriffen ist eine Ruhigstellung der Augenlider erforderlich, damit der Patient nicht durch Zukneifen des Auges den Eingriff gefährdet.

Die Kanüle wird senkrecht zur Haut bis zum unteren lateralen Winkel der Margo orbitalis inferior eingestochen, wo man 1 ml 2 %iger Xylocain- oder Xylonest-Lösung an die Knochenkante injiziert.

Man zieht dann die Kanüle zurück und injiziert weitere 2 ml dieser Lösung mit Vasokonstriktor entlang dem lateralen Rand der Orbita.

Vom gleichen Punkt aus injiziert man schließlich 2 ml der gleichen Lösung entlang der Margo orbitalis inferior.

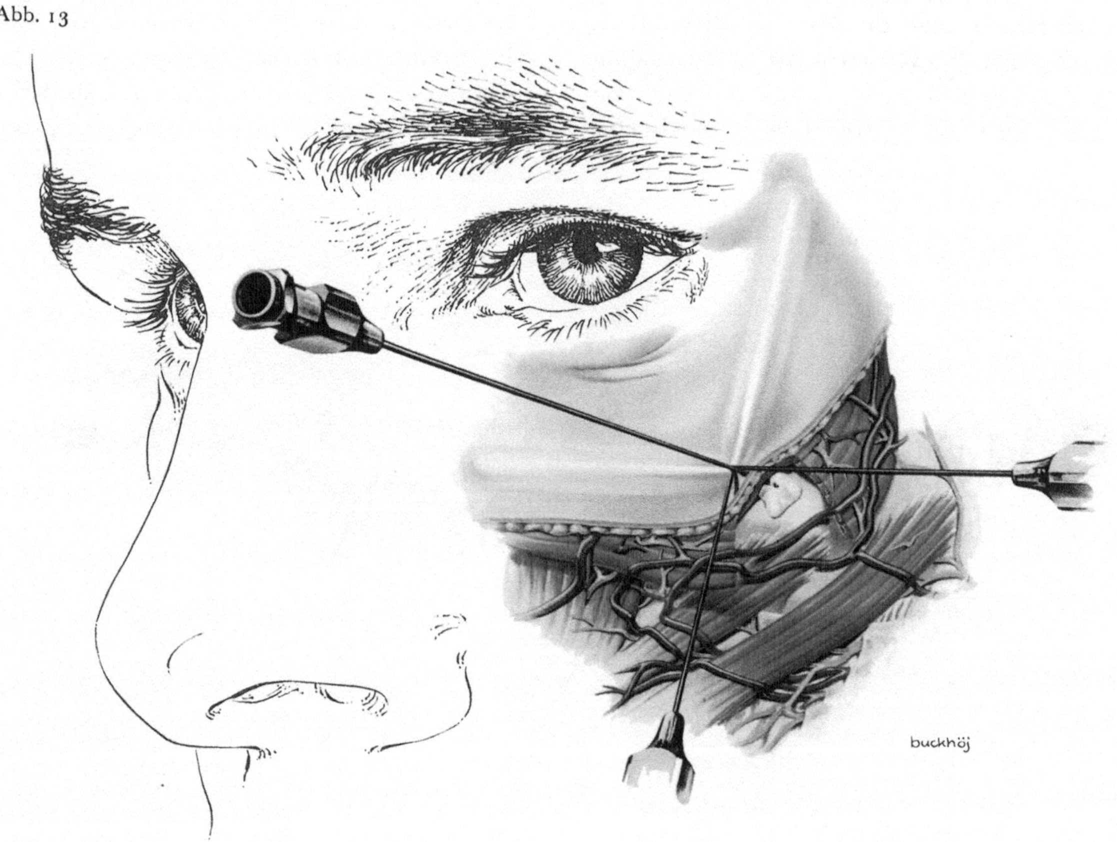

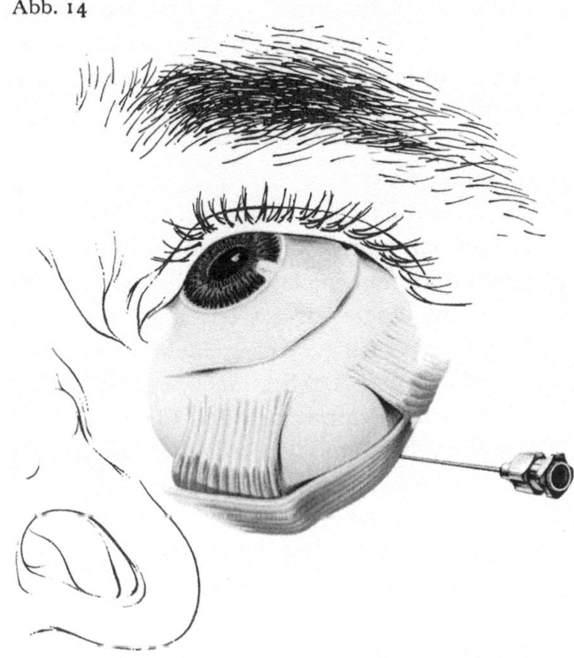

Retrobulbäranästhesie

ANATOMIE

Das 2-3 mm lange *Ganglion ciliare* liegt in der Tiefe der Orbita unmittelbar lateral vom *N. opticus* und medial vom Ursprung des M. rectus lateralis. Dicht hinter dem Ganglion zieht die A. ophthalmica von der Lateralseite um den *N. opticus* herum, um oberhalb desselben in medialer Richtung weiterzuziehen.

TECHNIK

Die verwendete Injektionskanüle muß *genau 3,5 cm* lang sein, um das Ganglion ciliare zu erreichen, ohne die Blutgefäße im Orbitaeingang zu berühren (Verletzungsgefahr!).

Man injiziert durch das Unterlid von dem unteren, lateralen Orbitawinkel aus. Der Patient soll während der Injektion nach oben und medial blicken. Hierbei kontrahiert sich der M. obliquus inferior, sodaß die Kanüle leichter unter ihm hindurchgleiten kann (Abb. 14). Der vordere Teil des Bulbus wird von der Nadel fortluxiert und das Ganglion ciliare wird leichter zugänglich (Abb. 15).

Man palpiert den unteren lateralen Orbitawinkel, sticht dort die Nadel durch die

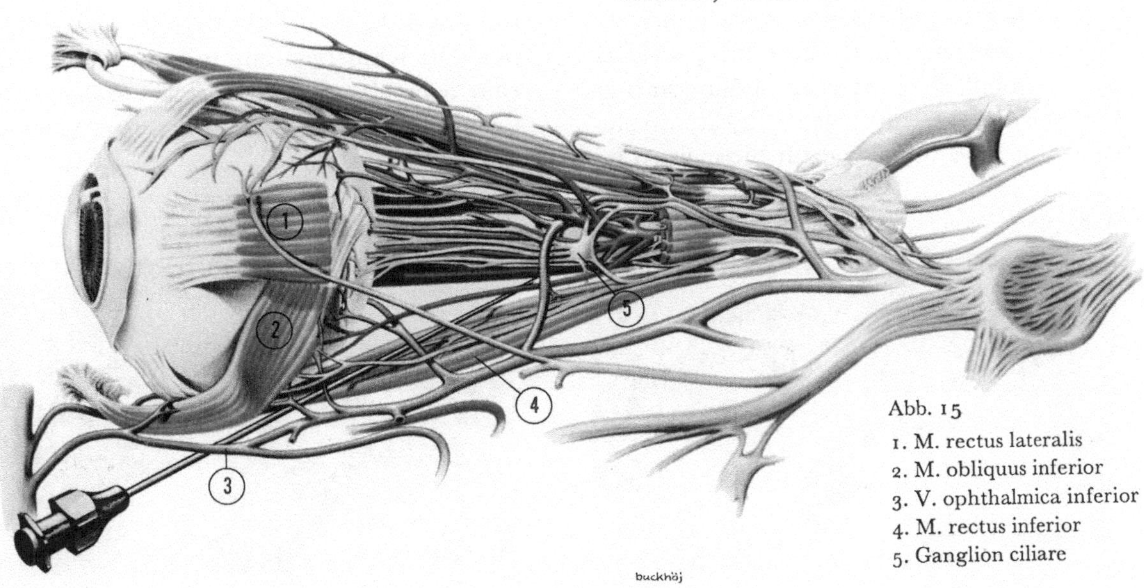

Abb. 15

1. M. rectus lateralis
2. M. obliquus inferior
3. V. ophthalmica inferior
4. M. rectus inferior
5. Ganglion ciliare

31

Haut und injiziert 0,5 ml 2 %iges Xylocain oder Xylonest ohne Vasokonstriktor. Dann richtet man die Nadel gegen den Orbitaeingang, d.h. nach hinten, innen und oben (Abb. 17).

Nun führt man vorsichtig die Nadel *in ihrer ganzen Länge* in die Orbita ein. Dabei injiziert man gleichzeitig langsam 0,5-1 ml dieser Lösung, um dadurch eventuell im Wege liegende Blutgefäße beiseite zu schieben (Abb. 18).

Man aspiriert jetzt vorsichtig, um auszuschließen, dass die Nadel in einem Blutgefäß liegt, dann injiziert man in 5-10 Sekunden 1,5-2 ml Xylocain oder Xylonest 2 % ohne Vasokonstriktor. Wenn eine vollständige Akinesie des Bulbus erforderlich ist, soll die injizierte Lösungsmenge auf 4 ml erhöht werden.

Man zieht die Kanüle heraus und wartet 5 Min. bis zur Operation.

Die Pupillen erweitern sich und der Augendruck sinkt. Es tritt eine partielle bis totale Lähmung der äußeren Augenmuskulatur ein.

Mit dem Retrobulbärblock ist immer ein leichter Exophthalmus verbunden, welcher der retrobulbär injizierten Lösungsmenge entspricht. Das empfohlene Injektionsvolumen von 1,5-2 ml genügt für die meisten intraokulären Eingriffe. Zur Enukleation des Bulbus oder für die Photokoagulation der Netzhaut sind jedoch größere Mengen – mindestens 4 ml – zu empfehlen.

KOMPLIKATIONEN

Als Komplikation kann ein retrobulbäres Hämatom auftreten. Es kommt selten vor, wenn man nur Injektionskanülen verwendet, die nicht länger als 3,5 cm sind. Wenn ein Hämatom auftritt, so geschieht dies immer innerhalb von 5 Min. nach der Injektion. Man wartet dann mit der Operation, bis der Exophthalmus zurückgegangen ist. Bei sehr ausgeprägtem Exophthalmus Anlegen eines Druckverbandes.

AKINESIE DES M. RECTUS SUPERIOR

Meistens bleibt eine gewisse Beweglichkeit des Bulbus nach oben bestehen, die für intraokuläre Eingriffe unvorteilhaft ist. Die retrobulbäre Anästhesie muß daher bisweilen durch eine Betäubung des M. rectus superior vervollständigt werden.

Man bittet den Patienten, nach unten zu blicken und zieht das Oberlid zurück. Dann führt man eine 2 cm lange Nadel am lateralen Rand des M. rectus superior in die Tenon'sche Kapsel ein und injiziert 1 ml Xylocain oder Xylonest 1 % mit Vasokonstriktor in den Muskelbauch hinter dem Äquator des Bulbus (Abb. 19).

Abb. 16   Abb. 17   Abb. 18   Abb. 19

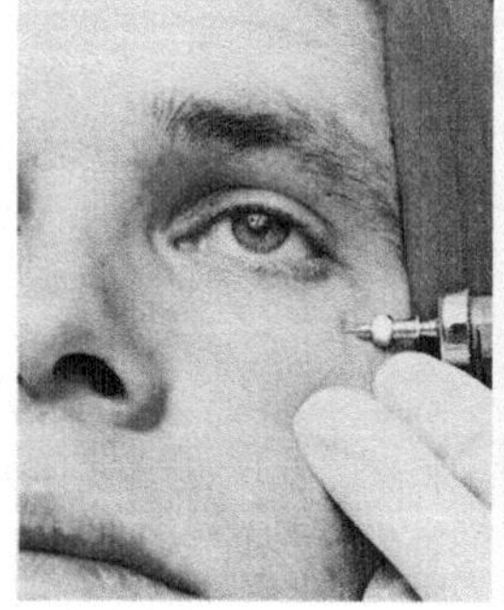 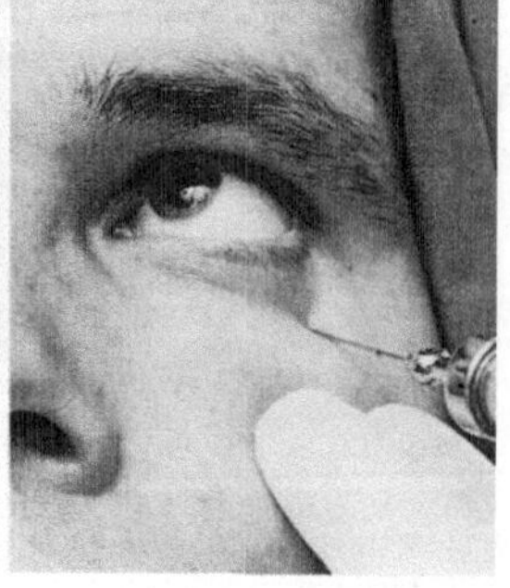 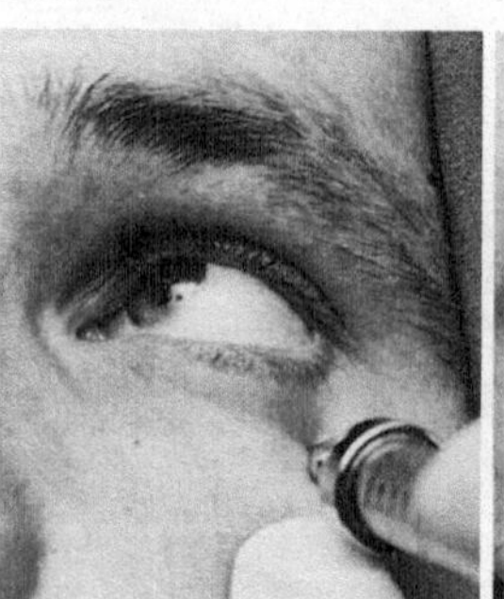 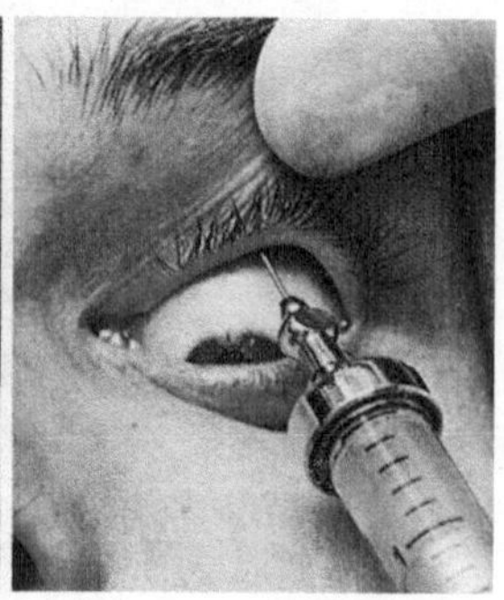

Die Lokalanästhesie im HNO-Bereich

VON TOMAS GEJROT

ANATOMIE DES OHRES

Die *Ohrmuscheln* werden in der Hauptsache vom *N. auricularis magnus* innerviert. Dieser ist ein Ast des *Plexus cervicalis,* der hinter der Mitte des M. sternocleidomastoideus *(Punctum nervosum)* in die Subkutanschicht eintritt und von dort aus direkt zum Ohr zieht. Dort versorgt er mit einem hinteren Ast die gesamte mediale Oberfläche der Ohrmuschel und mit einem vorderen Ast die unteren und peripheren Teile der Außenseite der Ohrmuschel. Die vordere und obere Partie der Außenseite der Ohrmuschel wird vom *N. auriculo-temporalis* (einem Zweig des III. Trigeminusastes, des *N. mandibularis)* innerviert, der dicht vor dem äußeren Gehörgang aufwärts zieht. Das *Cavum conchae* wird vom *R. auricularis N. vagi* versorgt. Dieser Vagusast tritt bereits vor dem Proc. mastoideus und dicht hinter dem äußeren Gehörgang durch die Fissura tympano-mastoidea aus.

Der äußere Gehörgang wird teils vom *N. auriculo-temporalis,* teils vom *R. auricularis N. vagi* innerviert. Der *N. auriculo-temporalis* gibt in seinem Verlauf vor dem äußeren Gehörgang den *N. meatus acustici externi* ab, der in der Grenzschicht zwischen den Knorpel- und Knochenteilen des Gehörganges weiter verläuft und dann die Haut der oberen, vorderen und unteren Gehörgangswand sowie das Trommelfell versorgt. Der *R. auricularis N. vagi* versorgt die Haut der unteren und hinteren Gehörgangswand.

Die Paukenhöhle erhält ihre sensible Innervation durch den *N. tympanicus* (einen Ast des *N. glosso-pharyngeus),* der durch den Canaliculus tympanicus in die Paukenhöhle gelangt und über dem Promontorium einen Plexus bildet.

Parazentese

TECHNIK

Man richtet 2-3 Sprühstöße mit 10 %igem Xylocain-Aerosolspray (= 20-30 mg Xylocain) gegen die obere Gehörgangswand und läßt die Spray-Flüssigkeit über das Trommelfell herabrinnen (Abb. 20). Man vermindert dadurch die Unannehmlichkeit einer direkten Abkühlung des Trommelfells. Die Parazentese kann nach einer Wartezeit von 3-5 Minuten vorgenommen werden.

INDIKATIONEN

Anwendbar in jedem Lebensalter bei der Behandlung der Otitis und Oto-Salpingitis (außer bei unruhigen Kindern, die nicht stillhalten können). Die Lokalanästhesie ist absolut indiziert, wenn der Patient vorher gegessen oder getrunken hat.

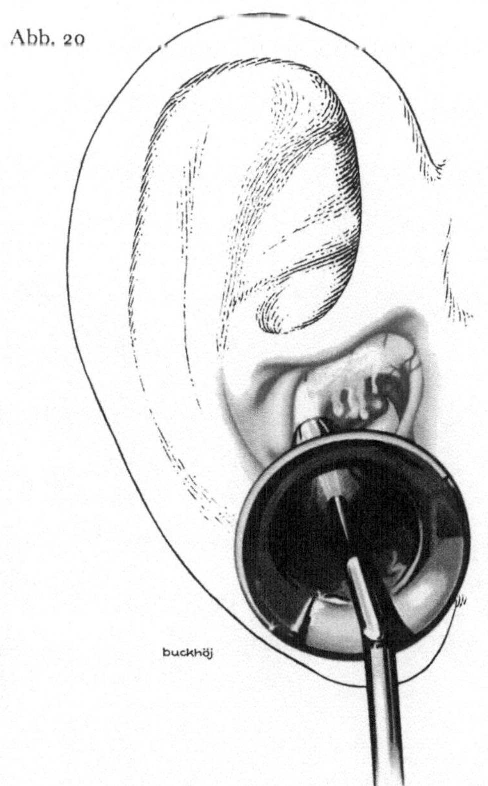

Abb. 20

Radikaloperation des Ohres

TECHNIK

Man blockiert den N. auricularis magnus
durch mehrere Injektionen von 1-2 ml Xylocain 0,5-1 % mit Adrenalin über dem Proc.
mastoideus (Abb. 21). Den R. auricularis
blockiert man durch Injektion von 2-3 ml der
gleichen Xylocain-Lösung, die man z.T. in
die Haut über dem Boden des Gehörganges
und z.T. in das Periost der Vorderseite des
Proc. mastoideus injiziert (Abb. 22). Der N.
auriculo-temporalis wird folgendermaßen betäubt: Injektion von 2 ml am Vereinigungspunkt der knöchernen und knorpligen vorderen Gehörgangswand (R. tympanicus und
Injektion an mehreren Stellen der Haut und
des Periostes in der Umgebung der Incisura
terminalis vor dem Ohr und oberhalb des
Gehörganges (Abb. 23, 24).

Wenn darüber hinaus eine Schleimhaut-
anästhesie des Antrum, Epitympanon oder
Tympanon erforderlich ist, kann man 4-5
Tropfen der 4 %igen Xylocain-Lösung einträufeln.

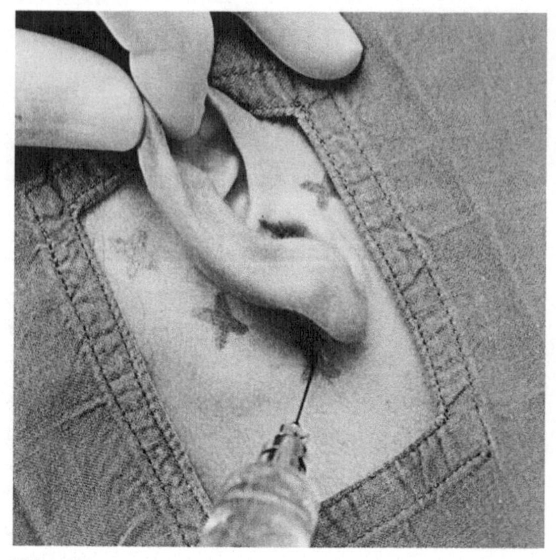

Abb. 21

DOSIERUNG

Für jede einzelne Injektion 1-3 ml Xylocain
0,5-1 % mit Adrenalin, insgesamt 10-15 ml.

INDIKATIONEN

Ruhige Patienten über 15 Jahre und Fälle,
in denen eine Narkose kontraindiziert ist.

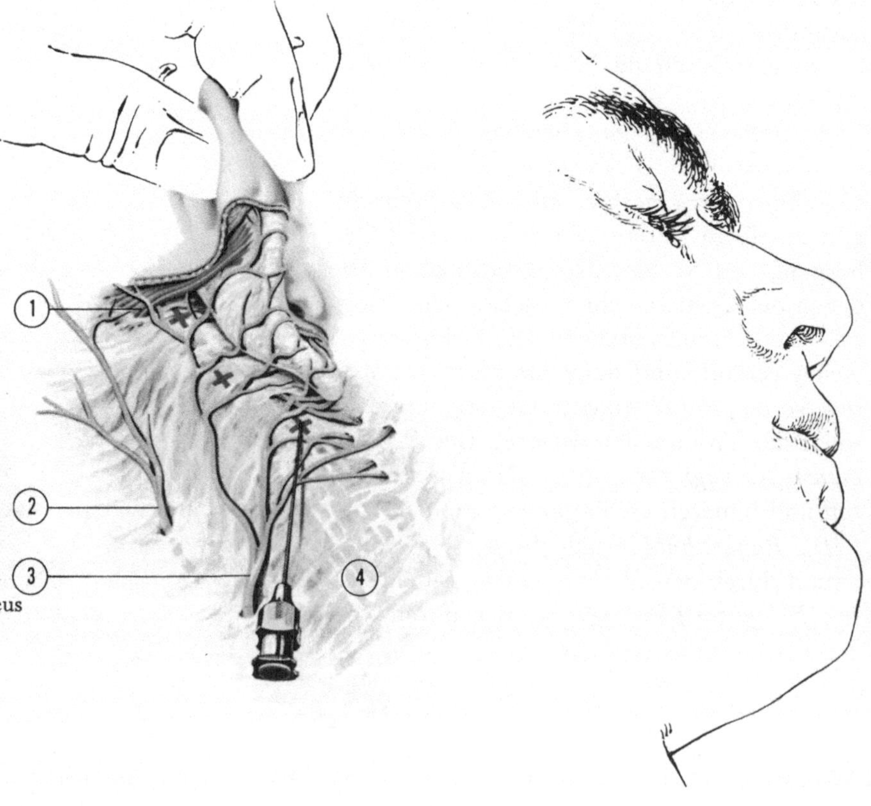

Abb. 22
1. M. auricularis posterior
2. N. occipitalis minor
3. N. auricularis magnus
4. M. sternocleidomastoideus

34

Kinder unter 15 Jahren und ängstliche Patienten.

Tympanotomie

TECHNIK

In der Regel genügt eine Injektion von 2 ml Xylocain 2 % mit Adrenalin am Vereinigungspunkt der knöchernen und fibrokartilaginären Teile der vorderen Gehörgangswand (Abb. 23, 24). Wenn der Gehörgang eng ist oder wenn ein endauraler Schnitt gelegt werden soll, muß das Lokalanästhetikum – wie bei der Radikaloperation – vor dem Ohr und am Boden des Gehörganges injiziert werden.

DOSIERUNG

2-5 ml Xylocain 2 % mit Adrenalin.

INDIKATIONEN

Die Lokalanästhesie soll bei Otoskleroseoperationen angewendet werden, um eine gleichzeitige Messung des Hörvermögens zu ermöglichen. Wenn die Tympanotomie aus anderem Anlaß vorgenommen wird, z.B. als explorativer Eingriff oder wenn der Patient

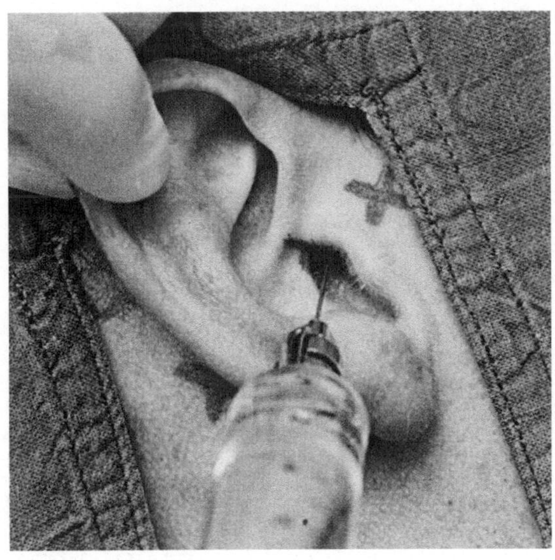

Abb. 23

sehr unruhig ist, kann auch eine Narkose in Betracht gezogen werden. Eine eventuell während der Operation auftretende Übelkeit läßt sich durch i.v. Injektion von Xylocain 1 % ig in einer Dosierung von 1 mg/kg Körpergewicht beheben. (vgl. S. 151).

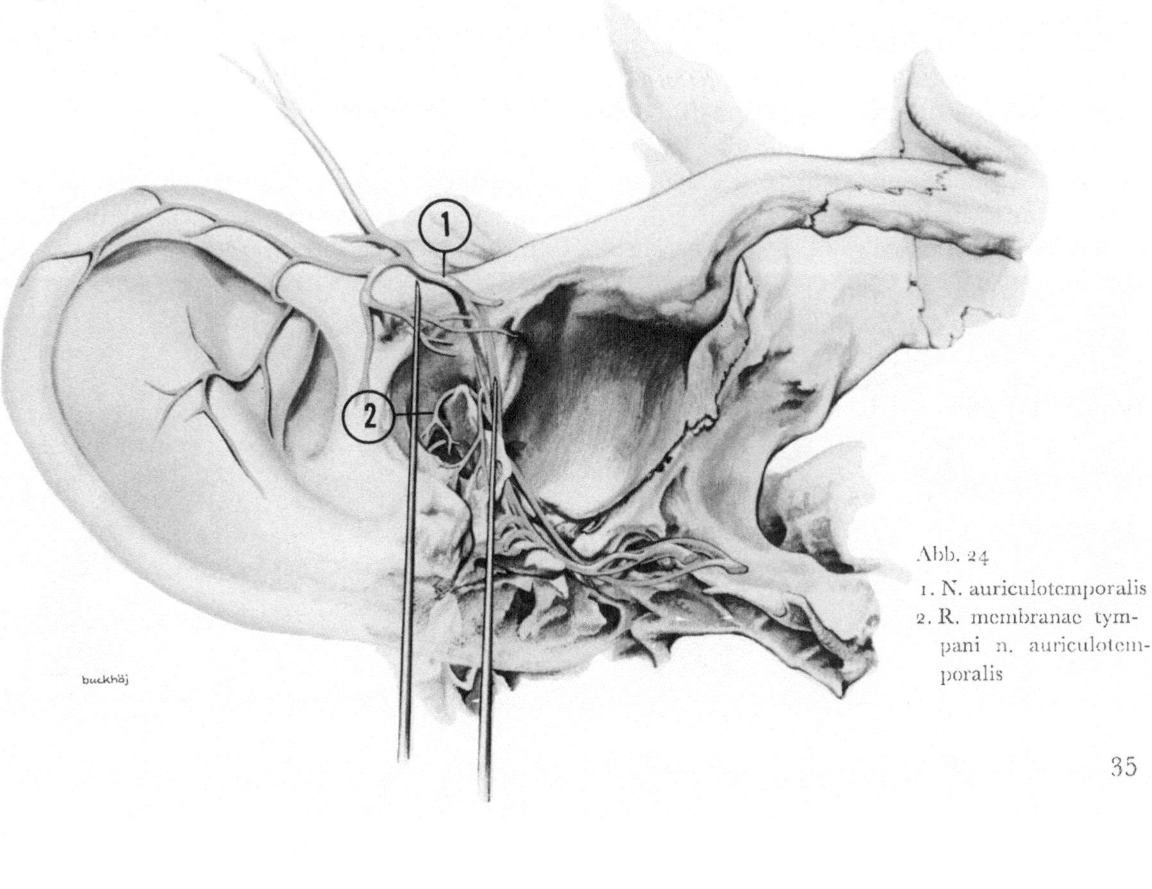

Abb. 24

1. N. auriculotemporalis
2. R. membranae tympani n. auriculotemporalis

35

Operationen an der äusseren Nase und der Nasenscheidewand

ANATOMIE

Die inneren und äußeren Anteile der Nase werden vom N. trigeminus versorgt. (siehe Seite 58).

TECHNIK

Die äußere Nase wird mit 5-8 ml Xylocain anästhesiert, wobei an der Nasenspitze begonnen wird. Die Infiltration erfolgt subkutan, von der Glabella (Raum zwischen den Augenbrauen) abwärts zu den Nasenflügeln, wobei die Nadel zur Vermeidung übermässiger Aufblähung des Gewebes und dadurch folgender Formänderung der Nase sukzessive zurückgezogen wird. Alternativ dazu kann über der Glabella in die Haut eingestochen, und die Nadel zu den Nasenflügeln abwärts vorgeschoben werden. Die Nadel ist dann nicht vollständig zurückzuziehen, sondern in einem mittleren Winkel. Normalerweise ist über vier Einstichkanäle auf jeder Seite eine garantiert ausreichende Anästhesie der Nasenwände zu erreichen.

Die basalen Anteile der Nasenflügel sind gesondert zu anästhesieren, zusammen mit den Bereichen unterhalb der Rückseiten der Nasenlöcher und der Apertura piriformis. Ausgehend von diesem Punkt kann für den Fall einer lateralen Osteotomie die Region bis zum Ligamentum mediale des Augenwinkels anästhesiert werden.

Das Mukoperichondrium der Nasenschei-
dewand und die Schleimhaut der lateralen Nasengänge werden mit 1-2 breiten Tampons anästhesiert, die mit 4 % igem Xylocain unter Zusatz von 0,1 % igem Adrenalin getränkt sind. Die Tampons sollen ca. 10 Minuten belassen werden. Der bindegewebige Teil des Septums und die Basis der Columella werden mit 1 % igem Xylocain anästhesiert. Der hintere Anteil des Nasopharynx muß leicht tamponiert werden, um das Blut aufzusaugen und den intraoperativen Sekretfluß in den Mund-Rachen-Raum zu verhindern.

Eine andere allgemein übliche und effektive Anästhesiemethode der Nasenscheidewand ist die Injektion von 0,5-1 % igem Xylocain in die Submukosa des Perichondriums auf der Operationsseite. Die Methode ist sehr gut kombinierbar mit der Anästhesie der Nasenflügel durch Xylocain-Tampons oder Xylocain-Spray (10 mg/Spray).

DOSIERUNG

Xylocain 1 % ig 5-8 ml zur Anästhesie der äußeren Nase. Xylocain 0,5 (0,5-1) % ig je 5-8 ml für die beiden Seiten der Nasenscheidewand.

Xylocain 4 % ig unter Zusatz von 0,2 ml 0,1 % iger Adrenalinlösung/ml Xylocainlösung für die Nasentamponade.

KONTRAINDIKATIONEN

Ängstliche Erwachsene und Kinder. Frakturen des Nasenbeins sollen generell in Allgemeinnarkose versorgt werden.

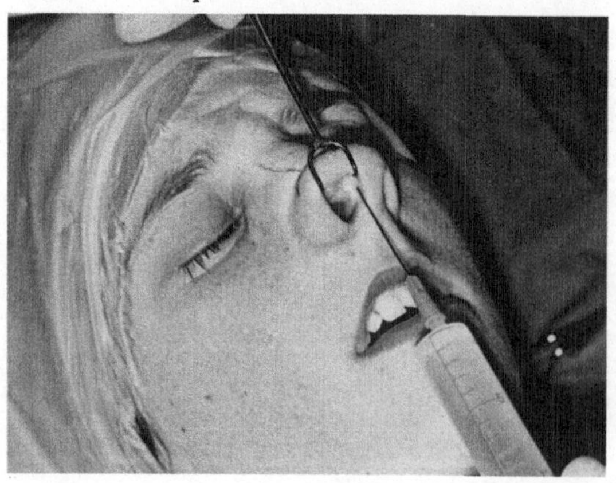

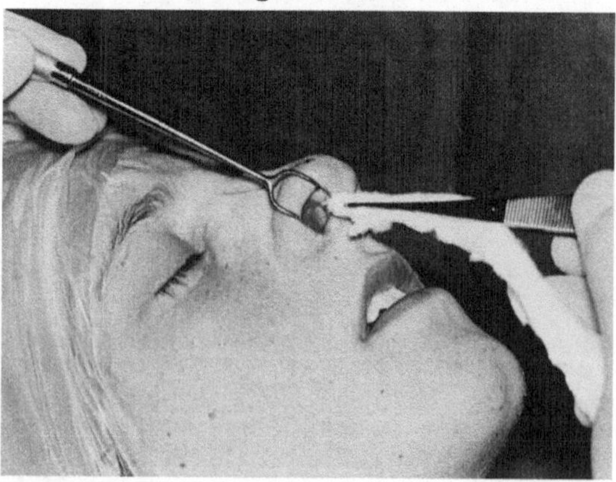

(Skoog Tord: Plastic Surgery. Stockholm 1974. Boston 1973)

Punktion des sinus maxillaris

ANATOMIE

Die Seitenwände der Nasenhöhle werden im hinteren Anteil von den *Rr. nasales posteriores (des N. maxillaris)* und in ihrem vorderen Anteil von Zweigen des *N. ethmoidalis anterior (des N. opthalmicus)* versorgt. Diese Nervenäste erreichen die Nasenhöhle durch einige der vorderen Foramina der Lamina cribrosa (Abb. 25). (S. auch Übersicht über die Anatomie des *N. trigeminus,* S. 58).

TECHNIK

Wenn die Muscheln geschwollen sind, legt man für mindestens 10 Min. unter die Concha media und die Concha inferior einen mit 4 %iger Xylocain-Lösung getränkten Gazestreifen. Die Oberflächenanästhesie der Punktionsstelle unter der Concha inferior führt man zweckmäßigerweise mit dem

10 %igen Xylocain-Aerosolspray aus. Bei Niederdrücken des Ventilknopfes der Spray-Flasche wird durch das Sprüh-Rohr eine dosierte Menge Sprühflüssigkeit abgegeben, die pro Sprühstoß 10 mg Xylocian enthält. Der Sprühstoß wird einen kurzen Augenblick als Stechen oder Brennen in der Nase empfunden. Nach 1-3 Min. kann man punktieren.

DOSIERUNG

Die Gazestreifen (Watteträger) werden in 4 % ige Xylocain-Lösung getaucht, der auf je 5 ml 2-3 Tropfen (0,15 ml) einer 0,1 % igen Adrenalin-Lösung zugesetzt sind. An der Punktionsstelle unter der Concha inferior erhält man mit 1-3 Sprühstößen des 10 % igen Xylocain-Sprays eine Anästhesie für ½ Stunde.

KONTRAINDIKATIONEN

Kinder unter 10 Jahren und vor allem Kleinkinder unter 5 Jahren.

Abb. 25

1. N. ethmoidalis anterior
2. Rr. nasales posteriores superiores laterales
3. Ganglion pterygopalatinum
4. Rr. nasales posteriores inferiores

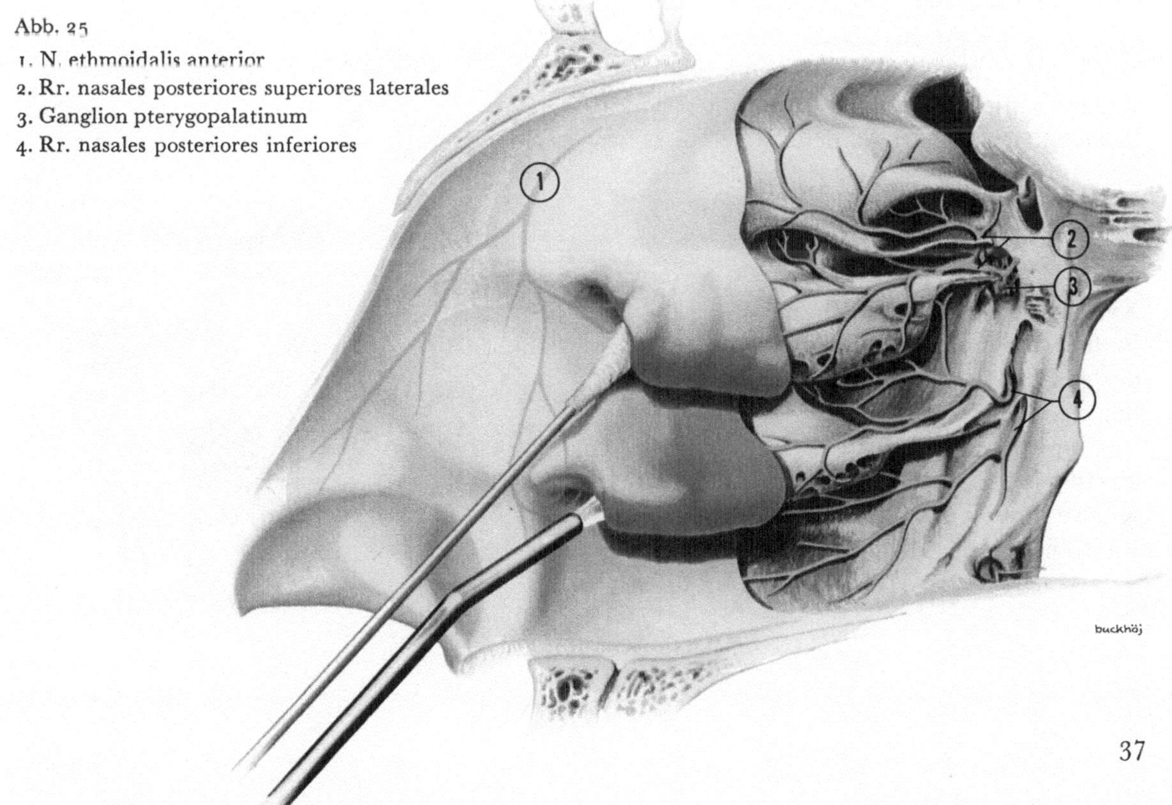

Caldwell-Luc

ANATOMIE

Die *Rr. alveolares superiores anteriores* entspringen aus dem *N. infraorbitalis* und ziehen abwärts in feinen Knochenkanälen, um den *Plexus dentalis superior* zu erreichen. Dieser wird von einem Geflecht der *Rr. alveolares superiores posteriores, medius und anteriores* gebildet und liegt an der Basis des Alveolarfortsatzes oberhalb der Zahnwurzelspitzen (Abb. 27). Diese Zweige des *N. infraorbitalis* übernehmen die Versorgung innerhalb und in der Umgebung des Sinus maxillaris.

TECHNIK

10 Min. vor der Infiltrationsanästhesie sprüht man zweimal mit 5 Min. Abstand 4 %ige Xylocain-Lösung auf die Schleimhaut der Gingiva. Auf der Seite, die operiert werden soll, tamponiert man die Nasenhöhle mit einem in 4 %iger Xylocain-Lösung getränkten Gazestreifen. Auf dem Operationstisch infiltriert man die Schleimhaut und das Periost oberhalb der Prämolaren mit einer 0,5-1 %igen Xylocain-Lösung (Abb. 26, 27). Nach Eröffnung der Kieferhöhle können weitere Injektionen in und unter der Schleimhaut angelegt werden.

DOSIERUNG

Xylocain 4 % zur Oberflächenanästhesie: ca. 1 ml.

Xylocain 0,5-1 % mit Adrenalin: 8-10 ml in die Schleimhaut der Gingiva und 5-10 ml der gleichen Lösung im Bereich der Kieferhöhlenschleimhaut.

KONTRAINDIKATIONEN

Kinder unter 15 Jahren und ängstliche Erwachsene.

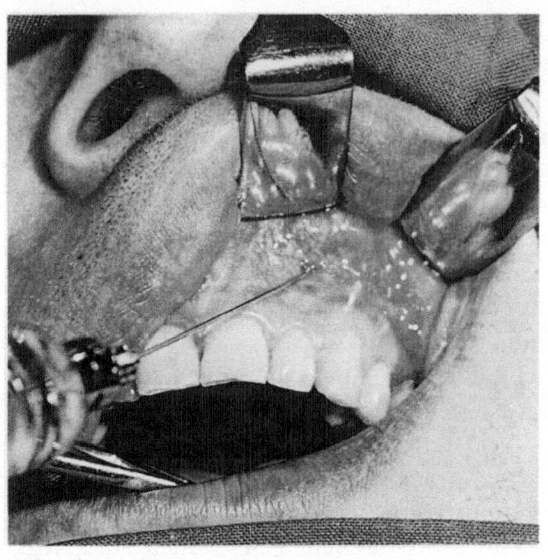

Abb. 26

Abb. 27

1. Rr. alveolares superiores anteriores
2. Plexus dentalis superior
3. Rr. dentales superiores
4. Rr. gingivales superiores

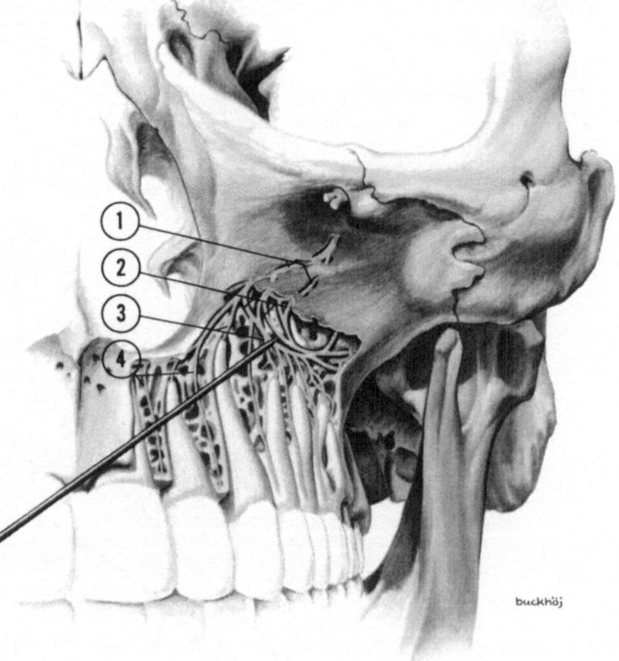

Laryngoskopie, Tracheoskopie und Bronchoskopie

ANATOMIE

Der Kehlkopf wird teils vom *N. laryngeus superior*, teils vom *N. laryngeus inferior* versorgt, die beide Äste des *N. vagus* sind. Der *N. laryngeus superior* entspringt aus dem *N. vagus* dicht unterhalb dessen *Ganglion inferior* und verläuft schräg nach abwärts und vorn, wobei er von lateral den unteren Teil des großen Zungenbeinhornes überkreuzt und an der Außenseite der Membrana thyreohyoidea abwärts zieht. Dort gibt er einen *R. externus* zum M. cricothyreoideus ab, während ein größerer sensibler *R. internus* zusammen mit der A. und V. laryngea superior die Membrana thyreohyoidea perforiert, um die Kehlkopfschleimhaut bis herab zur Rima glottidis zu innervieren. Der Nerv verursacht im Recessus piriformis eine kleine Schleimhautfalte, die Plica N. laryngei. Der *N. laryngeus inferior* ist der Endast des *N. recurrens* und innerviert die Kehlkopfmuskeln (mit Ausnahme des M. cricothyreoideus) sowie die Kehlkopfschleimhaut abwärts von der Rima glottidis.

Die *Trachea* und die *Bronchien* werden dann von Ästen des *N. vagus* innerviert.

TECHNIK

Der Schlund (bei zahnlosen Patienten auch die Gingiva) wird zweimal im Abstand von 5 Min. mit 4%iger Xylocain- oder Xylonest-Lösung besprüht. Danach betäubt man mit Hilfe einer Kehlkopfspritze und eines Kehlkopfspiegels die Kehlkopfseite der Epiglottis sowie den Kehlkopf (Abb. 28). Die gesamte Anästhesie soll bei Intonation vorgenommen werden, auch die Betäubung zur

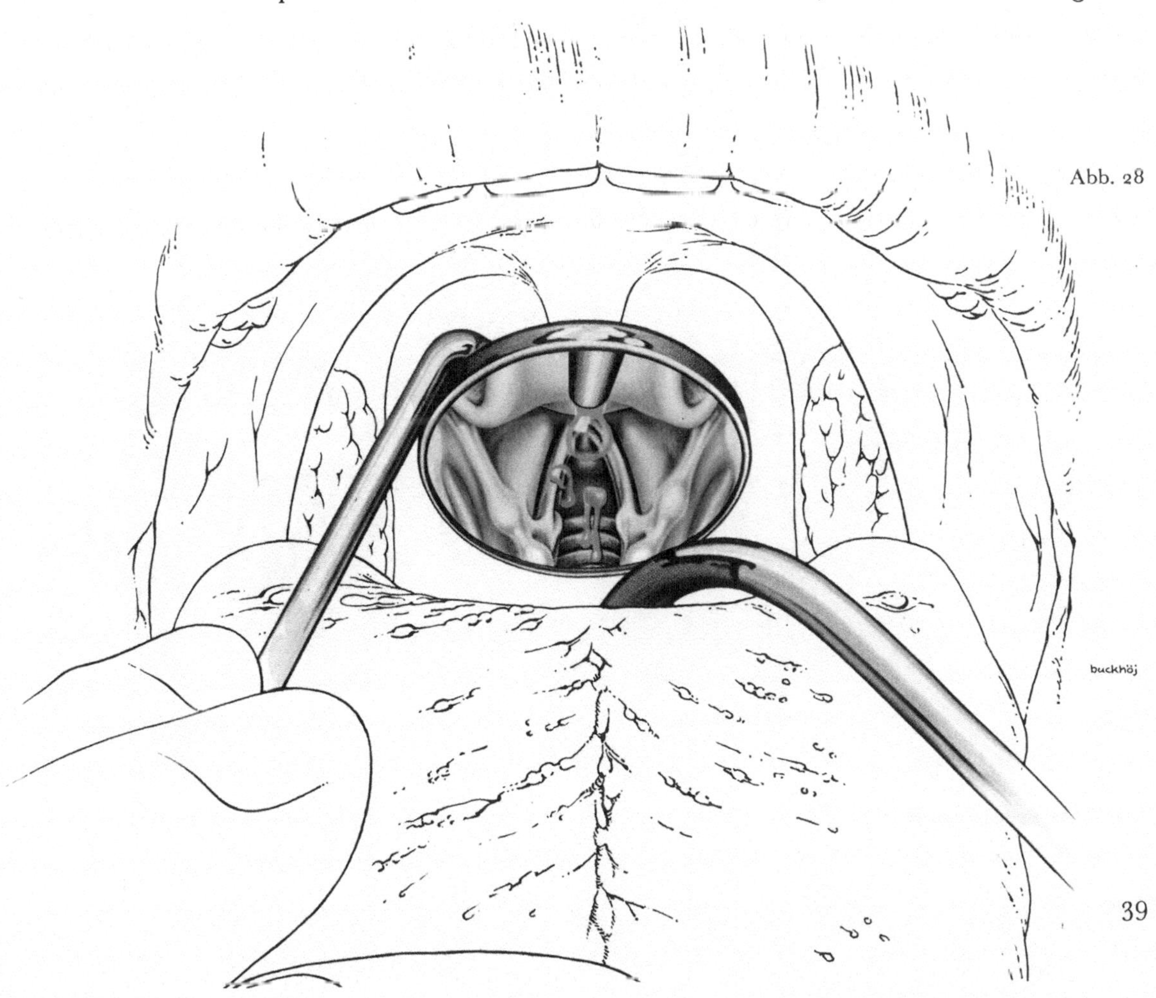

Abb. 28

Tracheoskopie und Bronchoskopie. Die Anästhesielösung soll ohne Druck in die Trachea herablaufen (Abb. 29). Dies wiederholt man nach 5 Min. Anstelle der Kehlkopfspritze kann man – wenn man eine Überdosierung vermeidet – einen Kehlkopfspray anwenden, was für den Patienten angenehmer sein kann.

Wenn der Patient nach der Anästhesie immer noch Schmerzen oder Reizhusten hat, kann man die Trachea gezielt durch eine transtracheale Injektion von 1-2 ml Xylocain 2 % durch die Membrana cricothyreoidea betäuben.

Man kann ebenso gut zur Betäubung den 10 %igen Xylocain-Spray anwenden. Jeder Sprühstoß aus der Aerosolflasche mit Dosierungsventil enthält genau 10 mg Xylocain. Man erhält hiermit eine bessere Verteilung des Lokalanästhetikums und einen etwas schnelleren Eintritt der Betäubung: Im Durschschnitt benötigt man 3-5 Sprühstöße (30-50 mg) für die Laryngoskopie und 5-10 Sprühstöße (50-100 mg) für die Tracheoskopie und Bronchoskopie. Die Sprühstöße sollen in Abständen von ca. ¹/₂ Min. gegeben werden.

Es werden jeweils 0,5-1 ml Xylocain 4 % (Maximaldosis 5 ml) oder Xylonest 4 % (Maximaldosis 10 ml) in Zeitabständen von 3-5 Minuten eingeträufelt.

3-5 bzw. 5-10 Sprühstöße von dem 10 %igen Xylocain-Spray mit Pausen von ¹/₂ Min. zwischen den einzelnen Sprühstößen (Maximaldosis 20 Sprühstöße).

KONTRAINDIKATIONEN
Kinder unter 15 Jahren.

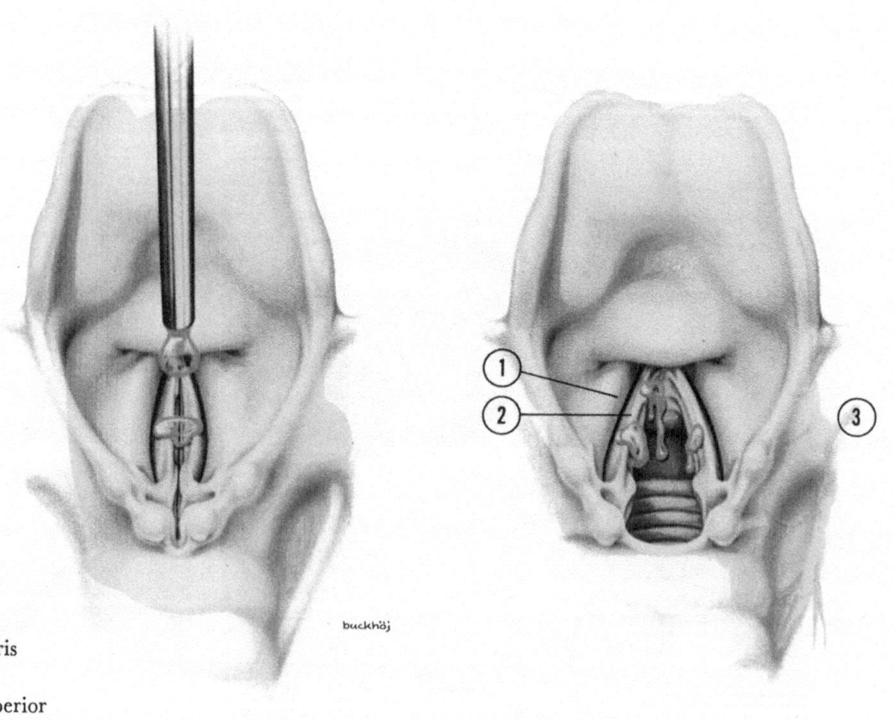

Abb. 29
1. Plica ventricularis
2. Plica vocalis
3. N. laryngeus superior

Bronchoskopie mit dem Fibroskop

TECHNIK

Falls man sich für den Zugang durch die Nase entscheidet, sollte das größere Nasenloch gewählt und 3–4 mal mit 10 mg/ml Xylocain eingesprayt werden. Der Patient wird dabei angewiesen zu inhalieren, was den Transport des Lokalanästhetikums bis zu den Stimmbändern bewirkt.

Bisweilen, aber selten, ist es erforderlich auch den Mund und den Mund-Rachen-Raum einzusprayen.

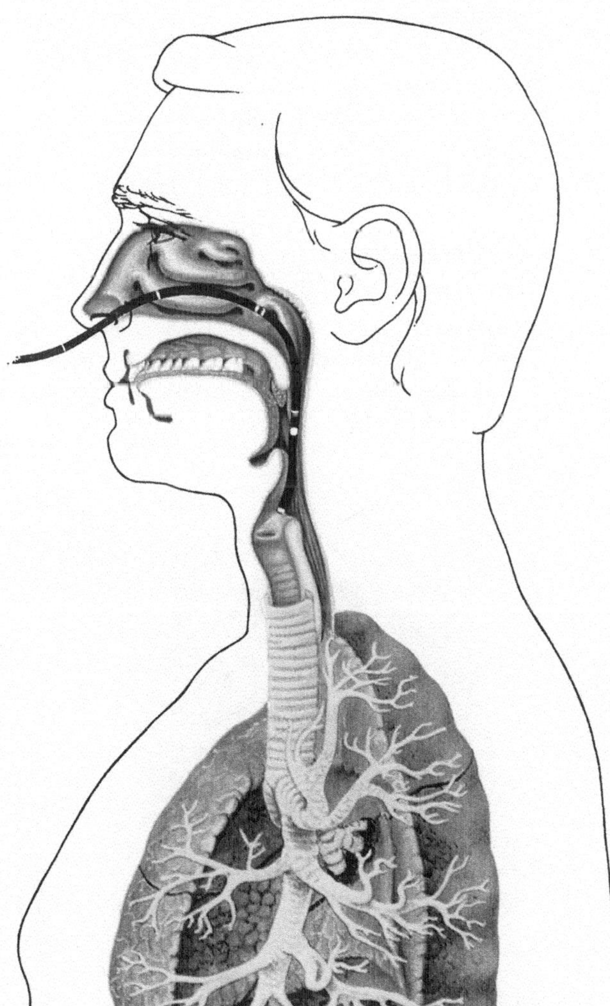

Das betreffende Nasenloch wird zur Verminderung der Reibung mit Xylocain-Gel gleitfähig gemacht.

Das andere Nasenloch wird ebenfalls leicht anästhesiert, und anschließend ein dünner Katheter eingeführt, durch den fortlaufend während der Untersuchung Sauerstoff gegeben wird. Das Fibroskop wird bis zur Höhe der Epiglottis und des Kehlkopfeinganges eingeführt. An diesem Punkt werden 3–4 Anteile von 0,5–1,0 ml Xylocain (10 mg/ml) mit einer Spritze durch das Bronchoskop injiziert. Nach einigen Minuten Pause wird das Bronchoskop in die Trachea vorgeschoben. Während des weiteren Vorschiebens des Bronchoskops werden so viele erneute Teildosen von 0,5–1,0 ml Xylocain gegeben, wie notwendig.

Die totale Dosis soll 300 mg Xylocain nicht überschreiten.

Ollman et al. (1975) verwenden einen speziellen Polyvinyl-Katheter, der in das Lumen des Bronchoskops passt.

Die Lokalanästhesie wird mittels eines am Katheter angebrachten Aerosol-Sprays appliziert. Jeder Sprühstoß enthält 10 mg Xylocain. Dies ist eine gute Methode, da sie eine sorgfältige Kontrolle der nachträglichen Xylocaindosen erlaubt.

KONTRAINDIKATIONEN

Xylocain-Allergie. Zu beachten ist, daß Patienten mit chron. Bronchitis im allgemeinen höhere Dosen des Lokalanästhetikums benötigen.

Tonsillektomie

ANATOMIE

Das Tonsillengebiet wird von den *Rr. tonsillares* des *N. glossopharyngeus* innerviert, dessen Stamm am Rande des M. stylopharyngeus entlang abwärts zieht (Abb. 30).

TECHNIK

Oberflächenanästhesie von Schlund, Zungenbasis, vorderem und hinterem Gaumenbogen sowie Tonsillen durch zweimaliges Einsprühen von 4 %iger Xylocain-Lösung im Abstand von 5 Min. am liegenden Patienten. Danach kommt der Patient auf den Operationstisch, und mit der Tonsillenspritze wird eine Infiltrationsanästhesie angelegt. Zuerst

Abb. 30

1. M. stylopharyngeus
2. Tonsilla palatina
3. Rr. tonsillares
4. N. glossopharyngeus

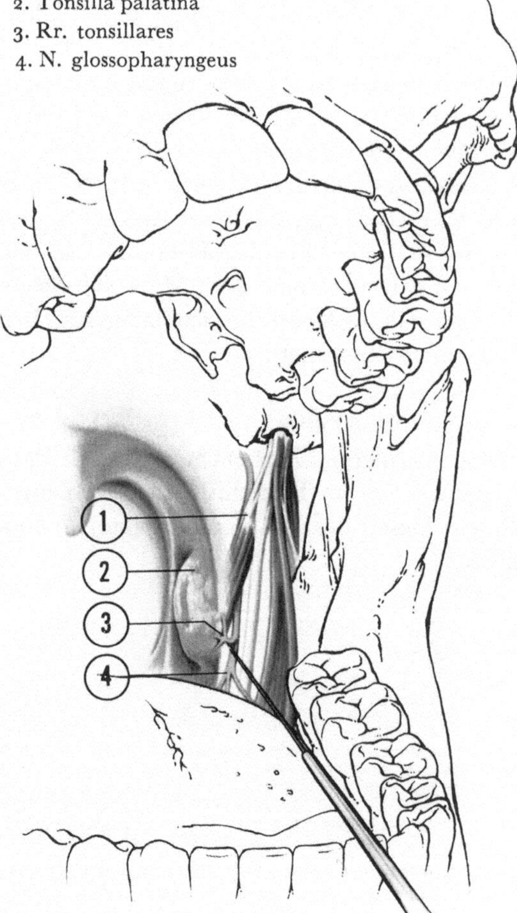

injiziert man unter die Schleimhaut des hinteren Gaumenbogens, um das Gesichtsfeld für weitere Injektionen nicht zu verdecken (Abb. 30), und erst danach infiltriert man den vorderen Gaumenbogen, das übrige oberflächliche Peritonsillargewebe sowie den Mundboden. Mit Hilfe eines Zungenspatels drückt man die Zunge herunter, so daß auch die Zungenbasis und das Tonsillenbett infiltriert werden können (Abb. 31). Zur Erleichterung der Injektion in den Plexus tonsillaris kann die Tonsille mit einer Tonsillenzange nach medial gezogen werden.

DOSIERUNG

Xylocain 4 % oder Xylonest 4 % zur Oberflächenanästhesie: 1 ml.
Xylocain 0,5 % (Adrenalin 1:200 000) oder Xylonest 0,5 % (Adrenalin 1:250 000): 20-30 ml, d.h. 10-15 ml auf jeder Seite.

KONTRAINDIKATIONEN

Kinder unter 15 Jahren und unruhige Patienten.

Alle Patienten, die von sich aus um eine Vollnarkose bitten, sollen auch in Narkose operiert werden.

Abb. 31

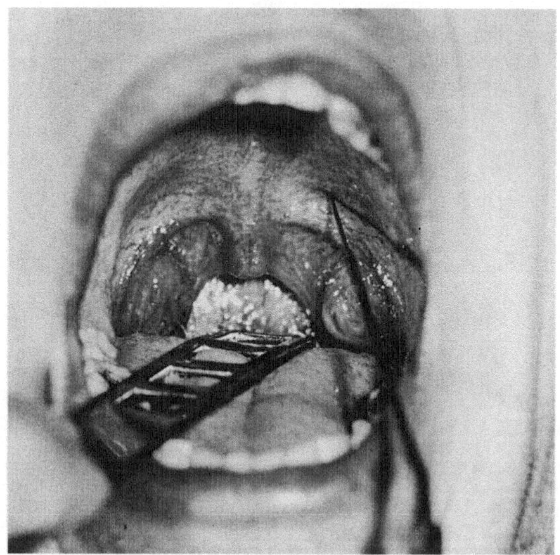

Lokalanästhesie zur Strumektomie

VON VIKTOR VON BAHR

ANATOMIE

Das Operationsgebiet wird im wesentlichen von den oberflächlichen Ästen des *Plexus cervicalis* innerviert. Diese lassen sich leicht am hinteren Rand des mittleren Abschnittes des M. sternocleidomastoideus blockieren. Die V. jugularis externa kreuzt den Muskelrand etwa in dieser Höhe (Abb. 32).

Sensible Nervenäste folgen auch dem Verlauf der A. thyreoidea superior zum oberen Schilddrüsenpol.

TECHNIK

Der Patient soll vor der Operation eine gute Prämedikation erhalten. Auch während der Operation kann weitere Sedierung indiziert sein.

Als Lokalanästhetikum wird Xylonest 0,5 % mit Adrenalin 1:250 000 verwendet. Wenn bei Thyreotoxikose-Patienten Adrenalin im Hinblick auf seine Herzwirksamkeit auch nicht in den sehr kleinen Dosen angewendet werden soll, die diese Lösung enthält, so läßt sich auch mit Xylonest 0,5 % *ohne* Vasokonstriktor eine zufriedenstellende Anästhesie erzielen. Bei längerer Operationsdauer kann jedoch eine Nachinjektion erforderlich werden, die leicht durchzuführen ist. Hat man einen erfahrenen Anästhesisten zur Verfügung, so dürfte für diese Patienten eine Narkose vorteilhafter sein. Dies schließt jedoch nicht eine Kombination von Narkose und lokaler Infiltration aus.

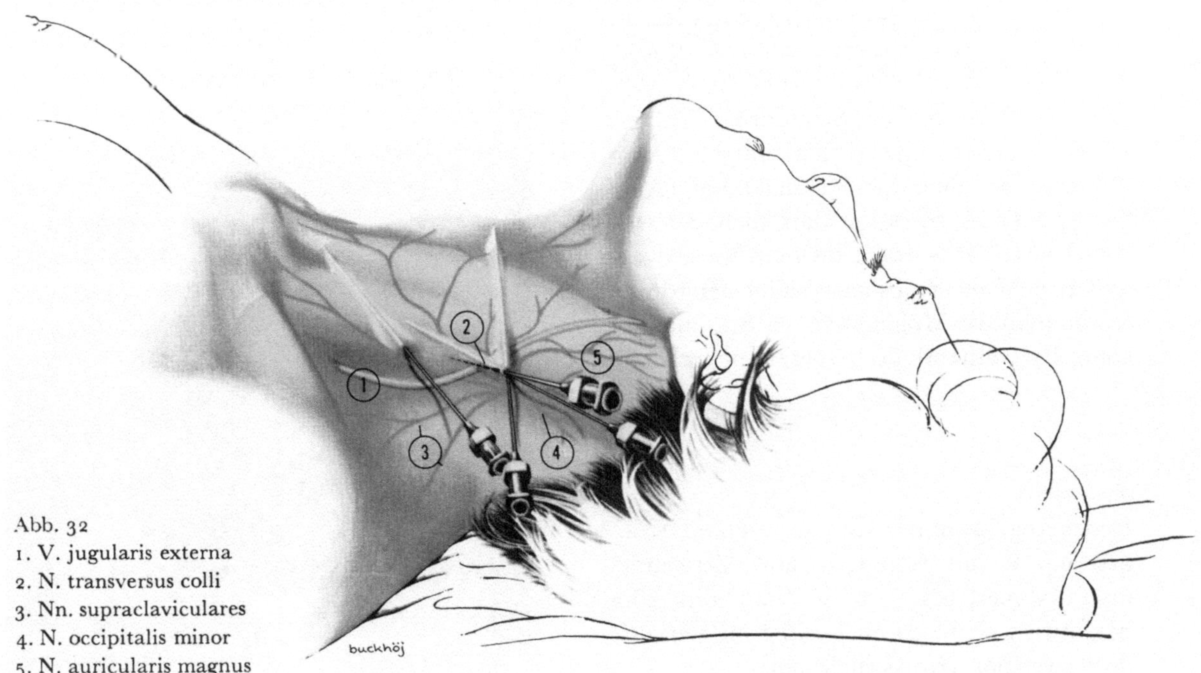

Abb. 32
1. V. jugularis externa
2. N. transversus colli
3. Nn. supraclaviculares
4. N. occipitalis minor
5. N. auricularis magnus

Der Patient ist zur Operation gelagert. Zur Injektion auf der rechten Seite wird der Kopf etwas nach links, zur Injektion der linken Seite etwas nach rechts gewendet.

Mit einer feinen Kanüle legt man auf jeder Halsseite etwa über der Mitte des hinteren Sternocleidomastoideus-Randes 2 Hautquaddeln an (Ab. 32). Durch diese Hautquaddeln injiziert man mit einer etwas stärkeren Kanüle subkutan und unter die Fascia superficialis an jeder Seite 10-15 ml Lösung. Damit sind die oberflächlichen Äste des Plexus cervicalis blockiert.

Zur Verminderung der Operationsblutung und zur Erleichterung der Präparation kann man von den Hautquaddeln aus das Subkutangewebe im Bereich der Hautlappen infiltrieren, die aufgeklappt werden sollen, d.h. das Gebiet vom Jugulum bis über den Kehlkopf herauf.

Die sensiblen Nervenäste, die der A.thyreoidea superior folgen, kann man vor der Operation blockieren. Sie lassen sich jedoch leichter während der Operation ausschalten, wenn die Vorderseite der Struma freipräpariert ist (Abb. 33). Man injiziert dann 1-2 ml über dem oberen Pol der Schilddrüse (Abb. 34). Sollte das Vorziehen der Schilddrüse Schmerzen verursachen, injiziert man einige ml Anästhesielösung unter die Strumakapsel (Abb. 33, 34). Diese Injektion darf nicht zu weit dorsal angelegt werden, da man sonst eventuell den N. recurrens ausschaltet. Hierdurch würde man die Möglichkeit der Stimmbandkontrolle während der Operation verlieren.

In der Regel kommt man mit 70-80 ml Xylonest 0,5 % mit Adrenalin aus. Verwendet man Xylonest 0,5 % *ohne* Adrenalin, können etwa weitere 30 ml Lösung im Verlaufe der Operation erforderlich sein.

INDIKATIONEN

Strumektomie bei ruhigen Patienten. Lokalanästhesie in Verbindung mit starker Sedierung kann eine verhältnismäßig schonende Anästhesieform sein. Ein weiterer Vorteil liegt in der Möglichkeit, die Stimmbandfunktion während der Operation zu kontrollieren.

KONTRAINDIKATIONEN

Die Lokalanästhesie eignet sich nicht für sehr ängstliche, besonders thyreotoxische Patienten, oder für Kinder.

KOMPLIKATIONEN

Außer der bereits erwähnten unbeabsichtigten Blockade des N. recurrens bestehen bei dieser Anästhesieform keine besonderen Komplikationsgefahren. Beim Anlegen der Lokalanästhesie soll man sich in üblicher Weise durch wiederholtes Aspirieren davon überzeugen, daß man nicht versehentlich intravasal injiziert.

Abb. 33

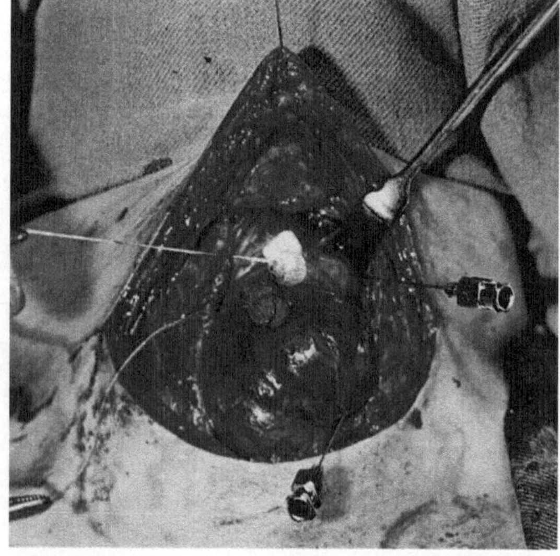

44

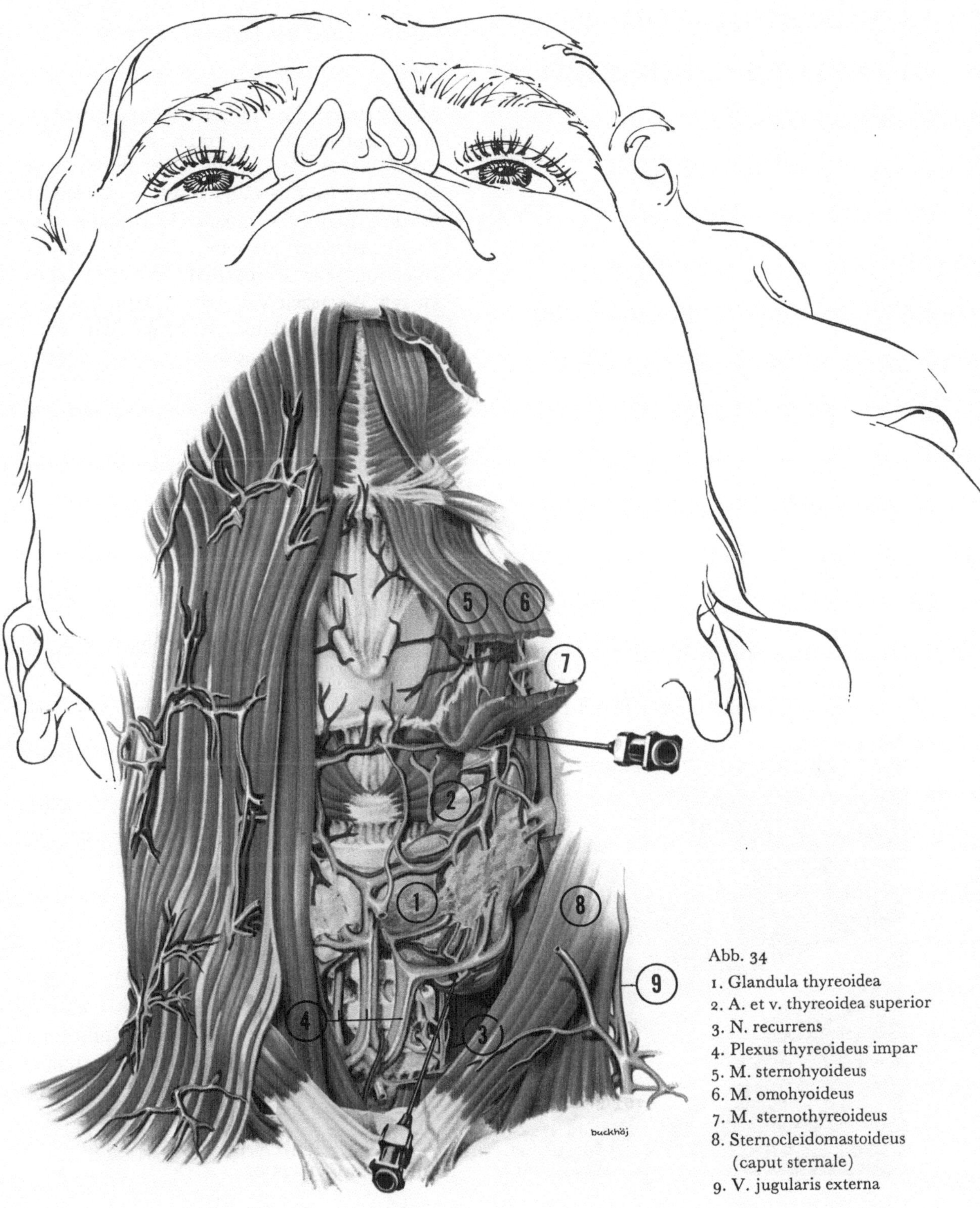

Abb. 34

1. Glandula thyreoidea
2. A. et v. thyreoidea superior
3. N. recurrens
4. Plexus thyreoideus impar
5. M. sternohyoideus
6. M. omohyoideus
7. M. sternothyreoideus
8. Sternocleidomastoideus
   (caput sternale)
9. V. jugularis externa

Infiltration von Frakturhämatomen

VON EJNAR ERIKSSON

ANATOMIE

Nach der Injektion in ein Frakturhämatom diffundiert das Lokalanästhetikum bis zu den Nervenfasern, die die Weichteile im Fraktur-

Abb. 35

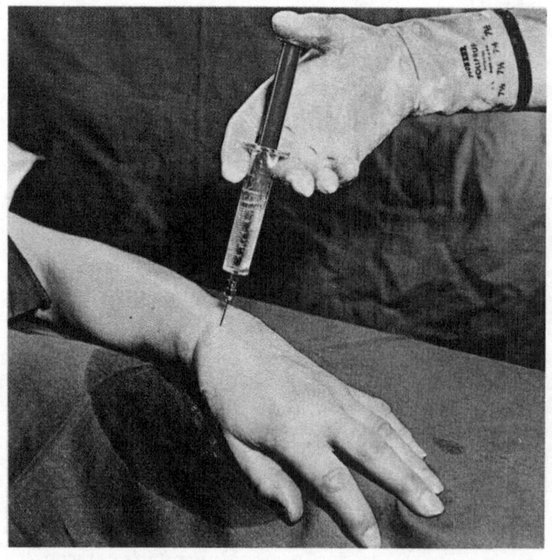

bereich versorgen, und zu den Nerven des Knochens und des Periostes.

TECHNIK

Man palpiert die Frakturstelle und punktiert dementsprechend das Frakturhämatom. Die richtige Lage der Kanüle wird durch Aspiration von Blut bestätigt (Abb. 35). Danach injiziert man das Lokalanästhetikum ohne Vasokonstriktor *langsam,* da eine schnelle Injektion sehr schmerzhaft ist. Nach einer kurzen Wartezeit von etwa 5 Min. läßt sich die Fraktur in relativ guter Anästhesie reponieren. Diese Anästhesie ist jedoch nicht mit der Schmerzausschaltung vergleichbar, die man z.B. nach Leitungsanästhesie der entsprechenden Nerven erhält (z.B. am Arm Plexusanästhesie, S. 75, 78 oder intravenöse Lokalanästhesie S. 47).

DOSIERUNG

10-15 ml Xylonest 1-2 % ohne Vasokonstriktor.
10 ml Xylocain 2 % oder 10-15 ml Xylocain 1 % ohne Vasokonstriktor.

INDIKATIONEN

Das Verfahren ist nicht als Routinemethode zu empfehlen, da man selten eine 100 %ige Anästhesie erhält. Es kann jedoch in Katastrophenfällen indiziert sein, wenn zur Versorgung von vielen Verletzten nur wenig Ärzte zur Verfügung stehen.

KONTRAINDIKATIONEN

Stark verschmutzte Haut oder Schwierigkeiten bei der Durchführung einer zuverlässigen Hautdesinfektion stellen absolute Kontraindikationen dar, weil unter diesen Umständen mit der Anästhesie eine geschlossene Fraktur infiziert werden kann.

Zu beachten: es besteht die Gefahr einer schnellen Resorption.

Intravenöse Lokalanästhesie

von Anne-Marie Thorn-Alquist

Die Injektion von Lokalanästhetika in eine Vene einer blutleeren Extremität wurde zum ersten Mal von Bier 1908 beschrieben. Die Methode hat erst heute weitere Verbreitung gefunden, nachdem wirksamere Lokalanästhetika mit relativ geringer Toxizität zur Verfügung stehen (Holmes 1963, Bell et al. 1963, Adams et al. 1964, Marrifield & Carter 1965, Eriksson et al. 1966).

TECHNIK

Man legt oberhalb des Operationsfeldes eine Blutdruckmanschette an und punktiert eine möglichst periphere Vene mit einer Verweilkanüle (z.B. Braunüle, Gordh-Olovsson-Kanüle usw.). Wenn der Chirurg aus operationstechnischen Gründen eine absolute Blutleere wünscht, so wird diese durch Auswickeln der Extremität mit einer Esmarch-

Abb. 36

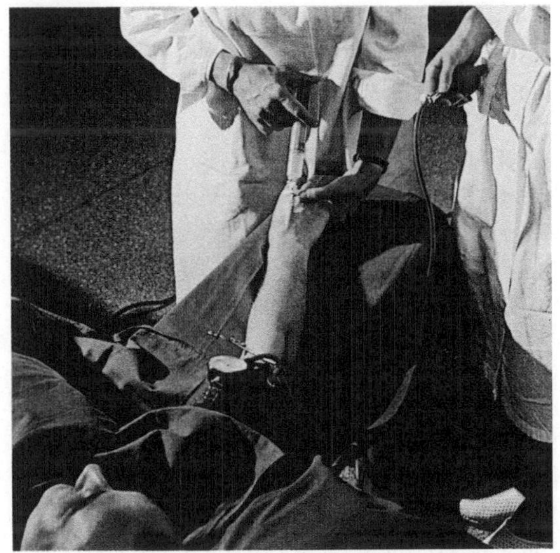

binde erzeugt. Sonst genügt es, die Extremität einige Minuten lang hoch zu halten, sodaß die Venen leerlaufen und relative Ischämie eintritt. Danach setzt man die Manschette unter einen Druck, der mindestens 50, gewöhnlich 100-150 mm Hg über dem systolischen Blutdruck des Patienten liegen muss. Der anzuwendende Druck hängt von der Stärke der Muskulatur ab, die komprimiert werden soll, d.h. ein sehr muskulöses Bein verlangt für die Blutleere einen viel höheren Druck als ein dünner, schlanker Oberarm. Danach spritzt man das Lokalanästhetikum auf einmal durch die liegende Kanüle ein, die dann entfernt werden kann (Abb. 36). Nach 10-15 Min. erhält man eine gute Schmerzausschaltung und eine ausreichende Muskelentspannung. Wenn der Eingriff beendet ist, läßt man den Druck in der Manschette ab. Dies soll jedoch nicht vor Ablauf von mindestens 15 Min. nach der i.v. Injektion geschehen, da sonst eine erhöhte Gefahr toxischer Nebenwirkungen besteht. Nach Ablassen der Blutdruckmanschette klingt die Lokalanästhesie schnell ab, meist im Verlaufe von 2-5 Minuten. Will man zur Kontrolle der Blutstillung die Blutleere vor Abschluß der Operation unterbrechen, so kann man danach nur noch einige Minuten schmerzfrei operieren, sofern keine zusätzliche Lokalanästhesie angelegt wird. Nach 30-40 Min. wird der Manschettendruck vom Patienten unangenehm empfunden. Dieser Druckschmerz läßt sich beseitigen, wenn man eine zweite Manschette distal von der ersten – also im schon anästhesierten Gebiet – anlegt und aufpumpt, bevor man die erste Manschette abläßt.

KONTINUIERLICHE TECHNIK

Die Anästhesie wird in der oben beschriebenen Weise angelegt, man entfernt jedoch nicht die intravenöse Kanüle nach der Injektion des Lokalanästhetikums, sondern läßt sie während der Operation liegen. Die Blutleere wird unterbrochen, wenn dies gewünscht wird. Soll der Eingriff fortgesetzt werden, pumpt man die Manschette von neuem auf. Dann vervollständigt man die Anästhesie, indem man durch die liegende Kanüle die Hälfte der zuerst injizierten Dosis des Lokalanästhetikums nachinjiziert (Brown und Weissmann 1966).

Vasokonstriktorfreie Lösungen von Xylocain 0,5 %, Scandicain 0,5 % oder Xylonest 0,5 %. Xylonest eignet sich am besten, weil es die geringste Toxizität besitzt. Das zu injizierende Lösungsvolumen hängt von dem Volumen der blutleeren Extremität ab. Für den Arm, an dem die Manschette in der Mitte des Oberarms angelegt wird, rechnet man bei Erwachsenen (ca. 70 kg) mit einer Dosis von 2-3 mg/kg Körpergewicht. Dies entspricht einem Volumen von etwa 40 ml der 0,5 %igen Lösung. Für das Bein, an dem die Manschette in der Mitte des Oberschenkels angelegt wird, rechnet man unter gleichen Bedingungen mit einer Dosis von 5-6 mg/kg Körpergewicht. Dies entspricht hier einem Volumen von 60-80 ml. Für diese höhere Dosierung wird im Hinblick auf die Gefahr toxischer Nebenwirkungen Xylonest besonders empfohlen. Zur Vermeidung allzu hoher Dosen kann die Injektion am Bein in eine Vene *zwischen* zwei Manschetten erfolgen. Man benötigt dann wesentlich geringere Mengen und erhält auch distal von der unteren Manschette eine Anästhesie.

INDIKATIONEN

Die Technik ist denkbar einfach und die Methode eignet sich vor allem gut für Eingriffe am Unterarm und an der Hand. Sie kann aber auch für Eingriffe am Unterschenkel und Fuß angewendet werden. Eine Begrenzung ist durch die Zeit gegeben, die man für

das Bestehen einer Blutleere als zulässig ansieht (höchstens 1 ½ Stunden). Bei längeren Operationen kann man mit kontinuierlicher Technik arbeiten. Die kurze Dauer der Anästhesie nach Lösen der Blutleere ermöglicht eine unmittelbare postoperative Kontrolle der Nerven- und Sehnenfunktion. Die intravenöse Lokalanästhesie wurde mit Erfolg für verschiedene Operationen angewendet, so z.B. Reposition von Frakturen (dabei ist darauf zu achten, daß die Muskeln von der Manschette nicht in Kontraktionsstellung fixiert werden), Wundnähte, Inzisionen, Sehnennähte u.a.m. Die Methode dürfte sich besonders für Amputationen unter Kriegsbedingungen eignen, da hierbei der größte Teil des Lokalanästhetikums mit entfernt wird.

KONTRAINDIKATIONEN

Die Methode eignet sich weniger für psychisch sensible Patienten, die in diesem Falle gut sediert werden müssen. Sie eignet sich auch nicht für Fälle mit peripheren Durchblutungsstörungen oder peripheren neurologischen Erkrankungen. Patienten mit einer früher bekannten Überempfindlichkeit gegen Lokalanästhetika kommen für diese Anästhesieform ebenfalls kaum in Betracht.

KOMPLIKATIONEN

Toxische Nebenwirkungen können auftreten, wenn man die Manschette abläßt und das Lokalanästhetikum in die Blutbahn gelangt. Beim Ablassen der Manschette muß der Patient daher sorgfältig überwacht werden. Einige Autoren sind der Ansicht, daß ein intermittierendes Ablassen mit sehr kurzen Intervallen (5–10 Sek.) die Sicherheit erhöht. Sollten trotz aller Vorsichtsmassnahmen Symptome toxischer Nebenwirkungen auftreten, so verfährt man wie auf S. 18-19 beschrieben. Das erforderliche Instrumentarium zur Wiederbelebung soll immer griffbereit sein (S. 14).

Intraossale Lokalanästhesie

VON ANNE-MARIE THORN-ALQUIST

Die intraossale Lokalanästhesie beruht auf der Auffüllung des Gefäßraumes einer blutleeren Extremität mit einem Lokalanästhetikum, das in das Knochenmark injiziert wird (Orlov 1960, Ochotskij 1961).

TECHNIK

Anlegen einer Blutdruckmanschette proximal vom Operationsfeld, mit der eine Blutleere erzeugt wird. Danach punktiert man das Knochenmark an einer geeigneten Stelle mit einer Knochenmarkpunktionskanüle, durch die ein Lokalanästhetikum injiziert wird (Abb. 37). Die Injektion darf nur mit leichtem Druck vorgenommen werden, weil die Patienten eine Schmerzempfindung verspüren. Dabei muß streng aseptisch vorgegangen werden. Sonst entsprechen das weitere Vorgehen, die Dosierung sowie die Indikationen und Kontraindikationen der intravenösen Lokalanästhesie (S. 47).

ZUR BEACHTUNG:

Die Gefahr toxischer Nebenwirkungen ist die gleiche wie bei intravenöser Lokananästhesie. Die gleichen Vorsichtsmaßnahmen sind zu treffen.

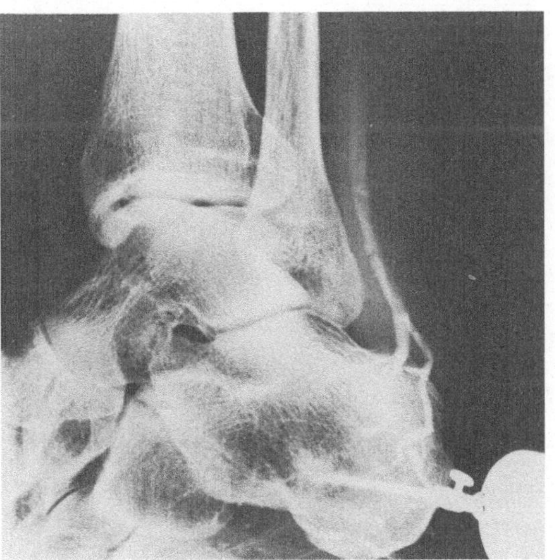

Abb. 37

Finger- und Zehenbasisanästhesie

VON EJNAR ERIKSSON

ANATOMIE

Jeder Finger und jede Zehe wird von 4 Nervenästen – 2 dorsalen und 2 palmaren (bzw. plantaren) – versorgt, die an den entsprechenden Seitenflächen verlaufen (Abb. 38).

TECHNIK

Die Finger-bzw. Zehennerven lassen sich leicht an der Basis des betreffenden Fingers oder der Zehe blockieren. Man infiltriert hierzu etwa 0,5-1 ml in das Verlaufsgebiet jedes einzelnen Nervenastes. Die Auslösung von Parästhesien ist nicht erforderlich, es genügt eine oberflächliche und tiefe Infiltration an beiden Seiten des Fingers. Es sollen nicht zu große Volumina der Anästhesielösung injiziert werden, da größere Flüssigkeitsmengen die Gewebe unter Druck setzen und dadurch die Blutversorgung des Fingers gefährden. Aus diesem Grunde raten manche Handchirurgen (Moberg 1964) von dieser Anästhesieform ab. Am Karolinska-Krankenhaus in Stockholm wurde dieses einfache Verfahren seit über 20 Jahren angewendet, ohne daß dabei nennenswerte Komplikationen zu verzeichnen waren.

DOSIERUNG

2-4 ml Xylocain oder Xylonest 1 % (bis 2 %). Kein Vasokonstriktorzusatz (s. S. 16 und 24).

INDIKATIONEN

Einfache Eingriffe an Fingern und Zehen.

KONTRAINDIKATIONEN

Bei ausgedehnteren Verletzungen ist es oft zweckmässiger, die Anästhesie weiter proximal anzulegen (Leitungsanästhesie am Handgelenk, S. 90, in der Ellenbeuge S. 86 oder Plexusanästhesie S. 79, 82).

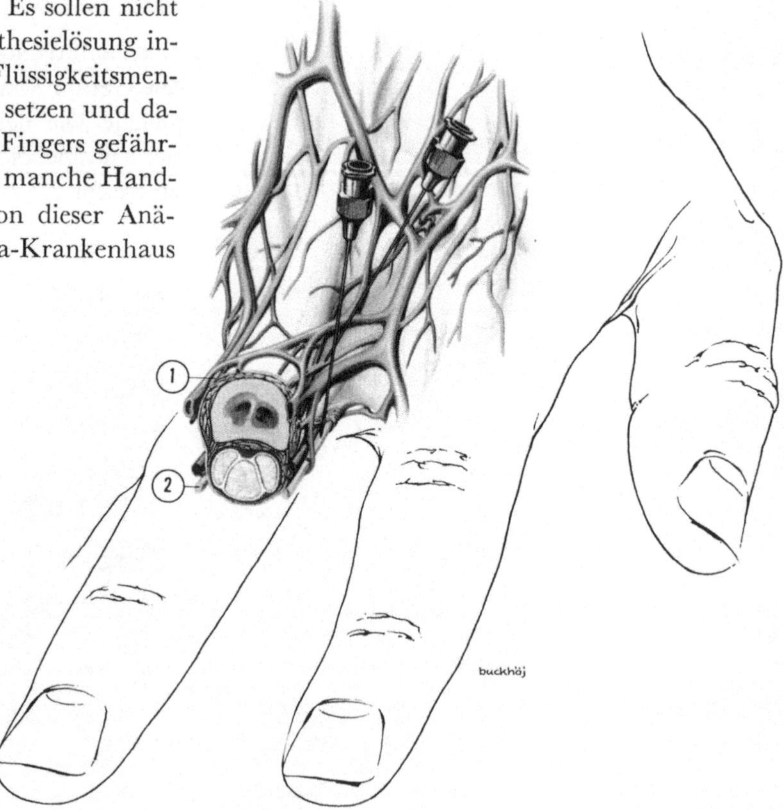

Fig. 38
1. N. digitalis dorsalis proprius
2. N. digitalis palmaris proprius

Die Infiltrationsanästhesie zum Kaiserschnitt

VON TORSTEN GORDH

ANATOMIE

Die Bauchwand wird segmental von den 6 unteren Interkostalnerven und weiter abwärts von den Lumbalnerven innerviert. Etwas lateral von der Medianlinie geben die Nerven Hautäste ab.

TECHNIK

Die Technik ist einfach. In der Regel genügt eine Infiltration von der Symphyse bis etwas oberhalb des Nabels. Etwa 2 Querfinger breit von der Linea alba legt man *beiderseits* einen Infiltrationswall, der von der Symphyse bis ungefähr 5 cm oberhalb des Nabels reicht (Abb. 39). Mit einer 10 cm langen Kanüle infiltriert man die Bauchwand und führt die Kanüle dabei parallel zur Hautoberfläche. Während man die Nadel im Gewebe vor- und zurückschiebt, injiziert man ständig, so daß auf beiden Seiten der Linea alba ein deutlicher Hautwall entsteht. Da die Bauchwand einer Hochschwangeren sehr dünn ist, muß man darauf achten, daß man nicht das Peritoneum perforiert und den Uterus punktiert. Selbstverständlich soll man auch bei der Lokalanästhesie die Mutter während der Eröffnung des Uterus, bei der Entwicklung des Kindes und bis zur Nabelschnurunterbindung Sauerstoff atmen lassen.

DOSIERUNG

In der Regel genügen bis zu 100 ml Xylocain 0,25 % mit Adrenalin 1:200 000.

INDIKATIONEN

Der Kaiserschnitt *kann* in Lokalanästhesie allein durchgeführt werden. Daran sollte man besonders in folgenden Situationen denken: reduzierter Allgemeinzustand, Notsituationen, hochgradig eingeschränkte Lungenfunktion, Polyomyelitis, Myasthenia gravis, Patientinnen unter Respiratorbehandlung sowie Fälle, denen man keine Narkose zumuten möchte und in denen eine Spinalanästhesie kontraindiziert ist. Wenn nur in Lokalanästhesie operiert wird, so kann dies für die Patientin eine psychische Belastung darstellen, und es ist schwer, beim Ziehen am Uterus oder an den Därmen und dem Mesenterium Schmerzreflexe völlig zu vermeiden. Die oben beschriebene Lokalanästhesie ist auch eine ausgezeichnete Ergänzung zur Vollnarkose. Der Hautschnitt und die Hautnaht werden hierdurch vollkommen schmerzfrei, die Narkose läßt sich oberflächlich halten und man kann die Patientin früher als sonst aufwachen lassen.

Abb. 39

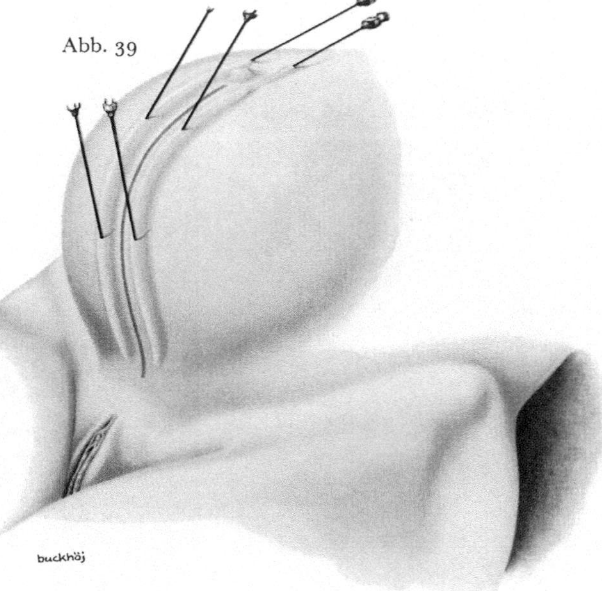

Lokalanästhesie für Hernien in der Leistengegend

VON VIKTOR VON BAHR

ANATOMIE

Die Regio inguinalis wird von 3 Nerven versorgt, die alle dem *Plexus lumbalis* entstammen, nämlich vom *N. ilio-hypogastricus*, vom *N. ilio-inguinalis* und vom *N. genito-femoralis* (Abb. 40). – Der *N. ilio-hypogastricus* (L_1) hat einen vorderen Ast (*R. cutaneus anterior*) der zwischen dem M. transversus und M. obliquus internus nach ventral-kaudal verläuft, den unteren Abschnitt der Bauchwand zwei Querfinger medial von der Spina iliaca anterior superior erreicht und die Haut unmittelbar oberhalb des Leistenbandes innerviert. – Der *N. ilio-inguinalis* (L_1) verläuft parallel zum N. ilio-hypogastricus, jedoch etwas unterhalb von ihm. Der Nerv zieht durch den Anulus inguinalis superficialis an die Oberfläche und gibt Äste an die Haut in der Umgebung einschließlich des Scrotum (der Labia majora) ab. – Der *N. genito-femoralis* (L_1, L_2) teilt sich auf der Vorderseite des M. psoas major kurz oberhalb des Lig. inguinale in einen *R. genitalis*, der mit dem Samenstrang zum Scrotum (Labia majora) herabzieht, und einen *R. femoralis*, der lateral von der A. iliaca externa durch die Lacuna vasorum verläuft und die Haut dicht unterhalb des medialen Leistenbandabschnittes innerviert.

Mit dem Samenstrang ziehen auch vegetative Nervenfasern zu den Testikeln.

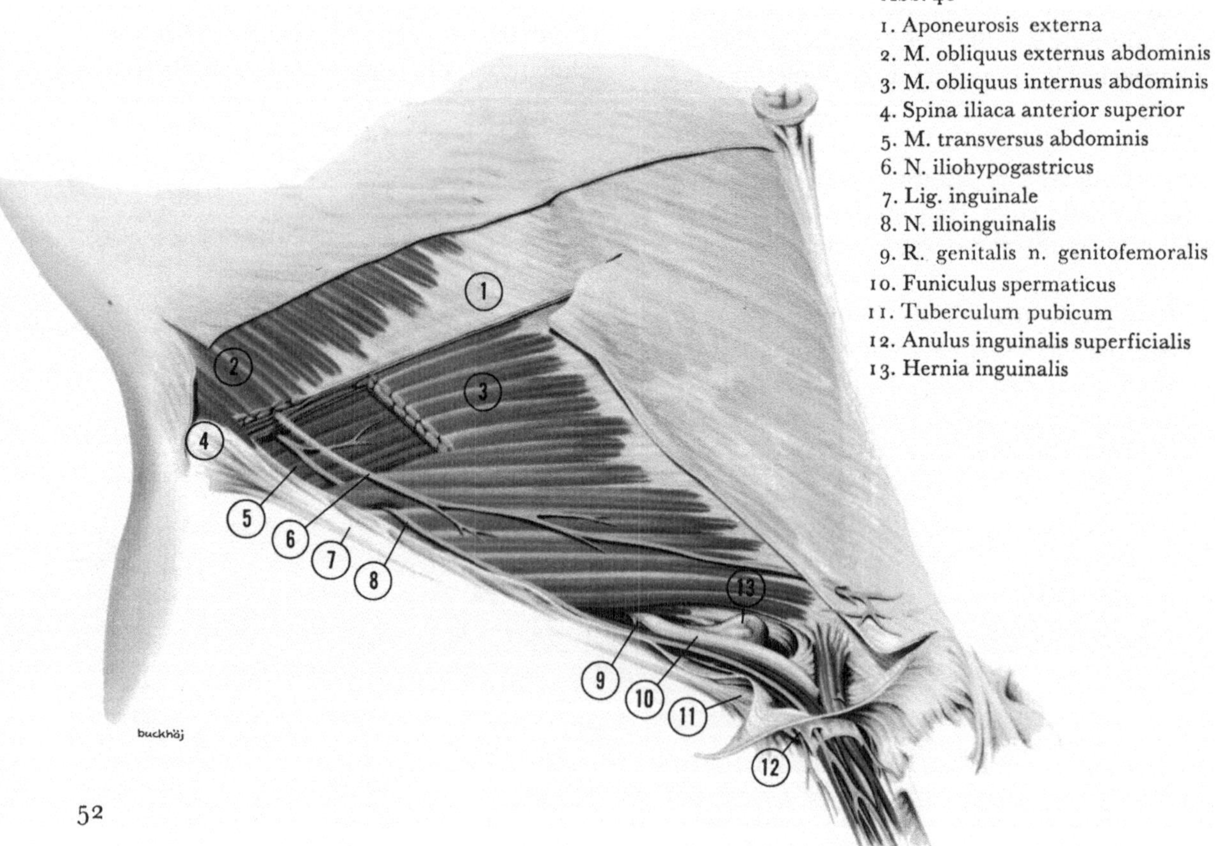

Abb. 40

1. Aponeurosis externa
2. M. obliquus externus abdominis
3. M. obliquus internus abdominis
4. Spina iliaca anterior superior
5. M. transversus abdominis
6. N. iliohypogastricus
7. Lig. inguinale
8. N. ilioinguinalis
9. R. genitalis n. genitofemoralis
10. Funiculus spermaticus
11. Tuberculum pubicum
12. Anulus inguinalis superficialis
13. Hernia inguinalis

Zur Anästhesie eignet sich Xylonest 0,5 % mit Adrenalin. Von einem 2 Querfinger medial von der Spina iliaca anterior superior gelegenen Einstichpunkt infiltriert man die Muskulatur über der Beckenschaufel (Abb. 42) mit 15-20 ml Anästhesielösung. Vom gleichen Einstichpunkt aus injiziert man unter die Externusaponeurose insgesamt weitere 15-20 ml teils direkt nach kaudal vom Einstichpunkt, teils in medial-kaudaler Richtung (Abb. 41). Die Injektion wird in jeder Richtung unmittelbar nach Punktion der Externusaponeurose durchgeführt. Die Perforation der Aponeurose ist leicht zu fühlen. Zum Schluß injiziert man vom gleichen Einstichpunkt aus das Subkutangewebe in lateraler Richtung zur Leistenbeuge und nach medialkaudal zur Mittellinie (Abb. 41). Hierfür benötigt man 10-30 ml, je nach Ausbildung der Fettschicht.

Der zweite Einstichpunkt liegt unmittelbar über dem Tuberculum pubicum. Von hier aus injiziert man präperitoneal 5-10 ml entlang dem oberen Rand des Os pubis (Abb. 41). Vom gleichen Einstichpunkt aus injiziert man innerhalb der Externusaponeurose und ca. 5 cm nach kranial etwa 5 ml. Dann infiltriert man das Subkutangewebe direkt nach lateral bis zur Leistenbeuge und nach medial-kranial bis zur Mittellinie.

Wenn der Bruch reponibel ist, kann man auch am Samenstrang entlang den Anulus inguinalis superficialis infiltrieren. Dem Verfasser erscheint es jedoch zweckmäßiger, diese Injektion erst während der Operation nach Eröffnung des Leistenkanals vorzunehmen. Man vermeidet so die Gefahr, mit der Kanüle den Bruchsackinhalt zu perforieren oder ein Samenstranghämatom zu setzen. Man muß sich in der üblichen Weise durch wiederholtes Aspirieren davon überzeugen, daß

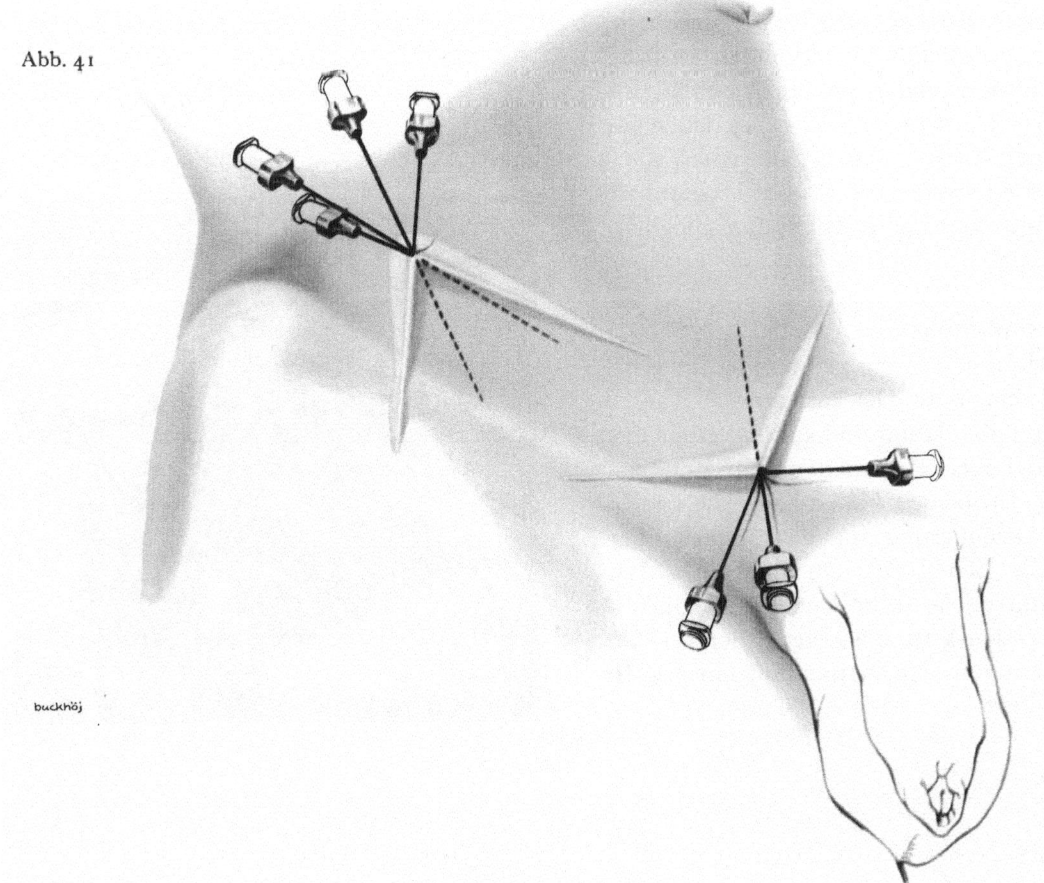

Abb. 41

man nicht intravasal injiziert. Besondere Vorsicht ist in der Nähe der Iliacalgefäße geboten.

Bei der Operation von lateralen Hernien injiziert man nach Eröffnung des Bruchsackes und Reposition des Bruchinhaltes von der Innenseite des Bruchsackhalses aus präperitoneal ein paar Milliliter nach medial und lateral (Abb. 43). Damit macht man das Ziehen am Bruchsack vollkommen schmerzfrei und erleichtert sich die Präparation. Läßt sich der Bruch nicht schmerzfrei reponieren, dann nimmt man die entsprechende Injektion um den Bruchsackhals von außen vor.

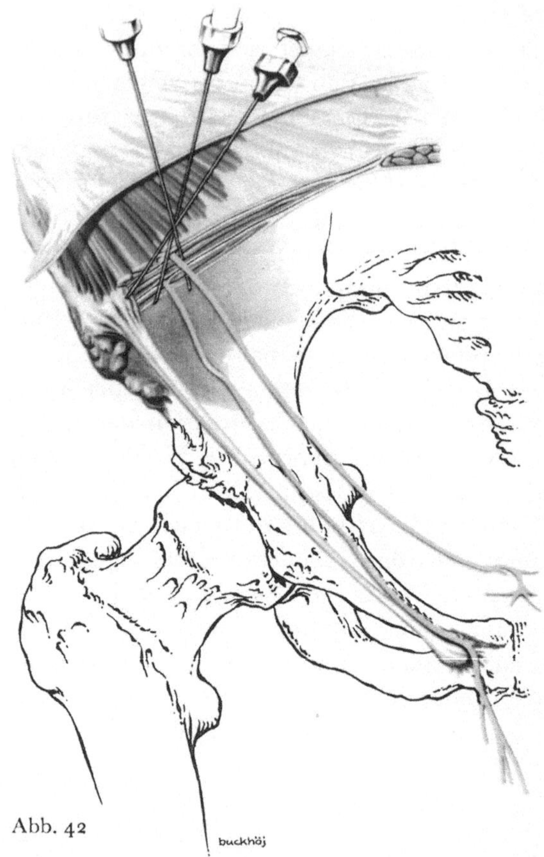

Abb. 42

Abb. 43

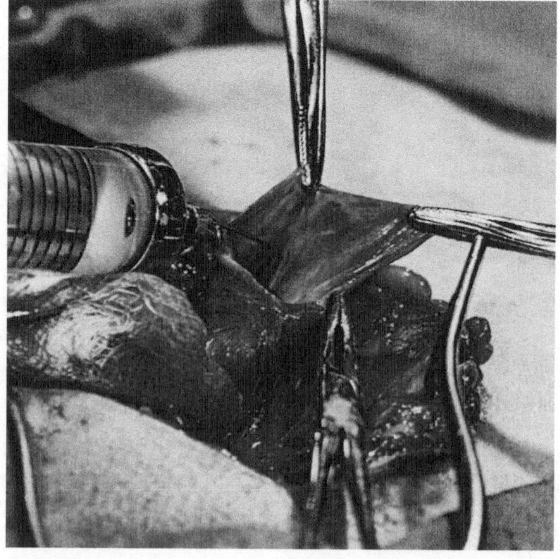

DOSIERUNG

Zur Anästhesie benötigt man etwa 60-90 ml Xylonest 0,5 % mit Adrenalin 1:250 000.

INDIKATIONEN

Die Lokalanästhesie ist relativ ungefährlich und besonders für Patienten indiziert, bei denen eine Narkose oder Spinalanästhesie mit erhöhten Gefahren verbunden ist. Die Lokalanästhesie eignet sich auch gut für inkarzerierte Hernien mit Ileus, bei denen im Falle einer Narkose die Gefahr von Erbrechen und Aspiration von Magen-Darminhalt erhöht ist, wenn keine Intubationsmöglichkeit besteht.

KONTRAINDIKATIONEN

Das Verfahren ist weniger geeignet für Kinder und sehr ängstliche Patienten.

Eine relative Kontraindikation besteht bei sehr fettleibigen Patienten mit irreponiblen Hernien. In solchen Fällen kann die anatomische Orientierung für das Anlegen der Anästhesie Schwierigkeiten bereiten. Man muß dann solche technischen Schwierigkeiten gegen den Vorteil abwägen, der bei diesen Patienten in der Vermeidung einer Vollnarkose liegt.

Lokalanästhesie der Harnröhre

VON EJNAR ERIKSSON

ANATOMIE

Das in die Harnröhre eingebrachte Lokalanästhetikum kann durch die Harnröhren-
schleimhaut diffundieren und die submukö-
sen oberflächlichen Nervengeflechte anäs-
sieren.

TECHNIK

Das Lokalanästhetikum kann in die Harnröhre entweder in Form wäßriger Lösungen
oder als Gel instilliert werden. Die Verwendung von Gel bietet folgende praktische Vor-
teile: Man erhält eine Gleitmittelwirkung,
die die Einführung des Instrumentes (Cysto-
skop oder Katheter) in die Blase erleichtert.
Außerdem verbleibt das Gel länger am Applikationsort und daher kann eine größere
Menge Lokalanästhetikum in die Mucosa
diffundieren. Dieser Vorteil ist gegen folgende Gefahr abzuwägen, auf die einige Autoren hinweisen: Bei manchen Patienten besteht eine bulbocavernöse Verbindung, d.h.
wenn man unter Druck in die Harnröhre injiziert, kann die dünne Mucosa gesprengt
werden, und das injizierte Mittel gelangt in
die Blutbahn (Abb. 45, 46). Aus diesem
Grunde sollte man zur Anästhesie der Harnröhre ein Lokalanästhetikum mit möglichst
geringer Toxizität verwenden. Man kann auch
die Verwendung wäßriger Lösungen in Betracht ziehen, da eine intravenöse Injektion
der Gelmasse (Methylzellulose) ernste Symptome auslösen könnte. Gegen wäßrige Lösungen spricht deren schlechtere Wirkung.

Aus einer Spritze mit aufgesetztem Konus
oder aus einer Gel-Tube instilliert man langsam und mit leichtem Druck das Lokalanästhetikum in die Harnröhre (Abb. 44). Man
füllt zuerst die vordere Harnröhre mit dem

Abb. 44

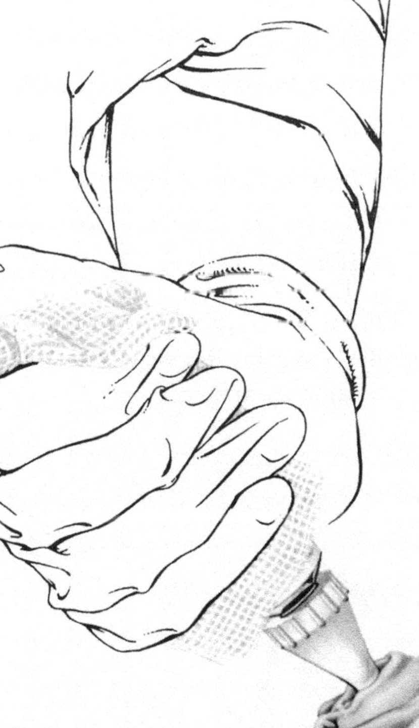

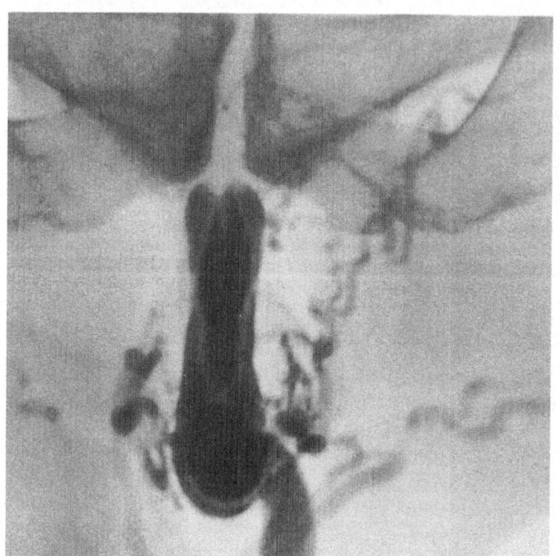

Abb. 45*

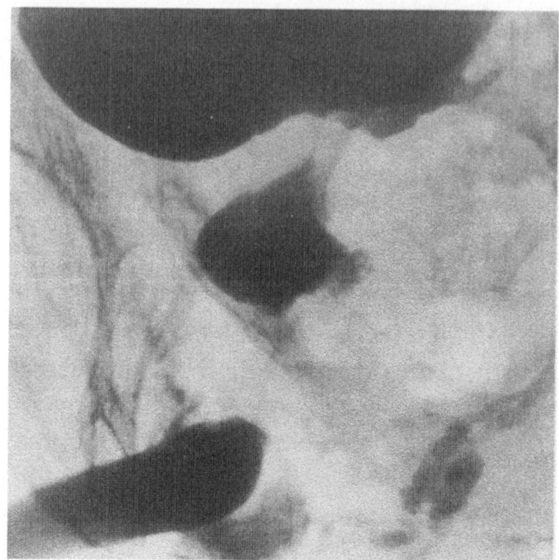

Abb. 46*

Inhalt etwa einer halben Tube Gel oder mit
10 ml Lösung. Danach bittet man den Patienten, wie zum Wasserlassen zu pressen, und
injiziert dabei den Rest des Gels bzw. der
Lösung. Auf diese Weise erfolgt die Injektion
gleichzeitig mit der Erschlaffung des Sphinc-
ter internus und ein Teil des Lokalanästhetikums wird bis zur Prostata und zum Blasen-
hals heraufgepreßt. Dies ist wichtig, weil das
Einführen von Kathetern oder Instrumenten
an dieser Stelle meist am schmerzhaftesten
empfunden wird. Nach Beendigung der Injektion verschließt man die Harnröhre mit
einer Penis-Klemme (Abb. 47). Bei der Anästhesie der weiblichen Harnröhre wird die
Vulva zusammengedrückt, damit das Lokalanästhetikum nicht gleich wieder herausrinnt.
Nach 4-5 Min. ist eine Schleimhautanästhe-
sie eingetreten.

DOSIERUNG

Gel: 15-20 ml Xylonest- oder Xylocain-Gel
2 %. (Wäßrige Lösungen: 15-20 ml Xylonest
2 % oder Xylocain 2 %).

* Reproduziert mit Genehmigung von N. P. G. Edling, M.D.

INDIKATIONEN

Bei Katheterismus, Cystoskopie, Sondierung
und Urethrocystographie.

KONTRAINDIKATIONEN

Urethrocystographisch bekannter bulboca-
vernöser Reflux.

Eine Blutung kann auf eröffnete Venen
hinweisen, und daher ist ganz besonders auf
die Toxizität des verwendeten Lokalanästhetikums zu achten.

Abb. 47

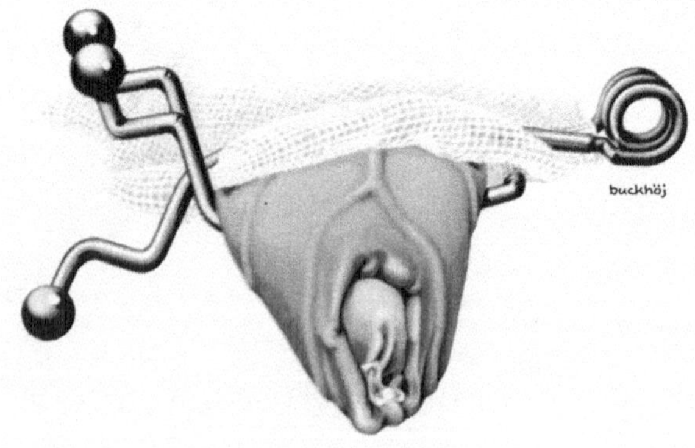

Oberflächenanästhesie bei der Entbindung

VON SÖREN ENGLESSON

In vielen Ländern besteht ein großer Mangel an Geburtshelfern und Anästhesisten. Diese Fachärzte können daher unmöglich bei jeder Entbindung anwesend sein. In Schweden dürfen die Hebammen bestimmte Durchtrittsnarkosen geben. Die Erfahrung und Ausbildung der Hebammen in der Behandlung von Narkosezwischenfällen ist jedoch begrenzt. Daher bestand seit langem der Wunsch nach einfacheren, weniger gefährlichen und trotzdem wirksamen Methoden, die es ermöglichen, die Durchtrittsnarkosen zu ersetzen oder ihre Zahl zu vermindern. Als Alternative bietet sich die *Oberflächenanästhesie der Vaginal- und Labienschleimhaut* an (Bergman und Malmström 1961).

TECHNIK

Verwendung von 10 %igem Xylocain-Aerosolspray mit automatischem Dosierungsventil, das mit jedem Sprühstoß 10 mg Xylocain-Base abgibt. Man versprüht Xylocain über die Vulva, den Introitus vaginae und auf eventuell vorhandene Wundflächen (Abb. 48).

Der Spray wird in 4 Stadien der Entbindung gegeben: Wenn der Kopf des Kindes gegen den Beckenboden zu drücken beginnt, wenn der Damm anfängt sich vorzuwölben, beim Durchtreten des Kopfes und nach der Entbindung zur Naht von Schleimhauteinrissen.

DOSIERUNG

Jedes Mal höchstens 10-15 Sprühstöße, jedoch nicht mehr als insgesamt 40 Sprühstöße, sofern die Entbindung sich nicht in die Länge zieht (z.B. Erstgebärende). Bestimmungen der Xylocain-Serumkonzentration haben bei Müttern und Kindern Werte innerhalb der therapeutischen Sicherheitsbreite ergeben (Bergman und Malmström 1963).

INDIKATIONEN

Entbindungen, bei denen andere wirksamere Verfahren der Schmerzausschaltung nicht greifbar sind; eventuell als Ergänzung zu anderen Formen der Lokalanästhesie und Narkose.

KONTRAINDIKATIONEN

Es bestehen keine direkten Kontraindikationen. Bei Verwendung dieser Methode sollte die Gebärende jedoch immer das beruhigende Gefühl haben, daß auf andere wirksamere Verfahren übergegangen werden kann, falls der Xylocain-Spray keine ausreichende Schmerzausschaltung ergeben sollte.

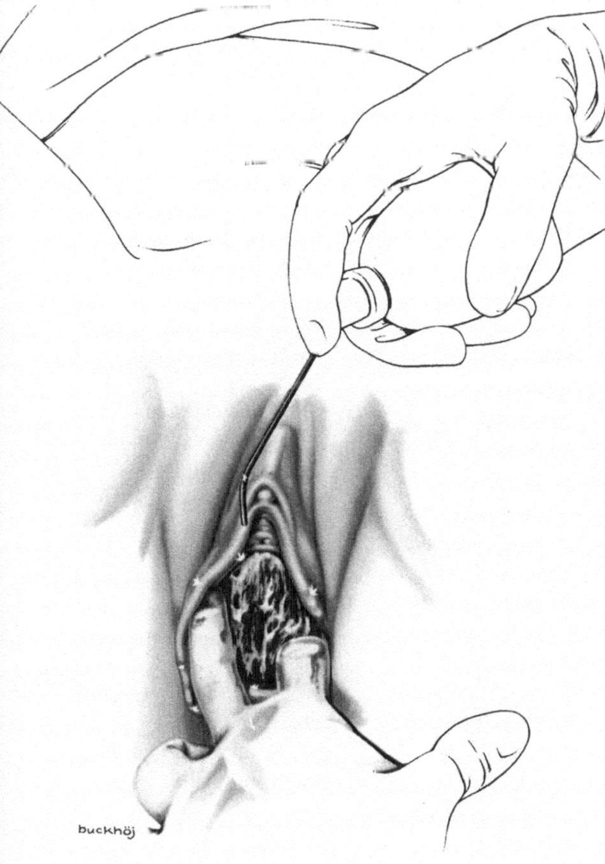

Abb. 48

Anatomie des N. trigeminus

VON TURE PETRÉN

Der *N. trigeminus* ist ein gemischter Nerv, der aus einem kleineren motorischen Teil, der *Portio minor,* und einem größeren sensiblen Teil, der *Portio major,* besteht. Der sensible Teil besitzt ein großes halbmondförmiges Ganglion, das *Ganglion semilunare (Gasseri),* auch als *Ganglion trigeminale* bezeichnet. Dieses Ganglion füllt die Impressio trigemini am Boden der mittleren Schädelgrube aus. Das Ganglion semilunare gibt 3 große Nervenstämme ab, nämlich: 1. den *N. ophthalmicus,* 2. den *N. maxillaris,* 3. den *N. mandibularis* (Abb. 49).

N. OPHTHALMICUS

Der *N. ophthalmicus* ist rein sensibel. Nach seinem Durchtritt durch die Fissura orbitalis superior gelangt er in die Orbita, wo er sich in 3 Äste aufteilt. Diese sind: Der *N. lacrimalis,* der mit seinen Zweigen die Conjunctiva und ein kleines Hautgebiet am lateralen Augenwinkel sowie die Tränendrüse versorgt. 2. Der *N. nasociliaris,* der medial verläuft und u.a. die Schleimhaut im oberen vorderen Teil der Nasenhöhle sowie die Haut über dem Nasenrücken und im medialen Augenwinkel innerviert. 3. Der *N. frontalis,* der dicht unter dem Dach der Orbita

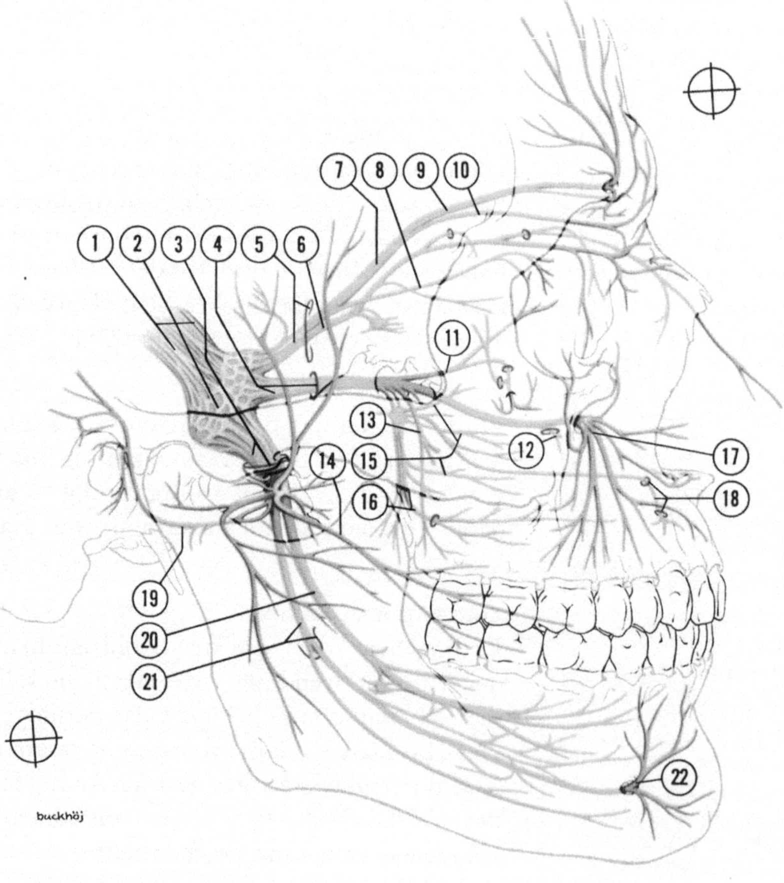

Abb. 49

1. N. trigeminus
2. Ganglion Gasseri
3. N. mandibularis et foramen ovale
4. N. maxillaris et foramen rotundum
5. N. ophthalmicus et fissura orbitalis superior
6. N. nasociliaris
7. N. frontalis
8. N. lacrimalis
9. N. supraorbitalis
10. N. supratrochlearis
11. N. zygomaticus
12. Rr. alveolares superiores anteriores
13. Rr. alveolares superiores posteriores
14. N. buccalis
15. Rr. nasales posteriores
16. N. palatinus major
17. N. infraorbitalis
18. N. nasopalatinus
19. N. auriculotemporalis
20. N. lingualis
21. N. alveolaris inferior
22. N. mentalis

verläuft und sich in den *N. supraorbitalis*
und den *N. supratrochlearis* teilt. Sie innervieren die Haut des Oberlides und der Stirn
bis zur Scheitelhöhe (Abb. 49, 50).

N. MAXILLARIS

Der *N. maxillaris* ist ebenfalls rein sensibel.
Er zieht durch das Foramen rotundum und
gelangt in die Fossa pterygopalatina, wo er
seine Äste abgibt (Abb. 49).

Die wichtigsten dieser Äste sind: 1. Der *N.
zygomaticus*, der durch die Fissura orbitalis
inferior in die Orbita zieht, an ihrer lateralen Wand entlang nach vorn verläuft und
Zweike zur Haut über der Vorderpartie der
Schläfe und des lateralen Augenwinkels abgibt (Abb. 50). 2. Die *Rr. nasales posteriores*, die die Schleimhaut im unteren und hin

teren Gebiet der Nasenhöhle innervieren. Einer dieser Zweige, der *N. nasopalatinus*,
zieht am Nasenseptum nach vorn und abwärts und entsendet durch den Canalis incisivus Fasern an den vordersten Teil des harten Gaumens und das benachbarte Zahnfleisch. 3. Der. *N. palatinus major*, der durch
das gleichnamige Foramen zieht, gelangt
zum harten Gaumen und innerviert dessen
Schleimhaut sowie den palatinalen Teil des
Zahnfleisches. 4. Der *N. infraorbitalis* ist die
direkte Fortsetzung des Stammes des N. maxillaris und gelangt durch die Fissura orbitalis inferior in die Orbita. An deren Boden
zieht er nach vorn und gibt dabei die *Nn.
alveolares superiores* an die Zähne und die
Gingiva des Oberkiefers ab (Abb. 27, 49).
Er verläßt dann die Orbita durch das For

Abb. 50

1. N. supraorbitalis	8. R. lateralis n.
2. N. frontalis	frontalis
3. N. lacrimalis	9. R. medialis n.
4. N. nasociliaris	frontalis
5. N. maxillaris	10. N. supratrochlearis
6. N. zygomaticus	11. N. infratrochlearis
7. N. infraorbitalis	12. N. nasopalatinus

Abb. 51

1. Rr. alveolares	4. Foramen rotundum
superiores posteriores	5. N. palatinus major
2. N. infraorbitalis	6. N. nasopalatinus
3. N. maxillaris	

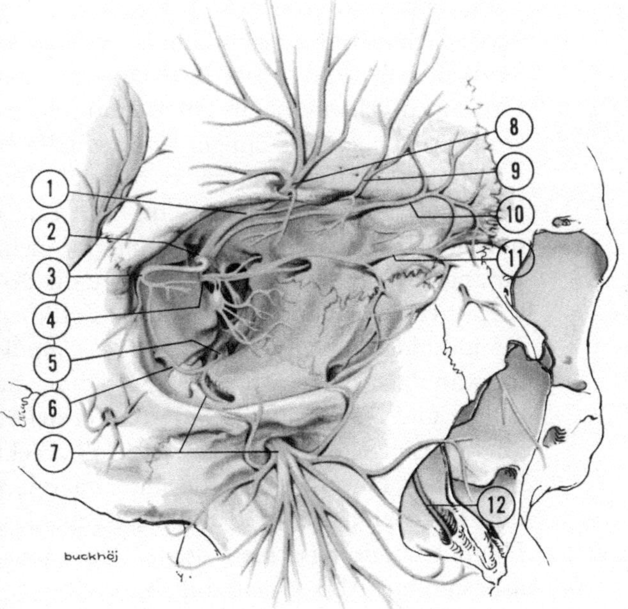

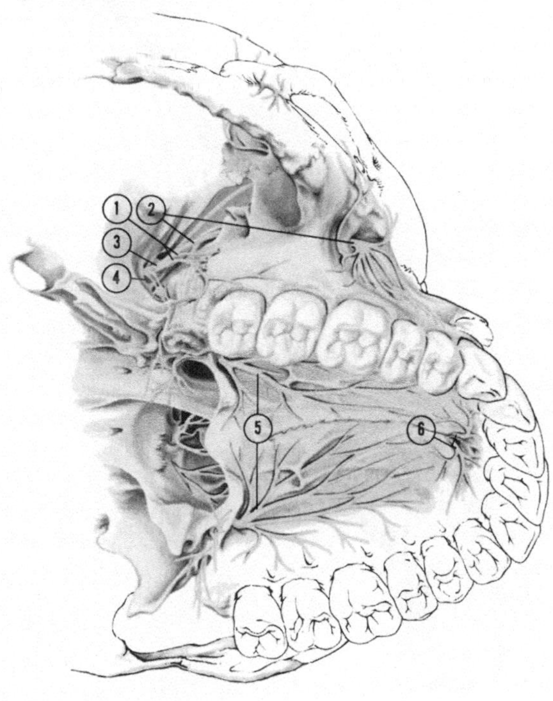

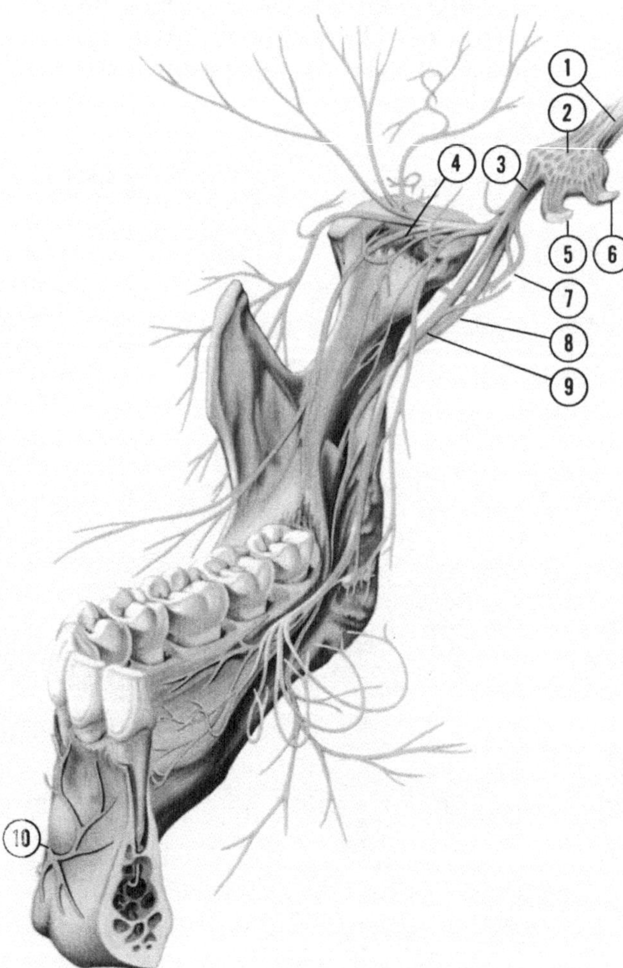

amen infraorbitale und verzweigt sich in der Gesichtshaut zwischen Lidspalte und Nasenöffnung (Abb. 50, 51).

Der *N. mandibularis* ist ein gemischter, jedoch überwiegend sensibler Nerv (Abb. 49, 52). Er verläßt den Hirnschädel durch das Foramen ovale und gelangt in die Fossa infratemporalis. Dort gibt er den ersten motorischen Ast für die gesamte Kaumuskulatur und den sensiblen *N. buccalis* ab. Der N. buccalis zieht an der Außenseite des M. buccinator abwärts, perforiert diesen mit zahlreichen Ästen und inuerviert die Gingiva zwischen dem zweiten Molaren und dem zweiten Prämolaren. In seinem weiteren Verlauf teilt sich der *N. mandibularis* in einzelne sensible Nerven auf. Zu diesen gehören:

1. Der *N. auriculotemporalis*, der zuerst medial vom Collum mandibulae liegt, dann jedoch über dessen hinteren Rand vor dem äußeren Gehörgang aufwärts zieht. Er inuerviert die Haut der Schläfe, des äußeren Gehörganges und Teile der Ohrmuschel. 2. Der *N. lingualis* verläuft anfangs zwischen dem Unterkieferast und dem M. pterygoideus medialis nach abwärts, zieht dann über den vorderen Rand dieses Muskels nach vorn und erreicht in einem nach unten und hinten konvexen Bogen die Zunge. In diese tritt er von unten ein und innerviert die Schleimhaut von der Zungenspitze bis zur Linea terminalis. 3. Der *N. alveolaris inferior* zieht anfangs direkt hinter dem N. lingualis abwärts, verschwindet aber bald im Foramen mandibulae und zieht durch den Canalis mandibulae weiter, wobei er Zweige an die Zähne und das Zahnfleisch des Unterkiefers abgibt. Ein Seitenast, der *N. mentalis*, zieht durch das Foramen mentale und innerviert die Haut der Unterlippe und des Kinns. Die Hauptausbreitungsgebiete der 3 Trigeminusäste sind aus Abb. 54 ersichtlich.

Blockade des Ganglion Gasseri

VON BERTIL LÖFSTRÖM

ANATOMIE

Das intrakraniale *Ganglion Gasseri* liegt ziemlich weit medial in der Fossa cranii media, lateral von der A. carotis interna und dem Sinus cavernosus sowie hinter und über dem Foramen ovale, durch das der *N. mandibularis* die Schädelhöhle verläßt. Bei der hier angegebenen Technik zur Blockade des Ganglion Gasseri führt man eine Injektionskanüle durch das Foramen ovale herauf in das Cavum Meckeli, eine Dura-Duplikatur, die das Ganglion umschließt.

Das Foramen ovale ist ein ovaler, 5 mm langer Kanal mit einem größten Durchmesser von ca. 8 mm. Es liegt weit dorsal an der infratemporalen glatten Oberfläche der Ala major ossis sphenoidalis, ganz dorso-lateral von der Basis des Proc. pterygoideus (Abb. 53).

TECHNIK

Der Patient befindet sich in Rückenlage, der Kopf wird durch ein Kissen angehoben. Man bittet den Patienten, genau geradeaus zu sehen und einen markierten Punkt an der Wand zu fixieren. Der Mittelpunkt des Jochbogens und die Lage des Tuberculum articulare werden äußerlich markiert (Abb. 55). Dann setzt man eine Hautquaddel etwa 3 cm lateral vom Mundwinkel in Höhe des zweiten Oberkiefermolaren. Der Anästhesist muß nun seine Kanüle durch die Hautquaddel in Richtung auf die starr geradeaus gerichtete Pupille einführen und bereits vor dem Foramen ovale Knochenkontakt bekommen. Danach richtet man die Kanülenspitze etwas mehr nach dorsal, bis man Parästhesien erhält und/oder die Nadel in das Foramen ovale gleitet.

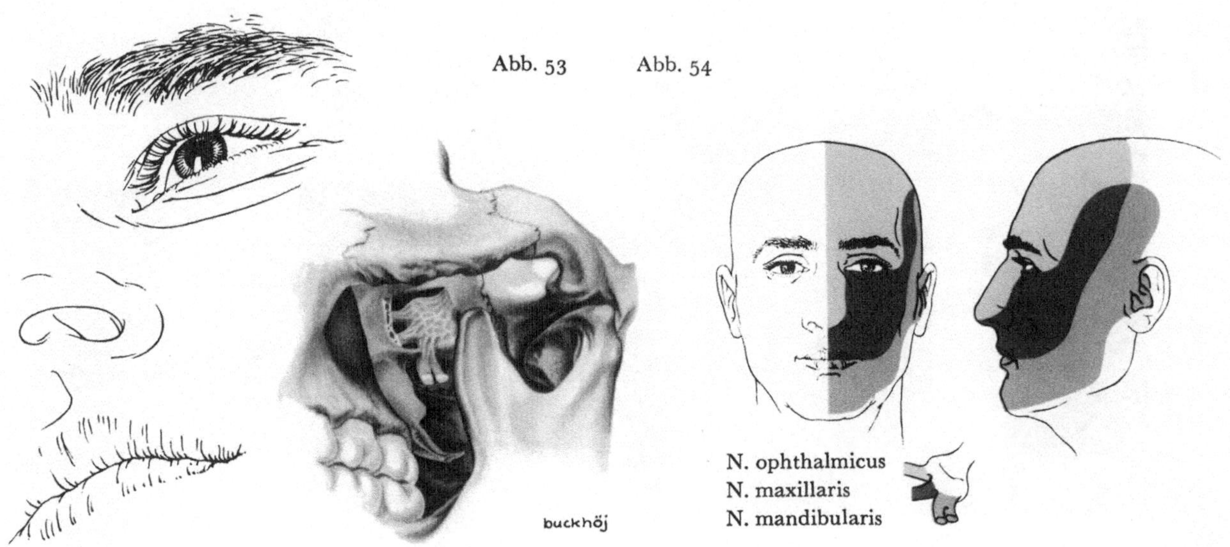

Abb. 53   Abb. 54

"

Zur Punktion verwendet man eine feine
7-8 cm lange Kanüle (eventuell eine feine
Spinalkanüle mit Mandrin) mit aufgesetztem Gummiring. Die Kanüle wird zuerst so
eingeführt, daß sie auf die Pupille und – bei
seitlicher Betrachtung – auf die Markierung
in der Mitte des Jochbogens zeigt. Gewöhnlich erhält man Knochenkontakt in einer
Tiefe von 5 cm von der Haut, und daher
soll der Gummiring vor der Punktion auf
diesen Abstand von der Kanülenspitze eingestellt werden. Die Kanülenspitze bewegt sich
unmittelbar lateral von der Maxilla und dem
Proc. pterygoideus. Man soll an der Infratemporalfläche des großen Keilbeinflügels
dicht vor dem Foramen ovale Knochenkontakt bekommen (Abb. 56). Sobald man diesen Knochenkontakt hat, verschiebt man den
Gummiring 1,5 cm von der Haut fort, zieht
dann die Nadel heraus und führt sie wieder
ein, jedoch diesmal mehr in dorsaler Richtung auf die Markierung über dem Tuberculum articulare am Jochbeinbogen. Von
vorne betrachtet bleibt die Nadel nach wie
vor gegen die Pupille gerichtet. Unter Um

ständen sind geringere Korrekturen der Kanülenlage erforderlich, bevor man Parästhesien auslöst und das Foramen ovale erreicht.
Die Parästhesien sollen zum Unterkiefer ausstrahlen. Nun schiebt man die Nadel weitere
0,5 cm vor, d.h. bis der Gummiring die
Hautoberfläche berührt. Die Kanülenspitze
liegt dann im Cavum Meckeli und im oder
am Ganglion Gasseri. Wenn die Parästhesien
sehr stark sind, kann man eventuell 1 ml
Xylocain 2 % injizieren, bevor man die Kanüle weiter vorschiebt. Wenn die Kanüle
richtig liegt (Abb. 57), injiziert man nach
vorherigem Aspirieren 2 ml Xylocain 2 %.
Innerhalb von 5-10 Min. soll dann eine vollständige Trigeminusblockade eintreten. Die
Injektion von absolutem Alkohol nimmt man
frühestens 15 Min. nach der Injektion von
Xylocain vor (maximale Dosis 1 ml). Eine
kleinere, gerade vor dem Foramen ovale injizierte Alkoholmenge ergibt eine begrenzte
Zerstörung des Nervengewebes, die in der
Regel den N. ophthalmicus nicht erreicht.
Der sensorische Ausfall ist aus Abb. 54 ersichtlich.

Abb. 55

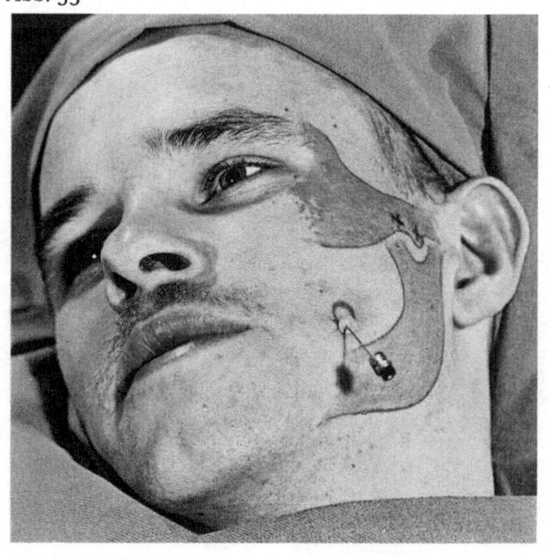

Abb. 56

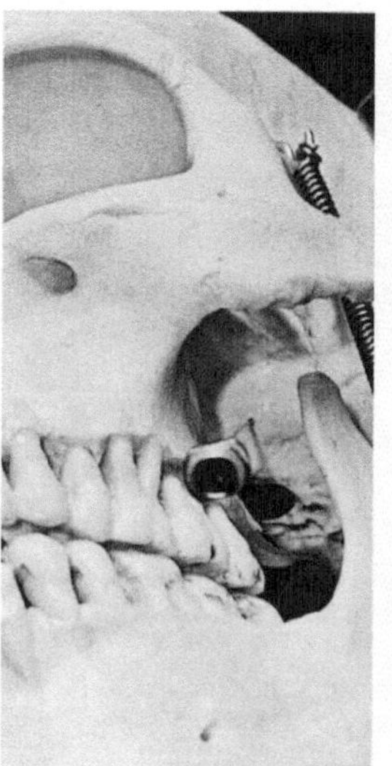

Abb. 57

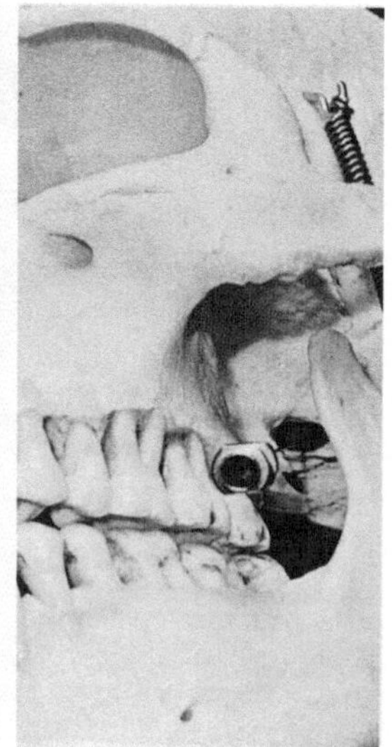

)ie Blockade des Ganglion Gasseri läßt ich vorteilhaft zur Blockierung des dritten Trigeminusastes oder des Ganglion selbst)ei chirurgischen Eingriffen am Unterkiefer)der an einer Gesichtshälfte anwenden. Die Blockade des Ganglion Gasseri kann für)estimmte Patienten wertvoll sein, bei lenen eine Gesichtsoperation vorgenommen verden soll, für die eine Vollnarkose unervünscht erscheint oder eine andere Form ler Leitungsanästhesie nicht in Betracht :ommt.

Trigeminusneuralgie: Im Prinzip ist die Trigeminusneuralgie einer neurochirurgischen Behandlung zugänglich. Wenn der geplante Eingriff in absehbarer Zeit nicht möglich ist oder wenn die Schmerzen so stark ind, dass der Patient eine Psychose entwikselt, kann ein Therapieversuch mit der Blockade des Ganglion Gasseri von Nutzen sein. Es ist allerdings zu beachten, daß ein späterer neurochirurgischer Eingriff nach der Injektion von absolutem Alkohol in das Ganglion Gasseri erschwert werden kann.

Wangenhämatome können gelegentlich auftreten.

Eine versehentliche *subarachnoidale Injektion* blockiert die Nerven an der Schädelbasis und die oberen Cervikalwurzeln. Es tritt schnell Bewußtlosigkeit ein. Atemlähmung und Kreislaufkollaps können folgen. Bei sofortigen Gegenmaßnahmen (Kopftieflagerung, künstliche Beatmung und Injektion von Vasokonstriktoren wie Ephedrin und Vasosteril oder Noradrenalin-Infusion) ist die Prognose sehr gut. Eine unbeabsichtigte subarachnoidale Injektion ist auch trotz negativem Aspirationstest möglich. Absoluter Alkohol darf daher nicht vor einer Testdosis mit 2 %iger Lokalanästhesielösung injiziert werden.

Eine *Keratitis* kann ohne Anwendung eines Augenschutzes leicht entstehen, wenn der N. ophthalmicus anästhesiert ist. Nach Injektion von absolutem Alkohol muß die Sensibilität der Cornea nach Abklingen der Lokalanästhesie kontrolliert werden.

Blockade der Äste des N. ophthalmicus

VON ÅKE WÅHLIN

N. supraorbitalis und N. supratrochlearis

ANATOMIE

Der *N. supraorbitalis,* der aus dem *N. frontalis* entspringt (Abb. 49, 50), teilt sich in der Orbita in einen medialen und einen lateralen Ast. Diese verlassen die Orbita durch einige Löcher oder Incisuren am oberen Orbitarand etwa 2,5 cm von der Mittellinie und breiten sich dann in der Stirnhaut bis über die Scheitelhöhe aus (Abb. 54, 58).

Der *N. supratrochlearis* ist ebenfalls ein Ast des *N. frontalis* (Abb. 49, 50). Der Nerv tritt im medialen oberen Winkel der Augenhöhlenöffnung aus und innerviert die Haut der mittleren Stirnpartie (Abb. 58).

TECHNIK

N. supraorbitalis. Man palpiert die Austrittstelle des Nervs am oberen Rand der Orbita. Mit einer kurzen feinen Kanüle sucht man den Nerv auf (Abb. 58, 59). Hierbei erhält man Parästhesien hauptsächlich über den seitlichen Stirnpartien. Man injiziert 1-3 ml Xylonest oder Xylocain 1-2 % mit Vasokonstriktor.

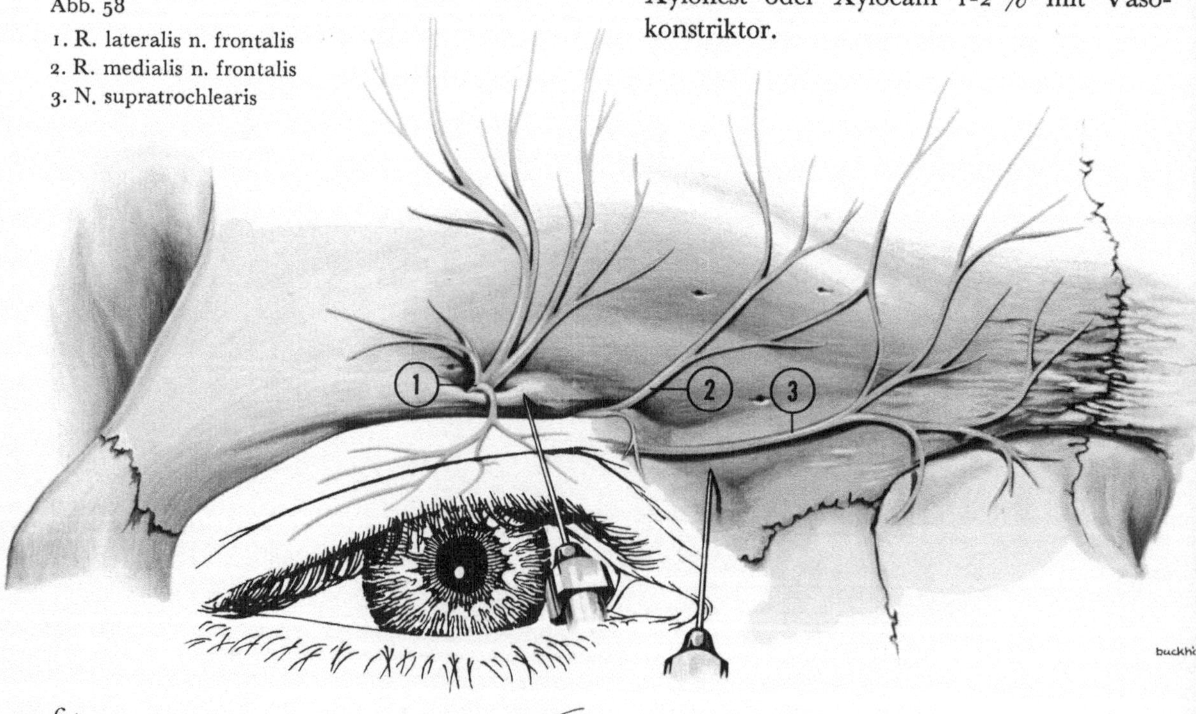

Abb. 58
1. R. lateralis n. frontalis
2. R. medialis n. frontalis
3. N. supratrochlearis

N. supratrochlearis. Man führt eine kurze feine Kanüle dicht unterhalb des Winkels zwischen dem oberen und medialen Orbitarand ein, wo der Nerv an der medialen Seite der Nasenwurzel verläuft (Abb. 58,60). Man sucht dort nach dem Nerv, bis man Parästhesien über der mittleren Stirnpartie erhält, und injiziert dann 1-3 ml Xylonest oder Xylocain 1-2 % mit Vasokonstriktor.

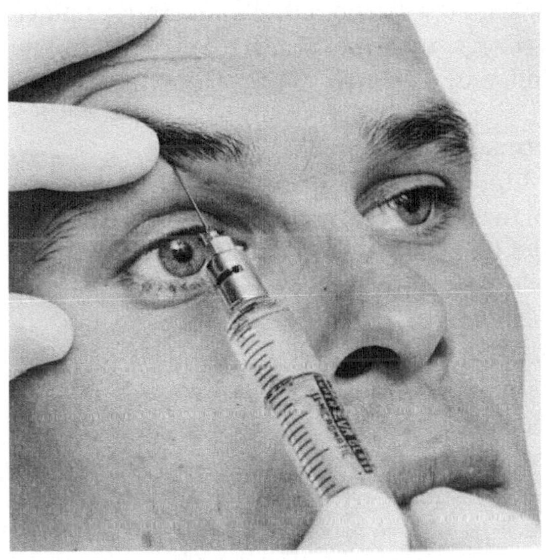

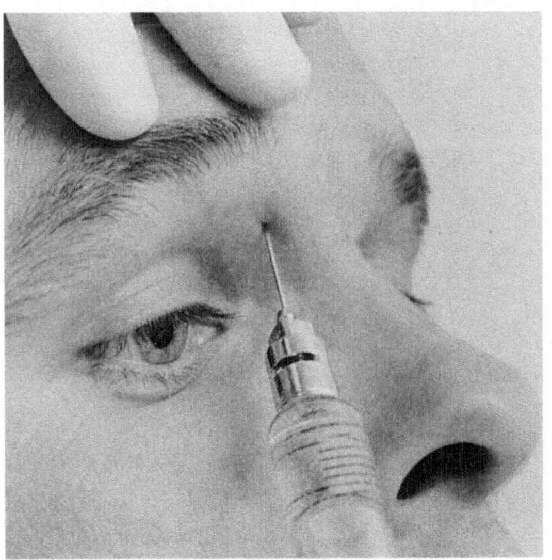

Die Verästelungen des N. supraorbitalis und N. supratrochlearis lassen sich wesentlich einfacher betäuben, indem man über der Nasenwurzel eine Quaddel setzt und von dort aus nach beiden Seiten die Kanüle dicht oberhalb des gesamten Augenbrauenverlaufes subkutan vorschiebt (Abb. 61) und dabei 3-6 ml Xylonest oder Xylocain 1-2 % mit Vasokonstriktor injiziert. Von der gleichen Quaddel aus kann man auch die Anästhesie auf der anderen Seite anlegen.

INDIKATIONEN

Für Operationen an der Stirn ist die letztgenannte Methode am einfachsten und zweckmäßigsten. Für die Differentialdiagnose sog. »Trigger«-Zonen im Ausbreitungsgebiet des Trigeminus ist dagegen das selektive Verfahren besser geeignet, weil man durch die Auslösung von Parästhesien den betreffenden Nerv exakt lokalisieren kann.

Zur Bekämpfung von z.B. posttraumatischen Schmerzen eignen sich beide Methoden.

Abb. 61

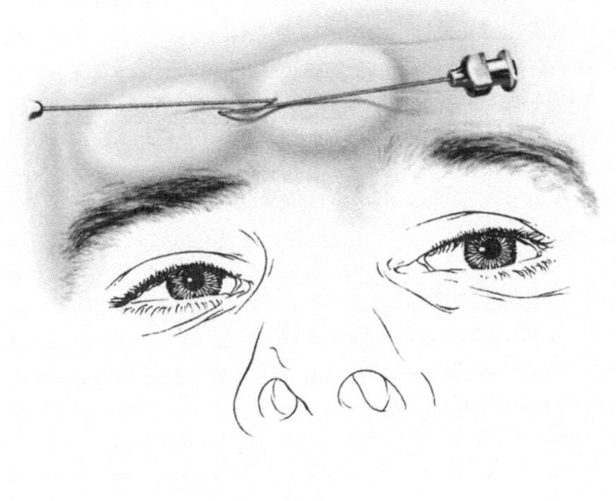

Blockade der Äste des N. maxillaris

VON ÅKE WÅHLIN

N. infraorbitalis

ANATOMIE

Der. *N. infraorbitalis* stellt die direkte Fortsetzung des *N. maxillaris* dar. Er gelangt durch die Fissura orbitalis inferior in die Orbita, an deren Boden er zunächst im Sulcus, später im Canalis infraorbitalis weiter verläuft, um schließlich durch das Foramen infraorbitale auszutreten. Er verzweigt sich dann in der Haut des Unterlides, der seitlichen Nasenwand und der Oberlippe und er versorgt auch die Schleimhaut im Vestibulum nasi (Abb. 49, 50, 51, 62).

INTRAORALE TECHNIK

Mit dem Mittelfinger einer Hand palpiert man zuerst die Mitte des unteren Orbitarandes und führt dann den Finger langsam abwärts bis zu einem Punkt etwa 1 cm unterhalb des Orbitarandes (Abb. 63). Dort fühlt man in den meisten Fällen den Gefäß-Nervenstrang, der das Foramen infraorbitale verläßt. Bei unveränderter Lage des Mittelfingers an dieser Stelle hebt man mit

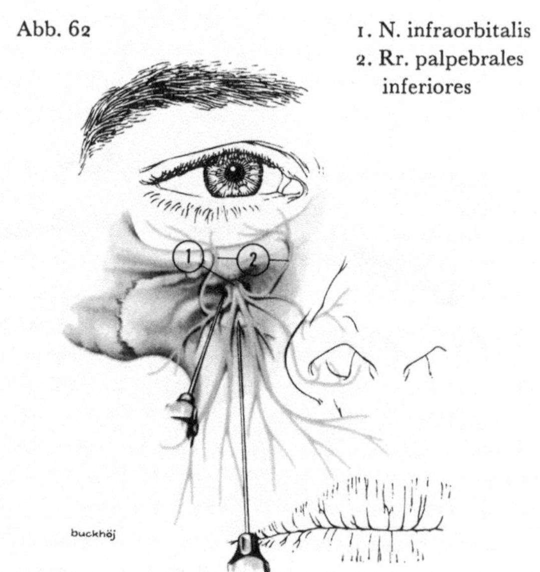

Abb. 62

1. N. infraorbitalis
2. Rr. palpebrales inferiores

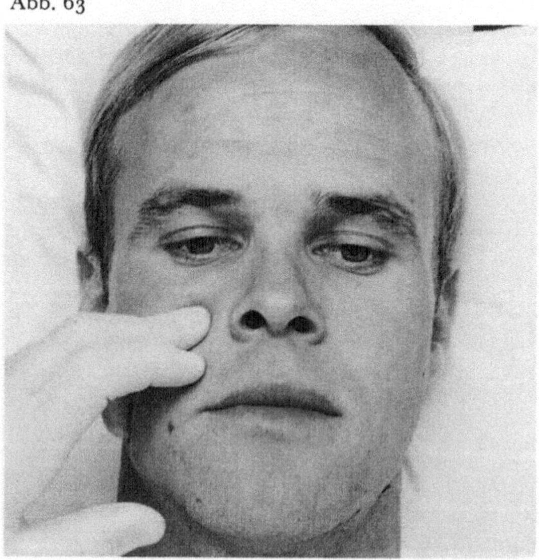

Abb. 63

Daumen und Zeigefinger der gleichen Hand
die Oberlippe an und sticht mit der anderen
Hand die Injektionskanüle in die obere Umschlagsfalte der Mundhöhle (Abb. 64) bis
zu dem Punkt ein, wo der Mittelfinger fixiert
ist. Auch wenn man die Kanülenspitze selbst
nicht palpieren kann, so fühlt man doch die
Gewebsinfiltration unter der Fingerkuppe.
Man injiziert 2-3 ml Xylonest oder Xylocain 2 % mit Vasokonstriktor.

EXTRAORALE TECHNIK

Unterhalb der für die intraorale Technik angegebenen Palpationsstelle am Orbitarand
punktiert man die Haut etwa 1 cm unter
dem getasteten Markierungspunkt und führt
die Kanüle langsam in Richtung auf das
Foramen infraorbitale ein (Abb. 65). Die
Patienten verspüren dabei im Ausbreitungsgebiet des Nervs oft Parästhesien, auf die
man sie vorher aufmerksam machen muß.
Durch Aspirieren überzeugt man sich davon,
dass die Kanüle nicht versehentlich in die
benachbarte Vene oder Arterie gelangt ist,

und injiziert die gleichen Lösungsmengen
der gleichen Lösungskonzentration wie bei
intraoraler Technik. Man soll die Kanüle
nicht ohne besonderen Grund in den Kanal
selbst einführen. Eine Injektion in den Canalis infraorbitalis kann eine Nervenschädigung
mit langwierigen Beschwerden nach sich ziehen.

INDIKATIONEN

Chirurgische Eingriffe im Ausbreitungsgebiet
des Nervs, Differentialdiagnose von »Trigger«-Zonen in diesem Abschnitt des Trigeminus sowie komplizierte Extraktionen mit
Freilegung eines oder mehrerer Schneide-
oder Eckzähne oder operative Behandlung
von Wurzelzysten oder Granulomen.

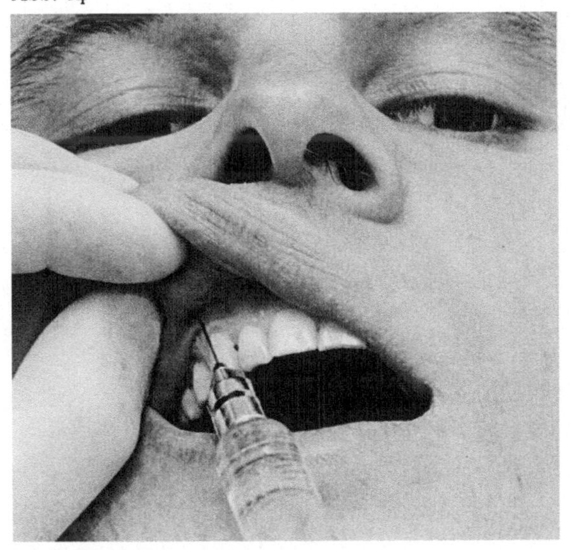

Abb. 64

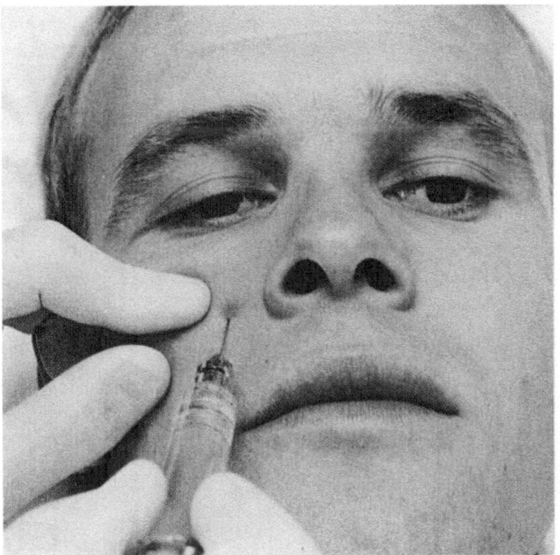

Abb. 65

Rr. alveolares superiores, N. palatinus major und N. nasopalatinus

ANATOMIE

Die *Rr. alveolares superiores* entspringen aus dem *N. infraorbitalis*. Bevor dieser durch die Fissura orbitalis inferior hindurchzieht, gibt er bereits *Rr. alveolares superiores posteriores* ab, die zum Tuber maxillae herabziehen und in dieses eintreten, um die Oberkiefermolaren zu versorgen (Abb. 51,66). In seinem Verlauf durch den Canalis infraorbitalis gibt der *N. infraorbitalis* den *R. alveolaris superior medius* sowie mehrere *Rr. alveolares superiores anteriores* ab (Abb. 49), welche die Prämolaren, Eckzähne und Schneidezähne innervieren.

Der *N. palatinus major* (Abb. 49, 51) zieht aus der Fossa pterygopalatina durch den Canalis pterygopalatinus abwärts und gelangt durch das Foramen palatinum majus zum harten Gaumen. Er innerviert dessen Schleimhaut und die palatinalen Abschnitte des Zahnfleisches.

Der *N. nasopalatinus* ist der größte Ast unter den *Rr. nasales posteriores superiores* (Abb. 49, 50, 51). Er zieht am Septum nasi abwärts und vorwärts und entsendet durch den Canalis incisivus Zweige zum vordersten Abschnitt des harten Gaumens und zu den angrenzenden Gingivapartien der Oberkieferschneidezähne.

INTRAORALE TECHNIK

Die *Rr. alveolares superiores posteriores* blokkiert man von einem Einstich hinter der Crista infrazygomatica unmittelbar distal vom zweiten Molaren. Von dieser Punktionsstelle aus führt man die Kanülenspitze etwa 2-3 cm in einer flach nach oben konkaven Kurve dicht an das Tuber maxillae heran und injiziert dabei ca. 2 ml Xylonest oder Xylocain 2 % mit oder ohne Vasokonstriktor. Diese Technik wird als »Tuberinjektion« bezeichnet (Abb. 66).

Der *R. alveolaris superior medius* bzw. die *Rr. alveolares superiores anteriores* (Abb. 27)

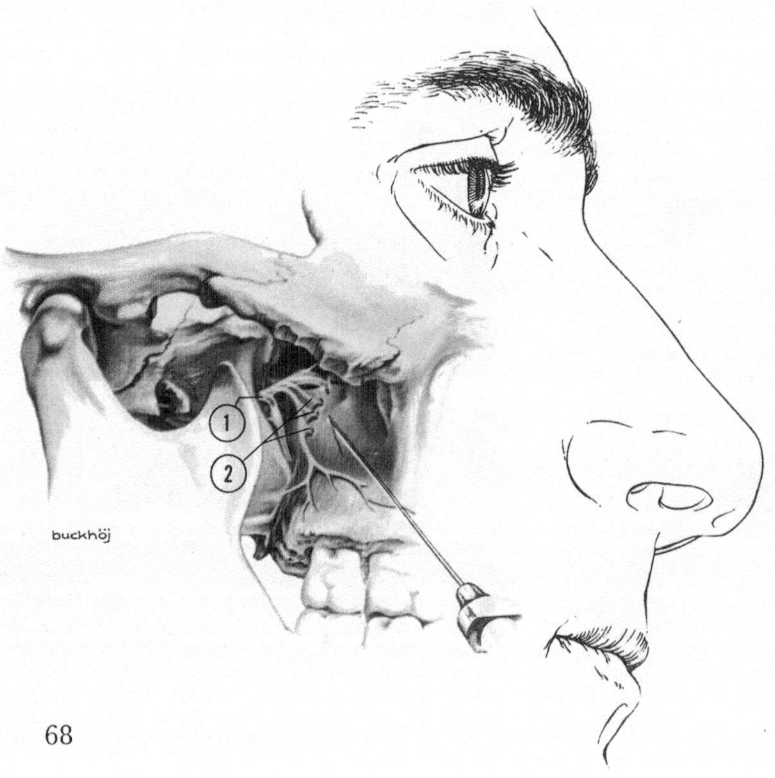

Abb. 66

1. N. maxillaris
2. Rr. alveolares superiores posteriores

werden für den betreffenden Zahn blokkiert indem man die Kanüle in die Umschlagsfalte an dem betreffenden Zahn einsticht und in Richtung auf die anzunehmen-
de Lage der Wurzelspitze einführt (Abb.
67). Hierbei injiziert man 1-2 ml Xylonest
oder Xylocain 2 % mit oder ohne Vasokonstriktor und infiltriert das Gebiet fächerförmig. In der gleichen Weise lassen sich vom
gleichen Einstichkanal bis zu 3 benachbarte
Zähne anästhesieren.

Der *N. palatinus major* wird mit 0,2-0,5 ml
Xylonest oder Xylocain 2 % mit oder ohne
Vasokonstriktor blockiert. Man gibt die Injektion in oder unmittelbar neben das Foramen palatinum majus, das sich in Höhe des
zweiten Molaren 1 cm oberhalb des Gingiva-
randes befindet (Abb. 68).

Der *N. nasopalatinus* wird mit 0,2-0,5 ml
Xylonest oder Xylocain 2 % mit oder ohne
Vasokonstriktor blockiert. Man injiziert in
oder unmittelbar an den Canalis incisivus,
der dicht hinter den Schneidezähnen in der
Mittellinie einmündet (Abb. 69).

INDIKATIONEN

Die intraorale Technik wird in der Zahnbehandlung zur Betäubung der Oberkiefer-
zähne angewendet. Für die konservative
Zahnbehandlung, bei der meist nur die Pul-
pa anästhesiert werden muß, genügt eine Infiltration in der Umschlagsfalte. Für chirurgische Eingriffe muß zusätzlich eine pala-
tinale Injektion an dem betreffenden Zahn
vorgenommen werden. Für die Extraktion
sämtlicher Zähne einer Kieferhälfte müssen
sowohl der N. palatinus major als auch der
N. nasopalatinus blockiert werden.

EXTRAORALE TECHNIK

Die Punktionsstelle liegt am Schnittpunkt
der unteren Kante des Jochbeins mit der
vorderen Kante des Unterkieferastes (Abb.
70-I). Man führt die Kanüle leicht aufwärts
und etwas nach hinten bis zum Tuber maxillae ein. In ständigem Kontakt mit dem Tu-

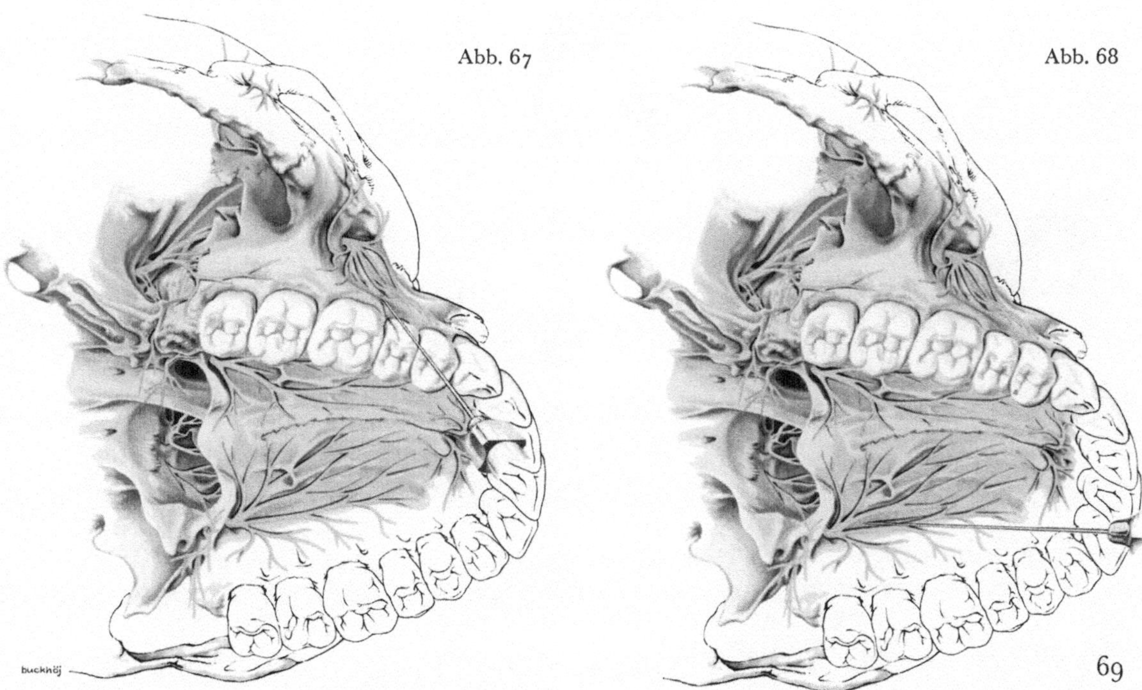

Abb. 67

Abb. 68

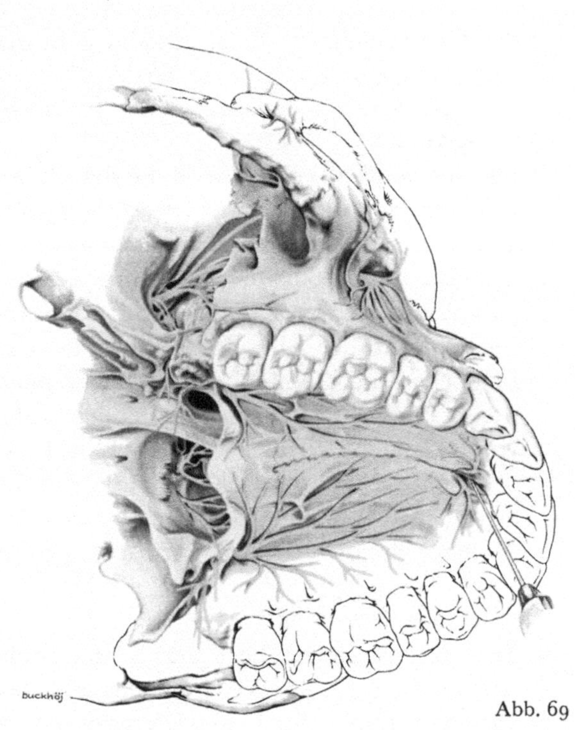

Abb. 69

ber schiebt man die Nadel weiter vor, bis sie den Kontakt mit der Konvexität des Tubers verliert und auf den großen Flügel des Keilbeines trifft (Abb. 70-II). An dieser Stelle injiziert man ca. 4 ml Xylonest oder Xylocain 2 % mit oder ohne Vasokonstriktor.

INDIKATIONEN

Chirurgische Eingriffe an der seitlichen Nasenhaut, am Unterlid und an der Oberlippe, ferner am Oberkiefer, am Sinus maxillaris, am Alveolarfortsatz einschließlich der Zähne sowie am Mucoperiost des Gaumens und in der Umschlagsfalte. Bei ausgedehnteren chirurgischen Eingriffen am Oberkiefer ist jedoch eine Vollnarkose in Betracht zu ziehen.

Abb. 70

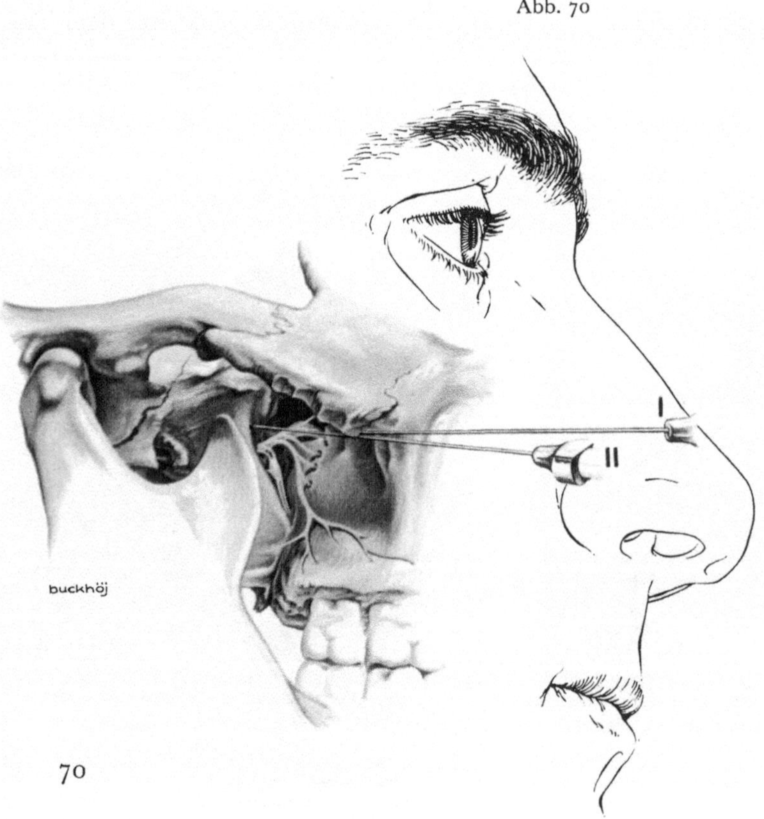

Blockade der Äste des N. mandibularis

VON ÅKE WÅHLIN

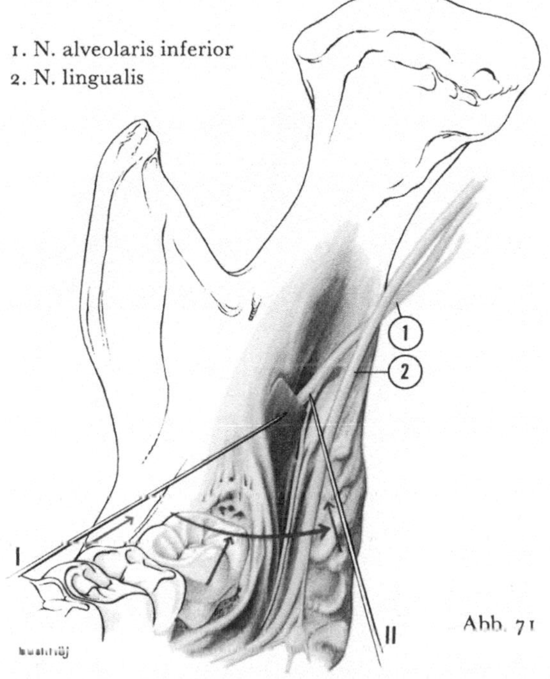

1. N. alveolaris inferior
2. N. lingualis

Abb. 71

Intraorale Blockade des N. alveolaris inferior

ANATOMIE

Von der Teilungsstelle des *N. mandibularis* dicht unter dem Foramen ovale zieht der *N. alveolaris inferior* abwärts und liegt zunächst medial vom M. pterygoideus lateralis. Später verläuft er lateral vom M. pterygoideus medialis zwischen diesem Muskel und der Innenseite des Unterkieferastes. Der Nerv zieht dann in das Foramen mandibulae, das ungefähr in der Mitte des Unterkieferastes liegt, und läuft dann weiter durch den Canalis mandibularis, den er in Höhe des medialen Schneidezahnes verläßt. In seinem Verlauf gibt der *N. alveolaris inferior* Äste an die Zähne und das Zahnfleisch des Unterkiefers ab (Abb. 52, 71).

TECHNIK

Mit dem linken Zeigefinger orientiert man sich an der Linea obliqua, der vorderen Kante des Unterkieferastes. Unmittelbar medial von dieser Stelle und etwa 1 cm über der Bißebene der Molaren liegt die Punk-

Abb. 72

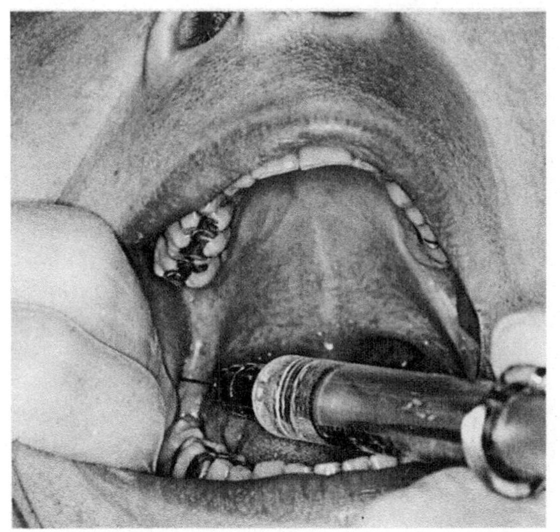

Abb. 73

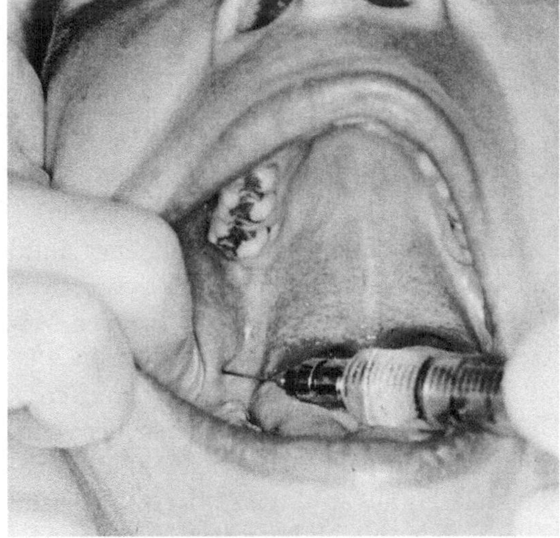

tionsstelle. Beim Einstich hält man die Spritze fast parallel zum Corpus mandibulae und *parallel zur Kauebene der Unterkieferzähne.* Von dieser Ausgangsstellung (Abb. 72) führt man die Kanüle langsam etwa 2 cm an der medialen Seite des Unterkieferastes entlang (Abb. 71-I), während man gleichzeitig die Spritze in der gleichen Ebene zum Prämolargebiet der gegenüberliegenden Unterkieferhälfte herüberschwenkt (Abb. 73). Die Kanülenspitze soll während der ganzen Zeit Knochenkontakt mit dem Unterkieferast haben. Die Anästhesie sitzt sicherer, wenn der Patient während der ganzen Zeit den Mund weit offen hält. Wenn die Kanülenspitze die Linea mylohyoidea interna passiert, injiziert man knapp 1 ml Anästhesielösung, wenn man auch den N. lingualis betäuben will (Abb. 71-II). Im allgemeinen kann man es nicht vermeiden, den N. lingualis zu betäuben, da man ja beim Vorschieben der Kanüle immer gleichzeitig etwas vorinjiziert. Wenn die Kanülenspitze ihre endgültige Position erreicht hat, injiziert man ca. 1,5-2 ml Xylonest oder Xylocain 2 % mit oder ohne Vasokonstriktor.

Man kann diese Blockade auch ausführen, indem man die Kanüle von vornherein in die beschriebene Endposition einsticht und das Ziel direkt angeht. Diese Technik erfordert jedoch größere Erfahrung.

Bei zahnlosen Unterkiefern ist es besonders wichtig, sich an die beschriebenen Orientierungspunkte zu halten und die Spritze in der richtigen Horizontalebene zu führen.

Für Extraktionen im Molargebiet muß man zur ergänzenden Anästhesie von Schleimhaut und Periost buccal von den Molaren 0,5-1 ml Xylonest oder Xylocain 2 % mit oder ohne Vasokonstriktor injizieren. Diese Injektion wird dicht über der Umschlagsfalte in der Wange in Höhe des dritten Molaren ausgeführt (Abb. 75). Hiermit betäubt man den N. buccalis (Abb. 52, 74).

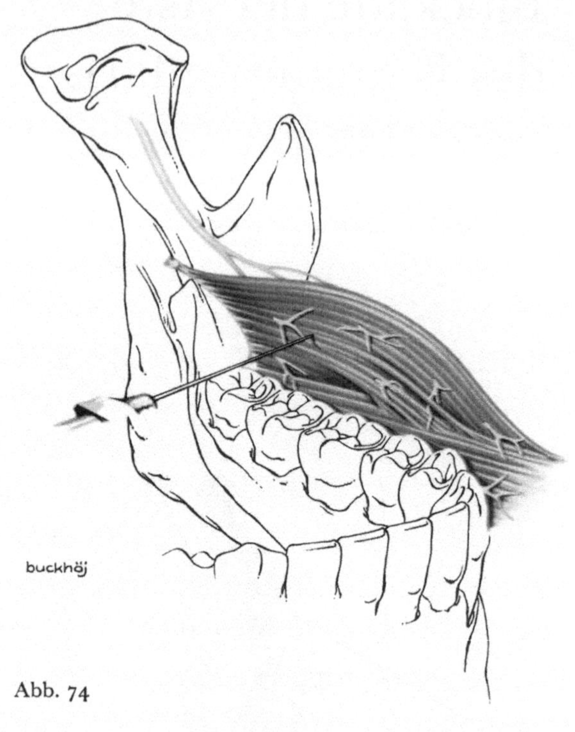

Abb. 74

Abb. 75

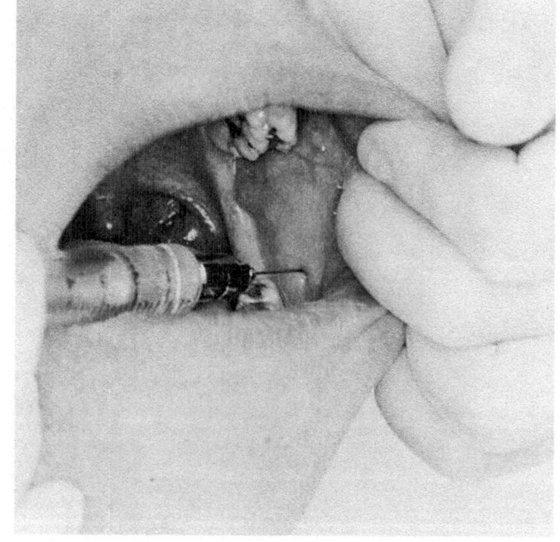

Die intraorale Technik eignet sich am besten für die Zahnbehandlung aller Zähne der anästhesierten Unterkieferhälfte. Im Gebiet der Schneidezähne *kann* die Anästhesie jedoch unvollständig sein, weil dieses Gebiet seine Doppelinnervation auch von der nicht betäubten Kieferhälfte erhält.

Chirurgische Eingriffe im ganzen lingualen Bereich der Alveolarfortsätze, an der gleichseitigen Zungenhälfte (da gleichzeitig auch der N. lingualis betäubt ist) und Eingriffe in der Umschlagsfalte vom ersten Molaren bis zur Mittellinie. Auch Operationen in der Umschlagsfalte im Bereiche des zweiten und dritten Molaren sowie Extraktionen dieser beiden Zähne sind möglich, wenn man die Anästhesie durch Betäubung des N. buccalis ergänzt.

Bei ambulanten Behandlungen soll man sich auf die einseitige Mandibularisblockade beschränken.

Extraorale Blockade des N. alveolaris inferior

ANATOMIE

Der Mandibularis-Ast des *N. trigeminus* tritt durch das Foramen ovale aus und liegt am Boden der Fossa infratemporalis vor der A. meningea media (Abb. 76). Er wird vom M. masseter und M. pterygoideus lateralis bedeckt.

TECHNIK

Die Punktionsstelle liegt in der Öffnung zwischen Jochbeinbogen und Incisura mandibulae unmittelbar vor dem Punkt, an dem sich der Gelenkkopf des Unterkiefers bei maximaler Öffnung des Mundes befindet (Abb. 76). Man führt die Kanüle senkrecht zur Haut in Richtung auf den Boden der Fossa infratemporalis ein. In einer Tiefe von 2-3 cm erreicht man den Nerv 1-1,5 cm vor dem Foramen ovale und injiziert 3-4 ml Xylonest oder Xylocain 1-2 % mit Vasokonstriktor.

INDIKATIONEN

Zahnärzliche und kieferchirurgische Maßnahmen in der anästhesierten Unterkieferhälfte einschließlich Periost und Schleimhaut lingual und buccal vom Kiefer, an den vorderen ²⁄₃ der Zunge sowie in dem unteren Abschnitt der Wange. Für ausgedehntere Eingriffe, die eine vollständige Schmerzaus-

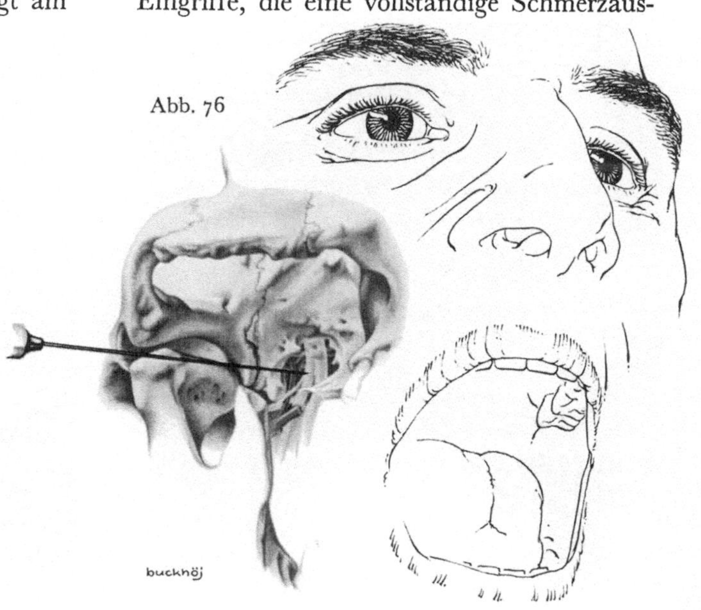

Abb. 76

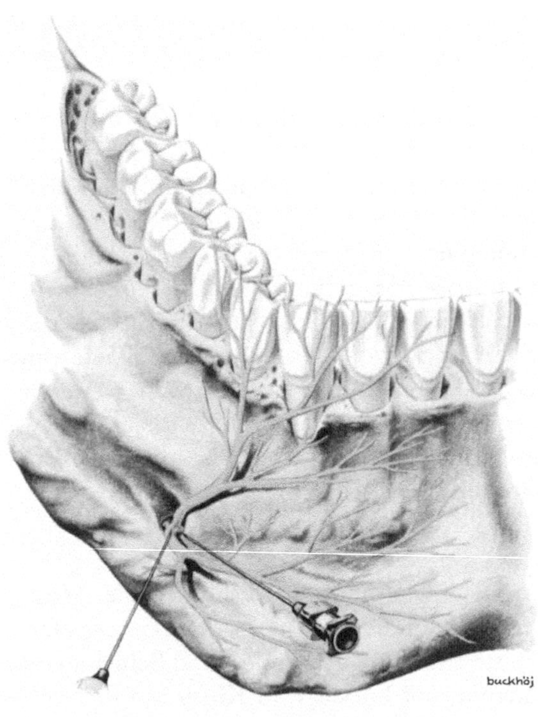

Abb. 77

schaltung verlangen, dürfte jedoch in jeder Hinsicht eine Narkose vorzuziehen sein. Die beschriebene Anästhesieform kann zweckmäßig sein, wenn der Patient infolge Schwellung und Schmerzen den Mund nicht öffnen kann und die Behandlung erst nach der Schmerzausschaltung überhaupt möglich ist.

N. mentalis

ANATOMIE

Der *N. mentalis* entspringt im Canalis mandibulae aus dem *N. alveolaris inferior* und tritt durch das Foramen mentale in Höhe der distalen Prämolaren an die Oberfläche (Abb. 77). Der Nerv versorgt Haut und Schleimhaut der Unterlippe sowie die Haut über dem Kinn.

INTRAORALE TECHNIK

Man findet das Foramen mentale in der unteren Umschlagsfalte des Vestibulum oris innerhalb der Unterlippe, dicht hinter dem ersten Prämolaren. Man palpiert mit dem linken Zeigefinger die Stelle, wo das Gefäß-Nervenbündel die Mandibula verläßt. Zweckmäßigerweise läßt man den Finger an

Abb. 78

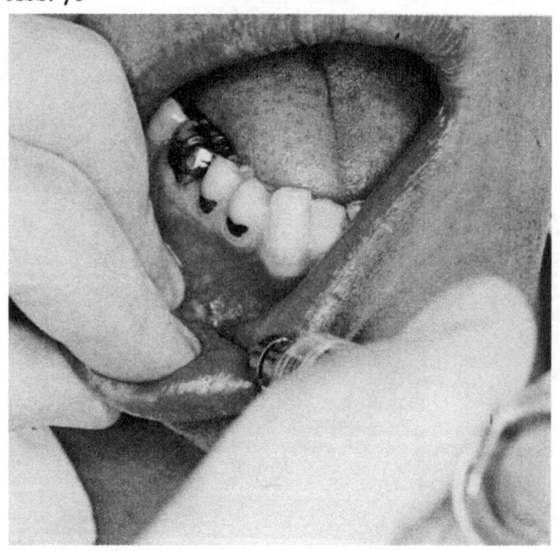

Abb. 79

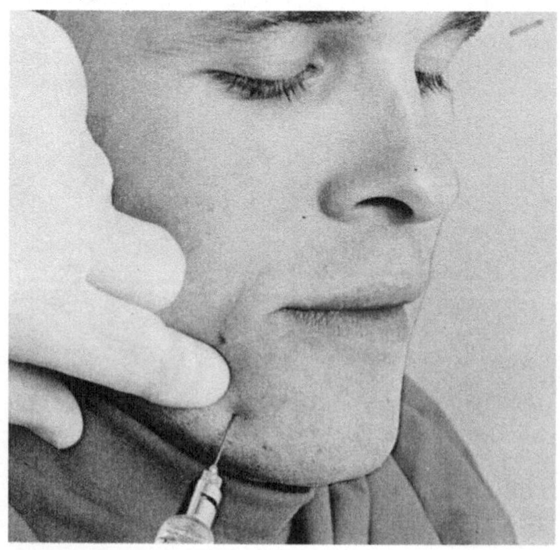

dieser Stelle mit leichtem Druck liegen und
führt die Kanüle von der Seite ein, bis man
ihre Spitze ganz in der Nähe des Gefäß-Ner-
venbündels fühlt (Abb. 78). Dort injiziert
man 1-2 ml Xylonest oder Xylocain 2 % mit
oder ohne Vasokonstriktor. Mit dieser Technik vermeidet man eine Gefäßverletzung.
Von einer Einführung der Kanülenspitze in
das Foramen mentale zur Erzielung einer
besseren Anästhesie ist abzuraten im Hinblick
auf die Gefahr einer Nervenschädigung mit
nachfolgender Sensibilitätsstörung in der Unterlippe. Wenn eine exakte Orientierung
nicht möglich ist, genügt oft die Injektion
des Lokalanästhetikums in das Gewebe neben dem Foramen mentale.

EXTRAORALE TECHNIK

In den meisten Fällen läßt sich das Gefäss-
Nervenbündel am Foramen mentale auch
von außen tasten. Im übrigen geht man mit
der gleichen Technik vor wie bei intraoraler
Injektion (Abb. 79).

Bei der extra- wie bei der intraoralen
Technik verläuft die Grenze der Anästhesie
durch die Mittellinie des Unterkiefers, und
de Injektionen können ein- oder beidseitig
vorgenommen werden, je nach Ausdehnung
des vorgesehenen Eingriffes. Im Bedarfsfalle
kann man auch die Nerven eines einzelnen
Schneidezahnes durch eine Infiltration an
entsprechender Stelle der Umschlagsfalte betäuben (Abb. 80, 81).

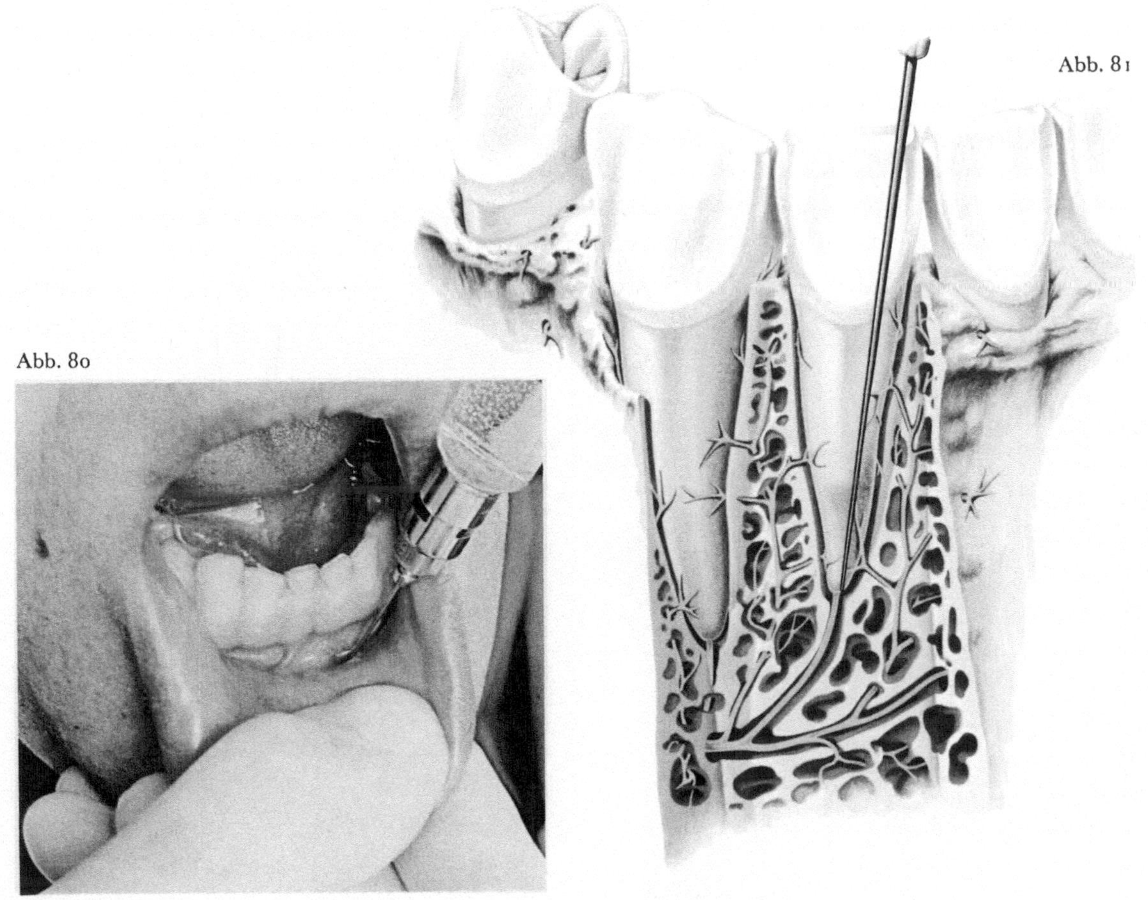

Abb. 80

Abb. 81

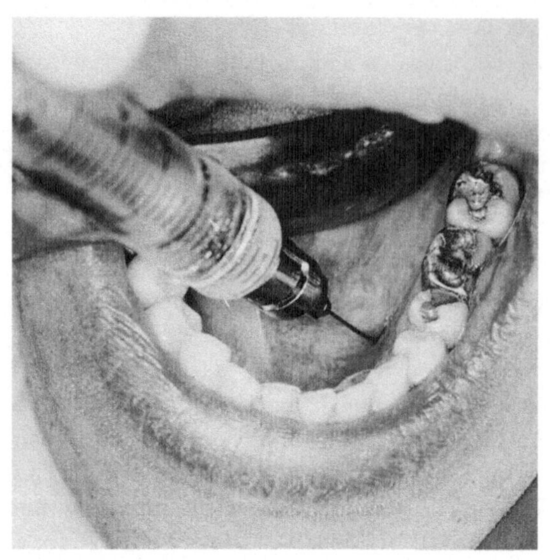

Abb. 82

Für Extraktionen injiziert man ein kleines Depot Anästhesielösung zur Betäubung des N. lingualis an der Lingualseite des Unterkiefers hinter der Extraktionsstelle (Abb. 82, 83).

Behandlung der Schneidezähne, des Eckzahnes oder des ersten Prämolaren im Unterkiefer.

Chirurgische Eingriffe an der Unterlippe, in der Umschlagsfalte der Schleimhaut oder im labialen Abschnitt des Proc. alveolaris.

Extraktion der obengenannten Zähne. Hierzu muß jedoch die Anästhesie durch Betäubung des N. lingualis ergänzt werden.

Abb. 83

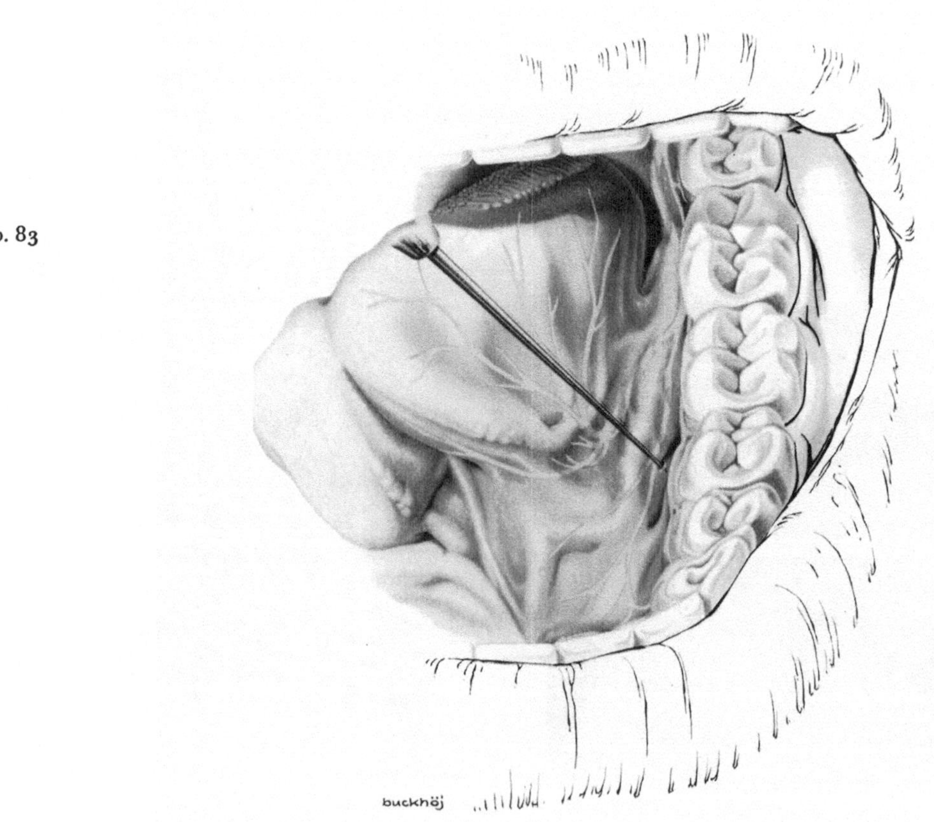

Blockade der Cervikalnerven

VON BERTIL LÖFSTRÖM

ANATOMIE

Die vorderen Äste der Cervikalnerven verlaufen nach dem Durchtritt durch das entsprechende Foramen intervertebrale dorsal von der A. vertebralis im Sulcus des Querfortsatzes (Abb. 84). Die Querfortsätze lassen sich meist dicht hinter dem M. sternocleidomastoideus palpieren. Die vorderen Äste der vier oberen Cervikalnerven vereinigen sich unmittelbar lateral vom Querfortsatz und bilden den *Plexus cervicalis.*

Abb. 84

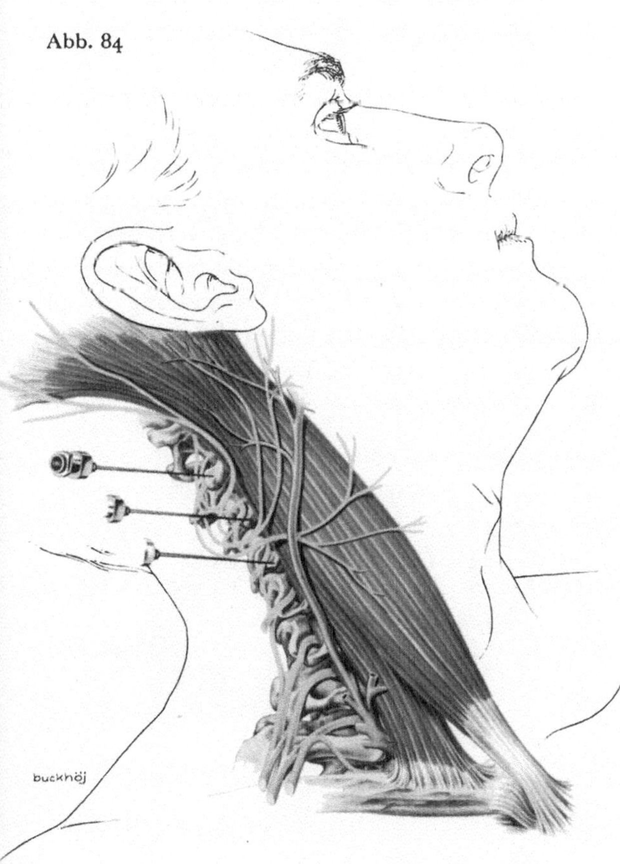

TECHNIK

Man blockiert die vorderen Äste der Cervikalnerven im Sulcus des Querfortsatzes. Der Patient befindet sich in Rückenlage. Der Kopf wird von der Seite abgewandt, auf der blockiert werden soll. Gleichzeitig wird der Kopf etwas nach hinten gebeugt.

Man markiert den Proc. mastoidus, dessen kaudale Spitze dicht oberhalb des ersten Halswirbels liegt, und den Querfortsatz des sechsten Halswirbels (Abb. 85). Dieser Querfortsatz ist am leichtesten zu palpieren und gewöhnlich in Höhe des Schilddrüsenisthmus aufzufinden. Zwischen diesen beiden Markierungspunkten zieht man eine gerade Verbindungslinie. Den Querfortsatz des zweiten Halswirbels kann man meist 1,5 cm kaudal vom Proc. mastoideus und ¾ cm dorsdal von der gezogenen Verbindungslinie palpieren. Die Querfortsätze von C_3, C_4 und C_5 werden ebenfalls palpatorisch aufgesucht, der Abstand zwischen ihnen beträgt je ca. 1,5 cm. Vor Beginn der Anästhesie müssen die palpierten Querfortsätze auf der Haut markiert werden (Abb. 85).

Der Anästhesist steht dabei zweckmäßigerweise am Kopf des Patienten. Unter Leitung eines palpierenden Fingers wird eine feine 5 cm lange Kanüle in Richtung auf den Querfortsatz eingeführt (der Abstand zwischen Haut und Querfortsatz beträgt ca. 1,5-3 cm). Die Kanüle wird senkrecht und etwas kaudal gerichtet in die Haut eingestochen, damit sie nicht am Querfortsatz entlanggleitet und in ein Foramen intervertebrale gerät, wo es leicht zur Durapunktion mit der Gefahr einer subarachnoidalen Injektion des Lokalanästhetikums kommen kann. Die Kanülenspitze muß in oder an den Sulcus gelangen, um eine gute Anästhesie zu erzielen. Wenn man sich durch Palpation nicht über die korrekte Kanülenlage orientieren kann, soll man die Kanüle vorsichtig auf dem Querfortsatz entlang wandern lassen, bis man Parästhesien erhält.

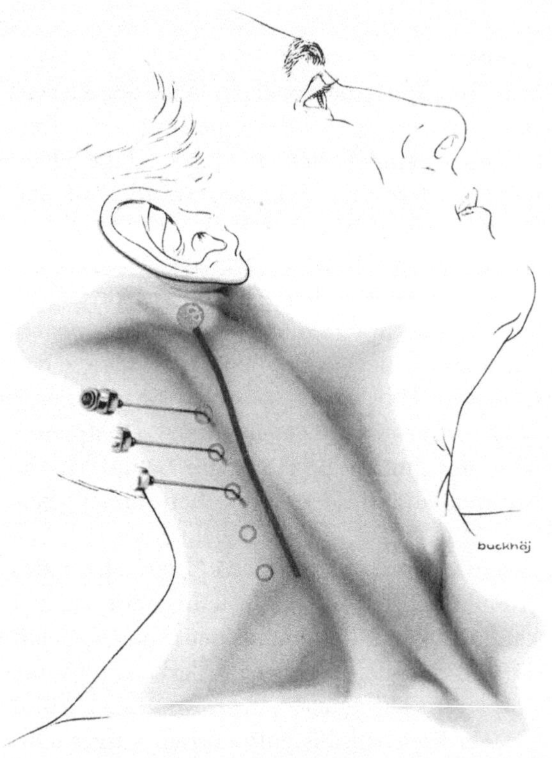

Abb. 85

Bei der Auslösung von Parästhesien injiziert man 3 ml Xylocain 0,5-1 % mit Vasokonstriktor an jeden Cervikalnerv. Gelingt die Auslösung von Parästhesien nicht, werden je 7 ml Xylocain 0,5-1 % injiziert während die Kanülenspitze mit dem Querfortsatz in Kontakt bleibt und weitere 3 ml während man die Kanüle herauszieht. Das Hautinnervationsgebiet der Cervikalnerven ist aus Abb. 86 ersichtlich. Für operative Eingriffe ist es vorteilhaft, auch das oberflächliche Halsgeflecht durch eine Injektion entlang dem dorsalen Rand des Sternocleidomastoideus zu infiltrieren. Hierzu punktiert man in Höhe von C_3.

INDIKATIONEN

Schilddrüsenoperationen. Differentialdiagnostisch – z.B. zur Abklärung einer Cervikalspondylose. In diesen Fällen darf die Kanülenspitze etwas mehr kranial gegen das For-

78

amen intervertebrale gerichtet werden und sobald Parästhesien auftreten, injiziert man 2-4 ml 2 %iger Lösung mit Adrenalin. Man wählt in diesem Falle die höhere Konzentration, um sicher zu sein, daß das Lokalanästhetikum tatsächlich bis zu den eventuell komprimierten Nervenabschnitten vordringt. Es ist jedoch hierbei zu beachten, daß die Gefahr einer Punktion der Durascheide besteht, die die Nervenwurzeln umhüllt.

KOMPLIKATIONEN

Der Hals besitzt eine reiche Blutversorgung und daher ist eine versehentliche *intravasale Injektion* leicht möglich. Es ist zu beachten, daß die Kanüle die A. vertebralis erreichen kann (s.Stellatumblockade S.141). Es kommt auch nicht selten zur *Anästhesie des Halssympathikus* mit Ausbildung eines Horner-Syndroms. Auf der blockierten Seite wird auch der *N. phrenicus* und damit die Zwerchfellbewegung einseitig ausgeschaltet. Bei reichlicher Infiltration kann auch der *N. recurrens* überflutet werden mit dem Ergebnis, daß Heiserkeit auftritt. Eine versehentliche *subarachnoidale Injektion* hat eine hohe Spinalanästhesie zur Folge (Behandlung: Kopftieflagerung, O_2-Inhalation, künstliche Beatmung und eventuell i.v. Vasopressorgaben).

Abb. 86

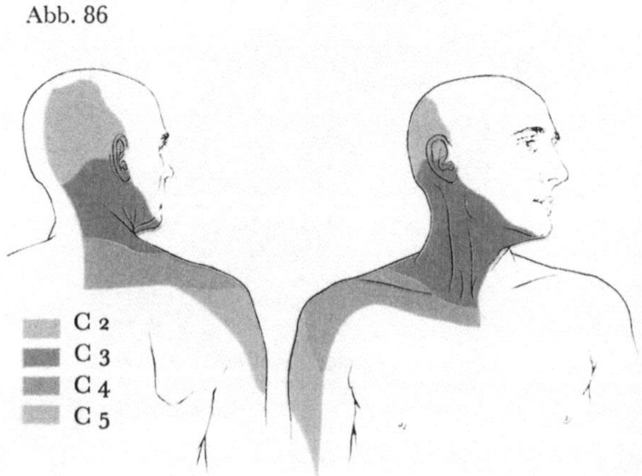

Supraklavikulare Plexusanästhesie

von Ejnar Eriksson

Abb. 87

1. A. subclavia
2. Plexus brachialis
3. Costa I

ANATOMIE

Der *Plexus brachialis* entsteht aus einer Verflechtung der zentralen Äste von C_5, C_6, C_7, C_8 und Th_1, an der auch kleinere Teile von C_4 und Th_2 beteiligt sind (Abb. 87). Der Plexus brachialis erstreckt sich von der Seite der Halswirbelsäule nach abwärts und lateral, zieht zusammen mit der A. subclavia durch die hintere Scalenuslücke (zwischen M. scalenus anterior und medius), zieht hinter dem Schlüsselbein über der Mitte der ersten Rippe weiter und erreicht schließlich die Achselhöhle. Dort bildet der Plexus brachialis 3 Hauptstämme, *Fasciculi*, die sich medial, lateral und dorsal um die A. axillaris gruppieren. Topographisch unterscheidet man am Plexus brachialis einen supraklavikularen und einen infraklavikularen Teil.

TECHNIK

Die supraklavikulare Plexusanästhesie wird dort ausgeführt, wo der Plexus über die erste

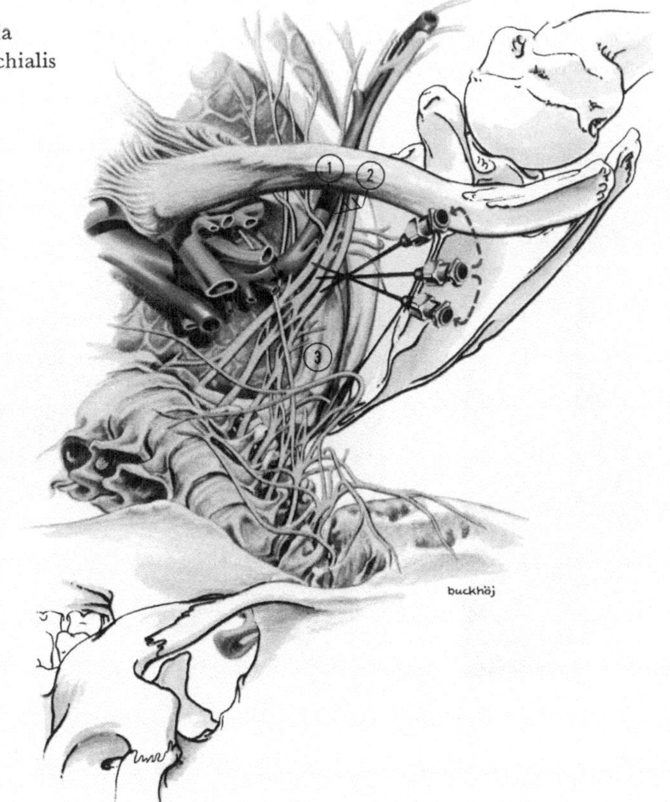

Rippe zieht. Dort sind nämlich die 3 Faszikel des Geflechtes relativ leicht zu treffen. Der Kopf des auf dem Rücken liegenden Patienten ist nach der entgegengesetzen Seite abgewendet. Man legt 1 cm oberhalb und dicht lateral von der Mitte des Schlüsselbeines eine Hautquaddel an (Abb. 88). Durch diese Hautquaddel wird eine 5 cm lange *feine* Injektionskanüle in einem Winkel von ca. 80° durch die Haut eingestochen (Abb. 89). Die Kanüle wird vorsichtig etwas in kaudaler Richtung vorgeschoben, bis man entweder mit einem der Plexusfaszikel Kontakt bekommt (der Patient verspürt hierbei Parästhesien im Arm) oder bis man die erste Rippe trifft. Man solle nach Möglichkeit Knochenkontakt mit der ersten Rippe erreichen, da bei dieser Anästhesieform die Gefahr einer Pleurapunktion besteht. Man läßt deshalb nach Erreichen von Knochenkontakt die Nadel vorsichtig an der ersten Rippe bis zur Auslösung von Parästhesien entlangwandern (Abb. 91). Es empfiehlt sich, alle 3 Hauptstämme aufzusuchen, d.h. man solle versuchen, Parästhesien im Oberarm, im Unterarm und auf beiden Seiten der Hand auszulösen. Dann injiziert man 8-10 ml Xylocain oder Xylonest 1,5 % mit Vasokonstriktor an jeden Hauptstamm. Sollte der Patient husten, während man versucht Parästhesien auszulösen, so kann dies auf eine versehentliche Pleurapunktion deuten, und die Anästhesie muß abgebrochen werden. Eine Röntgenaufnahme der Lungen läßt einen eventuell eingetretenen Pneumothorax meist erkennen. Es ist jedoch zu beachten, daß ein Pneumothorax sich oft erst allmählich entwickelt. Der Patient muß daher im Verdachtsfalle 24 Stunden lang stationär beobachtet werden, auch wenn das erste Röntgenbild ohne Befund war. Bei der axillaren Plexusanästhesie wird die Gefahr des Pneumothorax vermieden (S. 82).

Außerdem besteht bei der hier besprochenen Anästhesieform die Gefahr einer intravasalen Injektion. Sorgfältiges Aspirieren

Abb. 88

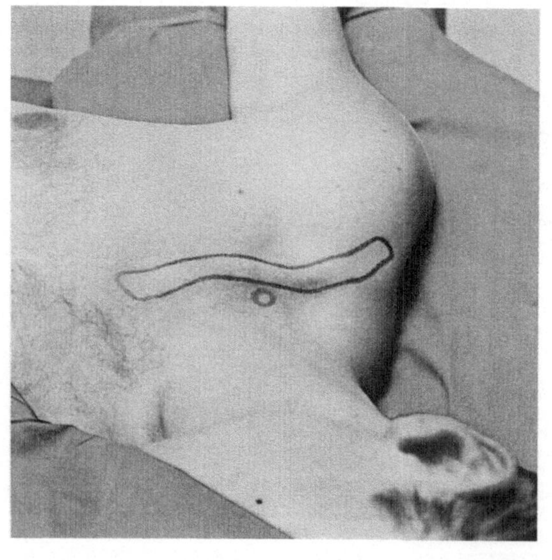

Abb. 89

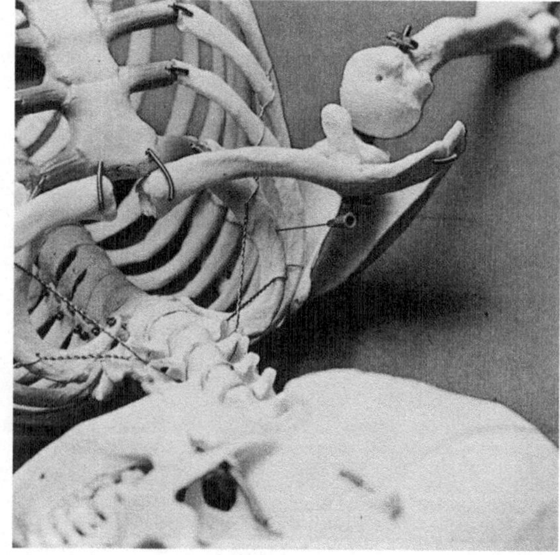

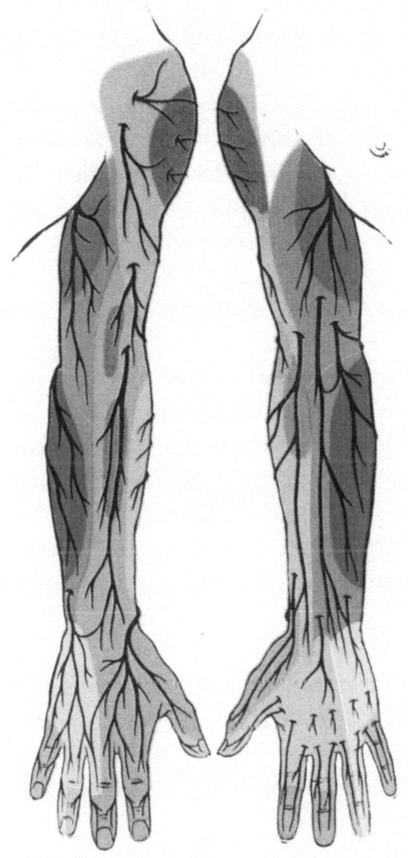

ist daher erforderlich. Eine Punktion der A. subclavia zeigt an, daß die Nadel zu weit medial eingeführt wurde. Der Plexus muß dann weiter lateral gesucht werden. Die Ausbreitung der sensorischen Anästhesie ist aus Abb. 90 ersichtlich.

25-30 ml Xylocain oder Xylonest 1-1,5 % mit Vasokonstriktor. Auch mit 40-50 ml Xylocain oder Xylonest 0,5 % mit Vasokonstriktor lassen sich gute Erfolge erzielen. Dabei injiziert man an jeden der Hauptstämme gut 15 ml dieser Lösung.

KONTRAINDIKATIONEN

Relative Kontraindikationen: Kinder, bei denen besser die axillare Plexusanästhesie anzuwenden ist, sowie hochgewachsene, engbrüstige Patienten, bei denen die Pleurakuppe oft sehr hoch liegt. Die supraklavikulare Plexusanästhesie ist auch für eine doppelseitige Anwendung ungeeignet, da die Gefahr eines doppelseitigen Pneumothorax besteht.

Abb. 90

N. cutaneus brachii lateralis (n. axillaris)

N. cutaneus brachii medialis

N. radialis

N. cutaneus antebrachii lateralis (n. musculocutaneus)

N. cutaneus antebrachii medialis

N. medianus

N. ulnaris

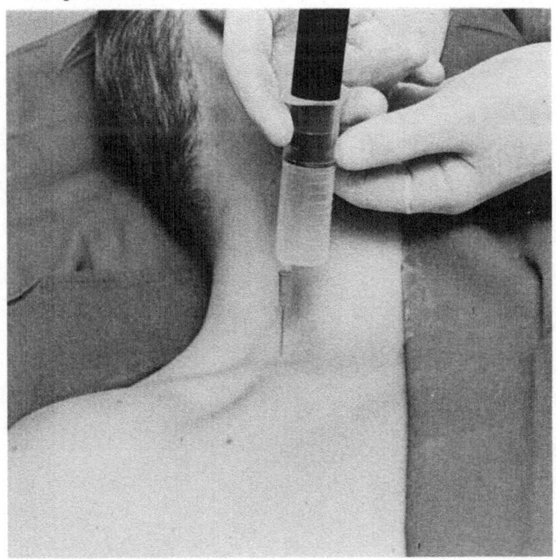

Abb. 91.

Axillare Plexusanästhesie

VON EJNAR ERIKSSON

ANATOMIE

Der *Plexus brachialis* (C_5, C_6, C_7, C_8 und Th_1 sowie kleinere Teile von C_4 och Th_2) verläuft zwischen Schlüsselbein und erster Rippe und gelangt auf diesem Wege vom Hals herab in die Achselhöhle. Dort umgibt sein infraklavikularer Teil die A. axillaris mit 3 Faszikeln – einem medialen, einem lateralen und einem dorsalen – aus denen die langen Nerven des Armes hervorgehen. Medial von der A. axillaris verläuft die V. axillaris. Beide Gefäße und der Plexus brachialis sind in der Achselhöhle von einer gemeinsamen, ziemlich straffen Bindegewebsscheide umgeben (Abb. 92). Die Tatsache, daß alle langen Stämme des Armgeflechtes im Bereich der Achselhöhle und des proximalen Oberarmabschnittes gemeinsam in einer relativ engen Faszienscheide liegen, ermöglicht das Anlegen der axillaren Plexusanästhesie.

Es ist zu beachten, daß der *N. musculocutaneus* mit seinen sensiblen Fasern für die Radialseite des Unterarmes den Plexus brachialis bereits sehr hoch in der Achselhöhle verläßt (Abb. 92, Pfeil). Daher ist dieser Ast mit der axillaren Plexusanästhesie am schwierigsten zu erreichen.

TECHNIK

Der Patient liegt auf dem Rücken mit abduziertem Arm. Man führt eine 4-5 cm lange Kanüle in einem Winkel von 90° etwas oberhalb der palpierten A. axillaris ein

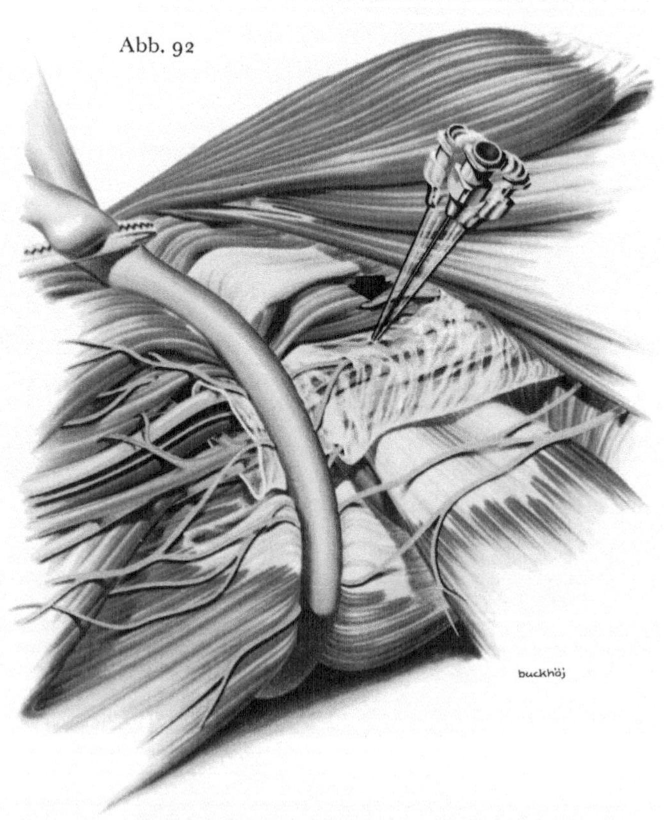

Abb. 92

(Abb. 93). Der Plexus liegt oberflächlich und die meisten Versager beruhen auf einer zu tiefen Injektion. Eine Punktion der Arterie ist zu vermeiden, da ein Hämatom in der Faszienloge die Anästhesie beeinträchtigt. Wenn die Kanüle sehr kräftige Ausschläge zeigt – d.h. zusammen mit der Arterie pulsiert – so liegt sie in der Nähe der Arterie und richtig in der Faszienloge. Man injiziert dann nach sorgfältigem Aspirieren die für das Alter und die Körpergröße des Patienten angemessene Dosis. Bei dieser Technik braucht man also keine Parästhesien auszulösen. Sollte man doch zufällig einen Nervenstamm mit der Kanüle treffen, so bestätigt dies nur die richtige Kanülenlage. Bei sehr korpulenten Patienten sind Parästhesien sogar wünschenswert, da Lokalanästhetika stark fettlöslich sind und daher teilweise vom Fettgewebe absorbiert werden anstatt zum Nervengewebe vorzudringen. Eine intraneurale Injektion ist jedoch zu vermeiden, und daher soll die Kanüle in diesem Falle einige mm zurückgezogen werden.

Dicht unterhalb der Axilla legt man einen Stauschlauch an, der nicht besonders fest angezogen zu werden braucht. Diese Stauung verhindert ein Abfließen des Lokalanästhe-

Abb. 94

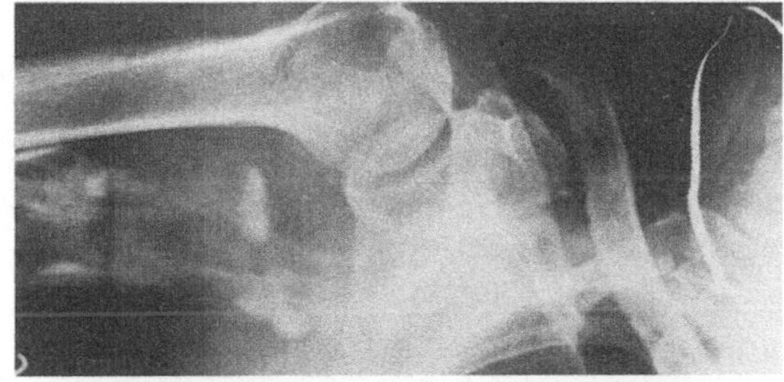

Abb. 95

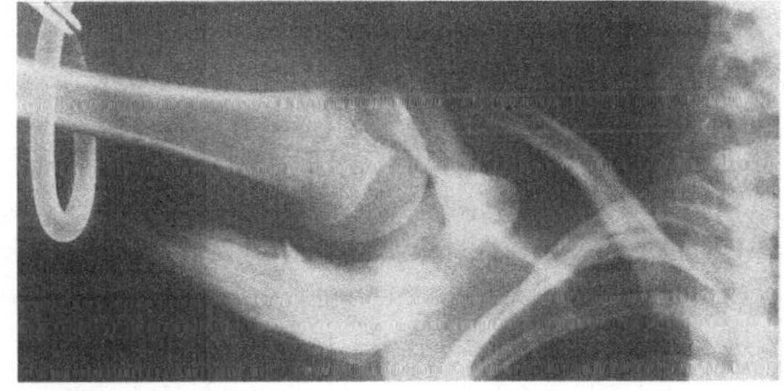

Abb. 96

Abb. 93

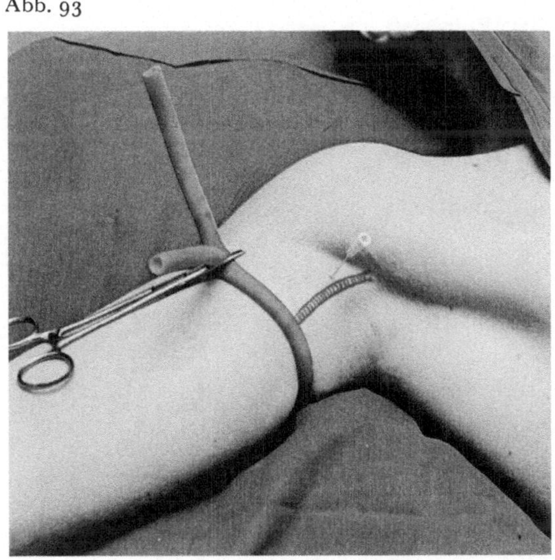

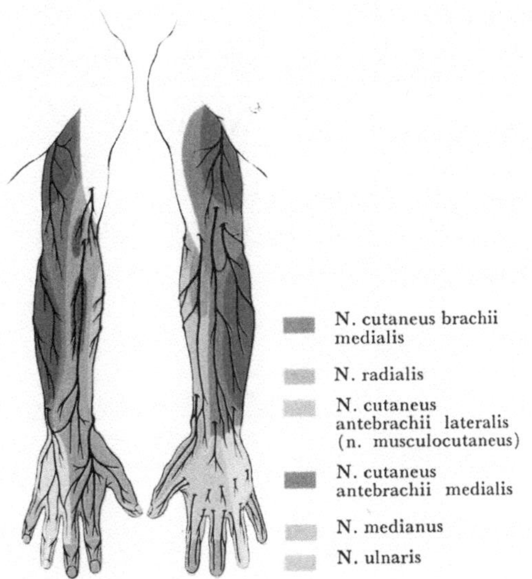

tikums in distaler Richtung (Abb. 94) und
zwingt es zur Ausbreitung nach aufwärts
(Eriksson, 1965) (Abb. 95). Dadurch verbessert sich die Aussicht auf eine erfolgreiche
Blockade, die auch den N. musculocutaneus
umfaßt. Außerdem kann man bei Anwendung eines Stauschlauches mit einem geringeren Injektionsvolumen des Lokalanästhetikums auskommen. Der Stauschlauch kann 10
Min. nach der Injektion abgenommen werden.

Da das Lokalanästhetikum zu allen Nervenästen und in diese hinein diffundieren
soll, wird die Latenzzeit bei der axillaren
Plexusanästhesie länger als bei der supraklavikularen Methode. Sie beträgt bei Erwachsenen etwa 25-30 Min. und ist bei Kindern
kürzer. Der Vorzug der Methode besteht in
der sicheren Vermeidung der Pneumothorax-
gefahr und daher eignet sich das Verfahren
vorzüglich für den poliklinischen Betrieb.
Das durch die axillare Plexusanästhesie aus-
geschaltete Gebiet des Armes ist in Abb. 96
dargestellt. Die Wirkungsdauer der Anästhesie kann leicht verlängert werden, wenn ein
Epidural-Katheter in die Faszienscheide ein-
gelegt wird, und darüber wiederholt weitere
Dosen appliziert werden.

DOSIERUNG

Erwachsene kräftige *Männer:* (Körpergewicht über 80 kg) 25-30 ml Xylocain oder
Xylonest 1,5 % *mit* Vasokonstriktor

Erwachsene *Frauen:* (50-70 kg) 20-25 ml
Xylocain oder Xylonest 1,5 % *mit* Vasokonstriktor

Kinder:
13-15 Jahre (40-60 kg) 15-20 ml Xylocain
oder Xylonest 1,5 % *mit* Vasokonstriktor
8-12 Jahre (25-35 kg) 14-20 ml Xylocain
oder Xylonest 1 % *mit* Vasokonstriktor
4-7 Jahre (19-25 kg) 9-14 ml Xylonest 1 %
mit Vasokonstriktor
1-3 Jahre (8-18 kg) 6-9 ml Xylonest 0,5-1 %
ohne Vasokonstriktor.

INDIKATIONEN

Chirurgische Eingriffe an der Hand, am Unterarm und im distalen Abschnitt des Oberarmes, besonders bei poliklinischen Operationen. Bei Armfrakturen von Kleinkindern
erhält man eine ausgezeichnete Anästhesie.
Kleinkinder haben oft gegessen, bevor sie ins
Krankenhaus kommen, und daher muß vor
einer Narkose manchmal der Magen aus-
hoben werden. Der einzige kleine Einstich
in der Achselhöhle dürfte überdies meist ein
geringeres psychisches Trauma darstellen als
eine Narkose.

KONTRAINDIKATIONEN

Schädigung oder Erkrankung des Plexus oder
distaler Armnerven.

KOMPLIKATIONEN

Arterienpunktion oder Venenpunktion, deshalb vor der Injektion sorgfältig aspirieren.
Man darf nicht vergessen, die Kanüle dabei
zu drehen.

Blockade des N. suprascapularis

VON TORSTEN GORDH

ANATOMIE

Der *N. suprascapularis* (C_4, C_5, C_6) zieht durch die Incisura scapulae zur Fossa supraspinata. Dort innerviert er den M. supraspinatus, und danach läuft ein Ast weiter dicht am Collum scapulae entlang zum. M. infraspinatus. Der Nerv führt auch sensible Fasern für das Schultergelenk und die umgebenden Gewebe. (Abb. 97).

TECHNIK

Der Patient nimmt im Reitsitz auf einem Stuhl Platz und läßt die Arme auf der Stuhllehne ruhen. Die anatomischen Orientierungspunkte sind aus Abb. 98 ersichtlich.

Man zieht eine Linie über dem Verlauf der Spina scapulae und eine zweite Linie, die den Angulus scapulae halbiert. Die Incisura scapulae liegt ungefähr auf der zweiten Linie und 1-2 cm kranial vom Schnittpunkt beider Linien.

An dieser Stelle wird eine Hautquaddel angelegt. Mit einer feinen 5 cm langen Injektionskanüle sucht man Kontakt mit der Fossa supraspinata und wandert an dieser entlang, bis man die Incisura scapulae findet. Hier injiziert man nach vorherigem Aspirieren 2-3 ml Xylocain 1 % mit Adrenalin. Die Injektion soll in einer Tiefe von 1,5 cm vorgenommen werden.

INDIKATIONEN

Diagnostisch und therapeutisch bei Schmerzzuständen in der Schulter und im Schultergelenk.

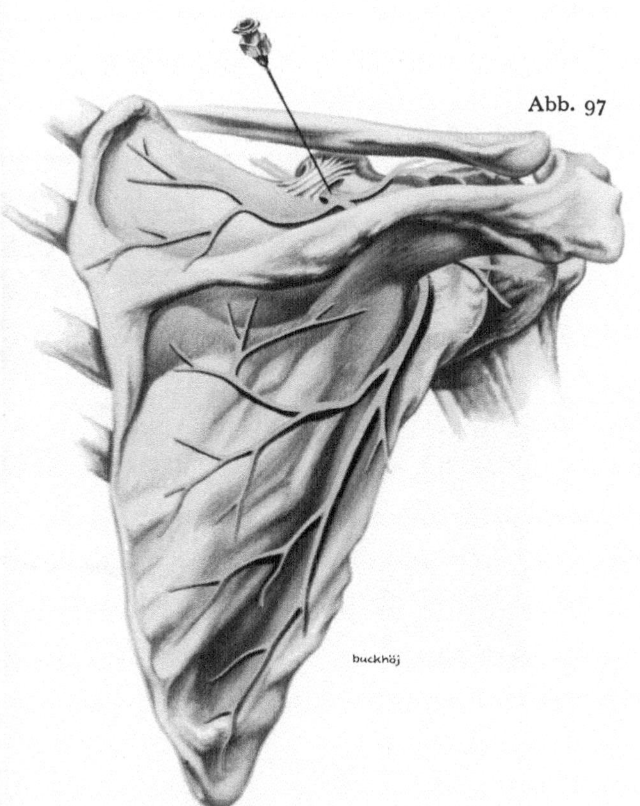

Abb. 97

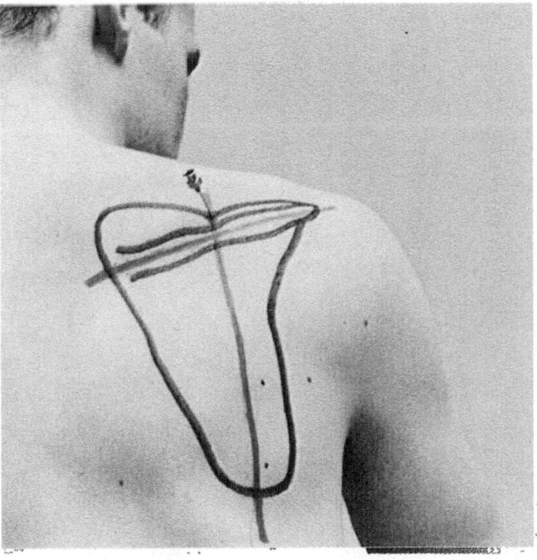

Abb. 98

Blockade der peripheren Nerven des Armes in der Ellenbeuge

VON BERTIL LÖFSTRÖM

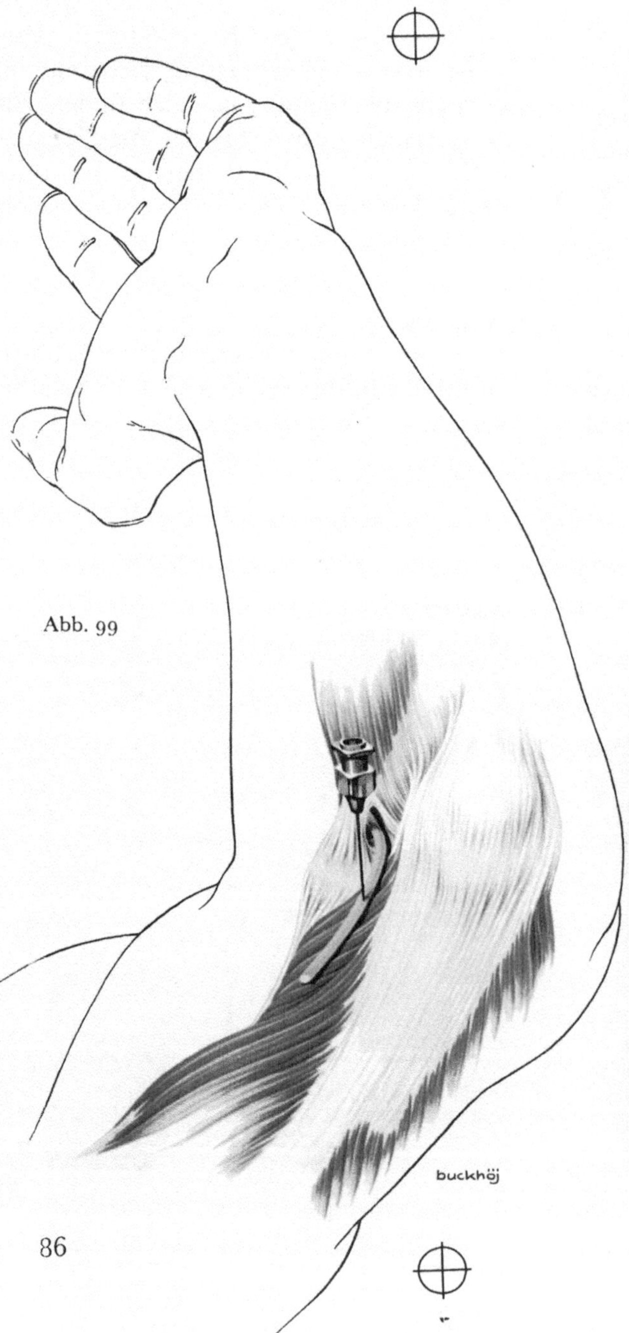

Abb. 99

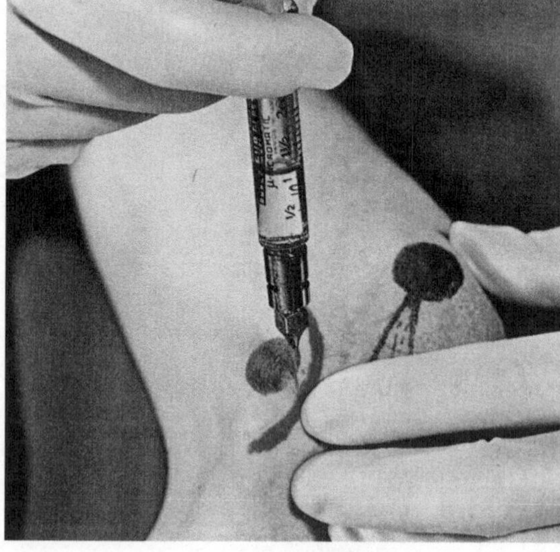

Abb. 100

N. ulnaris

ANATOMIE

Der *N. ulnaris* (C_6, C_7, C_8, Th_1) perforiert im distalen Drittel des Oberarmes das Septum intermusculare mediale, gelangt in die Loge der Streckmuskeln und zieht über das Ellenbogengelenk im Sulcus n. ulnaris auf der Rückseite des Epicondylus medialis humeri, wo er meist leicht zu palpieren ist (Abb. 99). Danach tritt der Nerv zwischen beiden Köpfen des M. flexor carpi ulnaris hindurch und zieht an der Beugeseite des Unterarmes weiter abwärts. In manchen Fällen findet man den Nerv nicht in seinem Sulcus, sondern tastet ihn weiter außen am medialen Epicondylus.

TECHNIK

Der Nerv ist am leichtesten in seinem Verlauf im Sulcus n. ulnaris an der Rückseite des medialen Epicondylus humeri zu blockieren. Zur Vermeidung einer »Nervenreizung« in diesem Gebiet soll man den Nerv nach Möglichkeit 1-2 cm proximal vom Sulcus n. ulnaris blockieren.

Man tastet den Nerv am rechtwinklig gebeugten Ellenbogengelenk und führt eine feine Kanüle (Außendurchmesser 0,40 bis 0,45 mm) mit einer 2-5 ml- Spritze in Richtung auf den Nerv ein (Abb. 100). Beim Auftreten von Parästhesien, die nach der Ulnarseite des Unterarms und zum kleinen Finger ausstrahlen, fixiert man die Kanüle und injiziert sodann sehr langsam 1-2 ml Xylocain 1 % ohne oder mit Adrenalin. Man kann den Nerv auch blockieren, wenn man die Kanülenspitze unter Kontrolle des tastenden Fingers eben an den Nerv herangebracht hat. Bei dieser Technik benötigt man zur Blockierung des Nervs 5-10 ml Xylocain 1 % ohne oder mit Adrenalin. Dieses Verfahren ergibt nicht so sichere Resultate wie die intraneurale Injektion. Das Hautinnervationsgebiet des N. ulnaris ist aus Abb. 101 zu ersehen.

Bei intraneuraler Injektion ist die Latenzzeit kurz (unter 5 Min), bei extraneuraler Injektion dagegen länger (15-30 Min.).

Die Blockade des N. ulnaris ist eine wertvolle Ergänzung für eine unvollständige supraklavikulare Blockade des Plexus brachialis (bei dieser Form der Plexusblockade ist es im allgemeinen am schwierigsten, auch die Fasern der Segmente C_8-Th_1 auszuschalten).

Bei kleineren Eingriffen im Ausbreitungsgebiet des N. ulnaris. Die bilaterale Ulnarisblockade ist mit Erfolg zur Prüfung von Lokalanästhetika angewandt worden (Albért und Löfström 1961, 1965 a).

Die Ulnarisblockade ist kontraindiziert bei Ulnarisneuritis oder wenn bereits durch die Palpation des Nervs auffallend leicht Parästhesien auszulösen sind.

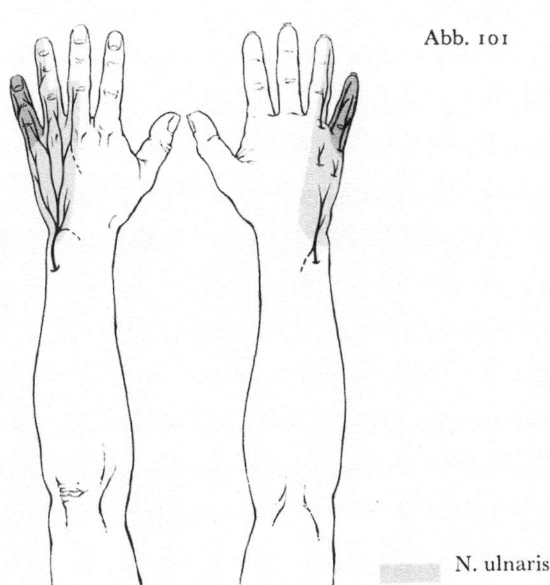

Abb. 101

N. medianus

ANATOMIE

Der *N. medianus* $(C_5, C_6, C_7, C_8, Th_1)$ zieht
an der Innenseite des Oberarmes abwärts,
wo er in die große Gefäß-Nervenscheide eintritt. Er zieht dann weiter in der Beugeseite
des Ellenbogengelenkes und liegt dort medial
von der A. brachialis. Dann tritt er, gedeckt
von der Bicepsaponeurose, zwischen den
Köpfen des M. pronator teres hindurch und
zieht in der Loge der Unterarmbeuger (Abb.
102) abwärts.

TECHNIK

Man blockiert den N. medianus zweckmässig
dicht ulnar von der A. brachialis in Höhe
der Verbindungslinie zwischen beiden Epikondylen. Bei schlanken Patienten läßt sich
der Nerv hier im allgemeinen palpieren. Man
sticht eine feine kurze Kanüle (Außendurchmesser 0,40-0,45 mm) etwa $^1/_2$-$^3/_4$ cm ulnar
von der A. brachialis ein. Oft muß man die
Kanüle fächerförmig aufwärts und abwärts
gleiten lassen. Dieses Manöver wird in einer
durch die beiden Epikondylen gedachten Ebene und senkrecht zur Längsachse des ausge-
streckten Armes ausgeführt, um den Nerv zu
treffen (Abb. 104). Beim Auftreten von Parästhesien injiziert man 5 ml Xylocain 0,5-
1 % mit oder ohne Adrenalin. Die Blockade
der Hautnerven des Unterarmes erfordert zusätzlich einen subkutanen Anästhesiewall.

INDIKATIONEN

Aus dem Ausbreitungsgebiet der Blockade
(Abb. 103) ergeben sich die Möglichkeiten
ihrer Anwendung in der kleinen Chirurgie
(z.B. Vollhauttransplantationen an den radialen 3 Fingern der Hand).

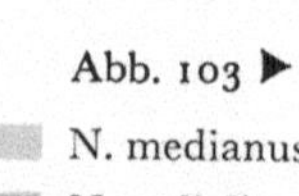

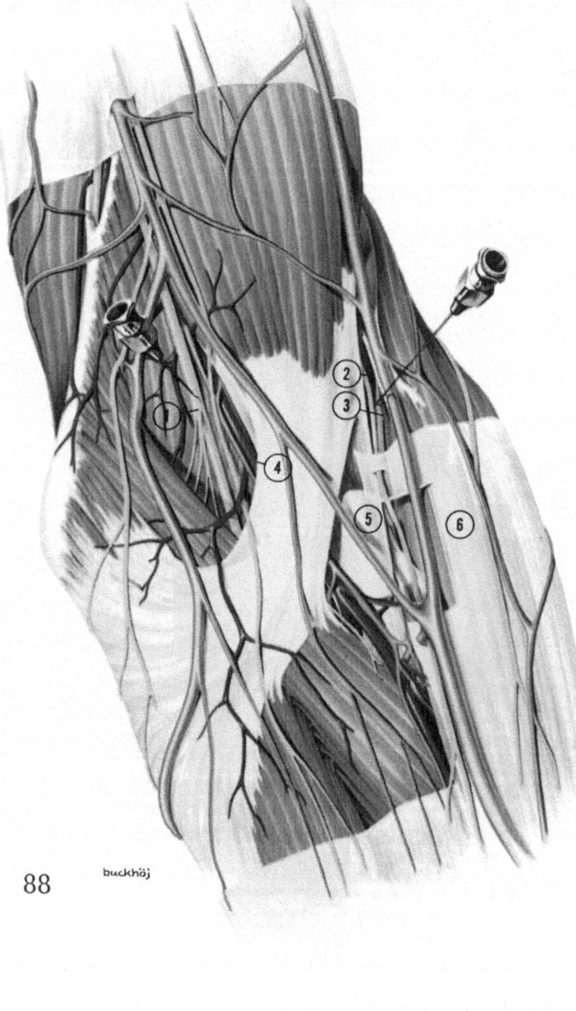

◀ Abb. 102

1. N. medianus
2. N. cutaneus antebrachii
   lateralis
3. N. radialis
4. A. brachialis
5. Tendo m. bicipitis
6. M. brachioradialis

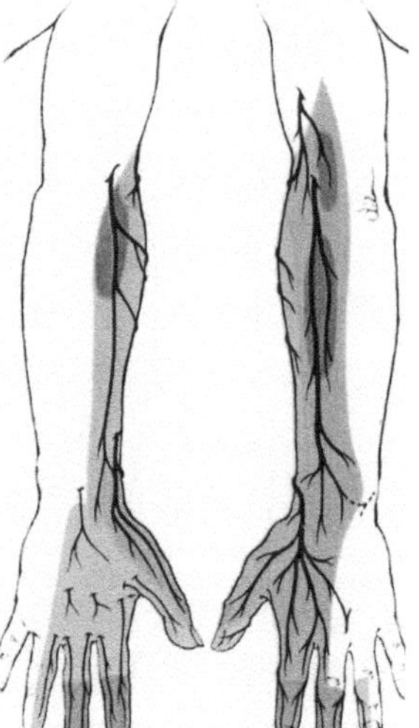

Abb. 103 ▶

N. medianus

N. radialis

N. cutaneus
antebrachii
lateralis

Das Karpaltunnel-Syndrom und andere Medianusneuritiden stellen relative Kontraindikationen gegen die Blockade dar.

N. radialis und N. cutaneus antebrachii lateralis

ANATOMIE

Zusammen innervieren diese beiden Nerven die radiale Hälfte des Unterarmes und des Handrückens (Abb. 103).

Der *N. radialis* (C_5, C_6, C_7, C_8, Th_1) läuft in der Mitte des Oberarmes im Sulcus n. radialis um die dorso-laterale Zirkumferenz des Humerus, zieht vor dem Ellenbogengelenk abwärts und liegt in der Furche zwischen dem M. brachioradialis und dem Biceps (Abb. 102). In Höhe des Radiusköpfchens teilt sich der Nerv in einen überwiegend motorischen *R. profundus,* der die Streckmuskulatur des Unterarmes innerviert, und in einen *R. superficialis.* Dieser ist sensibel, folgt dem Verlauf der A. radialis und verzweigt sich schließlich in der radialen Hälfte des Handrückens.

Abb. 104

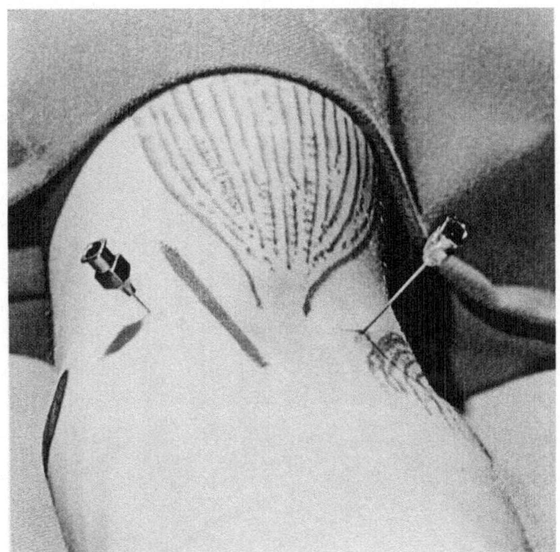

Der *N. cutaneus antebrachii lateralis* (C_5, C_6, C_7) ist die sensible Fortsetzung des *N. musculocutaneus.* Er perforiert die Fascia brachialis an der lateralen Seite des M. biceps etwas proximal vom Ellenbogengelenk (Abb. 102), um sich dann an der lateralen Seite des Unterarmes bis herab zum Radiokarpalgelenk auszubreiten (Abb. 103).

TECHNIK

Beide Nerven lassen sich mit folgender Technik blockieren: in Höhe des gestreckten Ellenbogengelenks führt man eine relativ lange feine Kanüle zwischen dem M. brachioradialis und der Bicepssehne ein (Abb. 102). Die Kanüle wird so nach proximal gerichtet, daß man die äußere Oberfläche des Epicondylus lateralis erreicht. Nach Knochenkontakt zieht man die Kanüle 0,5 cm zurück und injiziert dabei 2-4 ml Xylocain 0,5-1 % mit oder ohne Adrenalin. Man soll zwei- bis dreimal nacheinander in proximaler Richtung Knochenkontakt suchen und dabei injizieren (Abb. 104). Weitere 5 ml injiziert man langsam, wenn man die Nadel ins Subkutangewebe zurückzieht. Beim Auftreten von Parästhesien fixiert man die Kanüle und injiziert 5 ml. Ergänzt man die Blockade mit einem subkutanen Anästhesiewall vom Biceps bis über den proximalen Teil des M. brachioradialis, so erhält man auch eine Blockade der oberflächlichen Hautäste des N. musculocutaneus.

INDIKATIONEN

Eingriffe im Versorgungsgebiet des N. radialis am Unterarm und an der Hand sowie als Ergänzung zu unvollständigen axillaren Plexusblockaden und Blockaden in der Ellenbeuge.

KONTRAINDIKATIONEN

Nervenläsionen stellen eine relative Kontraindikation dar.

Blockade der peripheren Nerven des Armes in der Handwurzelgegend

VON BERTIL LÖFSTRÖM

Die teilweise oder vollständige Blockade der Handwurzelregion ist in der kleinen Chirurgie sehr wertvoll, wenn die Motilität der Hand während der Operation teilweise erhalten bleiben soll. Eine Blutleere mit Esmarchbinde wird jedoch nur kürzere Zeit ertragen.

N. medianus

ANATOMIE

Der *N. medianus* zieht am Unterarm zwischen den oberflächlichen und tiefen Beugern und deren Sehnen abwärts und liegt in Höhe der proximalen Handwurzelfurche ganz oberflächlich unter oder dicht radial von der Sehne des M. palmaris longus. Wenn dieser Muskel fehlt, findet man den Nerv zwischen den Sehnen der oberflächlichen Fingerbeuger und der Sehne des M. flexor carpi radialis (Abb. 106). Der N. medianus innerviert die radiale Palmarseite der Hand bis zur Mittellinie des Ringfingers (Abb. 105).

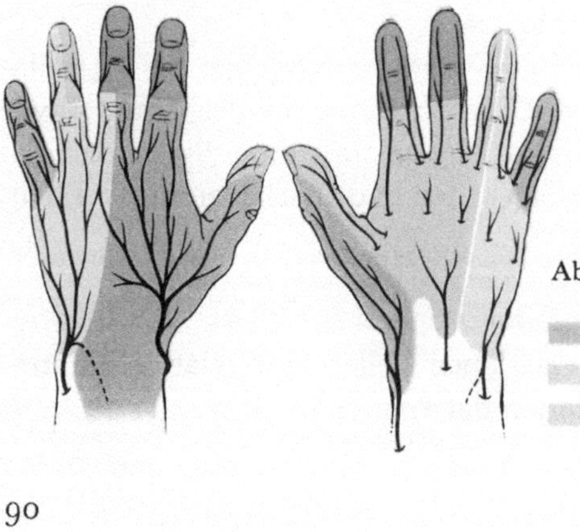

Abb. 105

N. radialis

N. medianus

N. ulnaris

TECHNIK

Mit einer feinen Kanüle punktiert man in Höhe der proximalen Handwurzelbeugefalte senkrecht zur Haut und zwischen den Sehnen des M. flexor palmaris longus und des M. flexor carpi radialis hindurch. Es ist meist zweckmäßig, die Hand durch ein zusammengerolltes kleines Tuch unter der Dorsalseite der Handwurzel in Dorsalflexion zu fixieren. Man soll dann die Kanüle in einer zur Längsrichtung des Unterarmes senkrechten Ebene langsam fächerförmig auf- und niederführen. Beim Auslösen von Parästhesien injiziert man langsam 2-5 ml Xylocain 1 % mit oder ohne Adrenalin (Abb. 107) und 2 ml subkutan.

Abb. 106

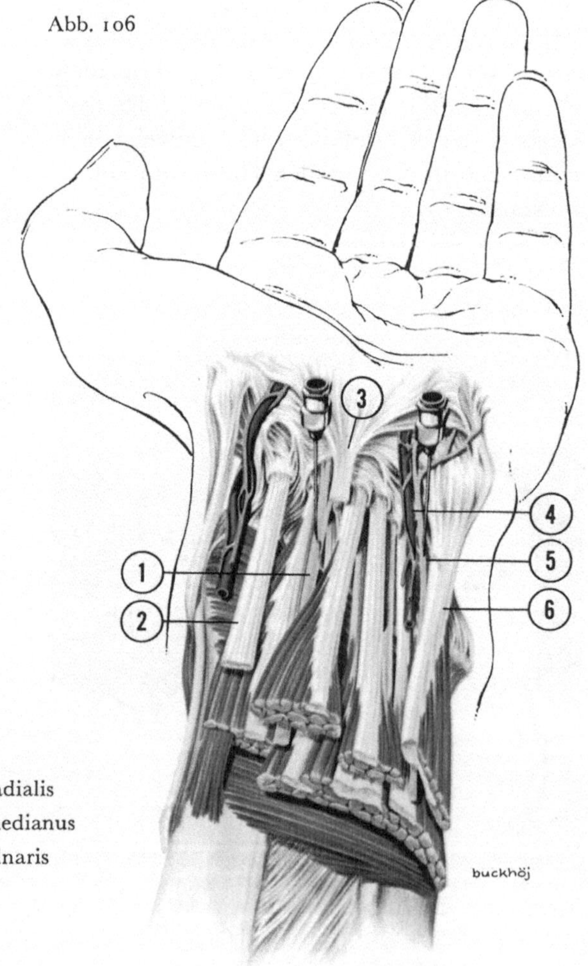

Das Karpaltunnel-Syndrom und die übrigen Medianusneuritiden stellen eine relative Kontraindikation dar.

N. ulnaris

ANATOMIE

Der *N. ulnaris* zieht an der Beugeseite des Unterarmes zunächst vom M. flexor carpi ulnaris gedeckt, dann radial von der Sehne dieses Muskels nach abwärts. Hierbei liegt die A. ulnaris radial neben dem Nerv. Im unteren Drittel des Unterarms, etwa 5 cm proximal von der Handwurzel, teilt sich der N. ulnaris in einen dorsalen und einen palmaren Ast. Der rein sensible *R. dorsalis n. ulnaris* unterkreuzt die Sehne des M. flexor carpi ulnaris und gelangt auf diese Weise an die Dorsalseite der Handwurzel, wo er Zweige an die ulnare Hälfte der Dorsalseite der Hand abgibt. Der palmare Ulnarisast – *R. palmaris n. ulnaris* – ist ein gemischter Nerv und zieht weiter abwärts an der Sehne des M. flexor carpi ulnaris entlang (Abb. 106), um sich radial vom Os pisiforme in einen oberflächlichen und einen tiefen Ast zu verzweigen. Der oberflächliche Ast ist rein sensibel und breitet sich im ulnaren Anteil der Handfläche sowie auf der Palmarseite des Kleinfingers und der ulnaren Hälfte des Ringfingers aus (Abb. 105).

TECHNIK

Man blockiert den palmaren Ulnarisast in Höhe des Proc. styloides ulnae. Hierzu punktiert man mit einer feinen Kanüle (Außendurchmesser 0,40-0,45 mm) senkrecht zur Haut und dirigiert die Kanüle so, daß ihre Spitze unmittelbar radial von der Sehne des M. flexor carpi ulnaris und unmittelbar ulnar von der A. ulnaris eindringt (Abb. 106, 107). Die Arterie ist meist zu palpieren, am leichtesten, wenn die Handwurzel in angedeuteter Flexion fixiert wird. Bei Auslösung von Parästhesien fixiert man die Kanüle und injiziert 2-4 ml Xylocain 1 % mit oder ohne Adrenalin. Erhält man keine Parästhesien, so läßt sich doch meist eine gute Blockade erzielen, wenn man 5-10 ml der 1 %igen Lösung injiziert, während man die Kanüle langsam vom Knochen-Faszienkontakt in der Tiefe nach subkutan heraufzieht.

Zur Blockade des dorsalen Ulnarisastes legt man einen Lokalanästhesiewall von der Sehne des M. flexor carpi ulnaris aus um den ulnaren Teil der Handwurzel an (ca. 5 ml 0,5-1 %iges Xylocain mit Adrenalin).

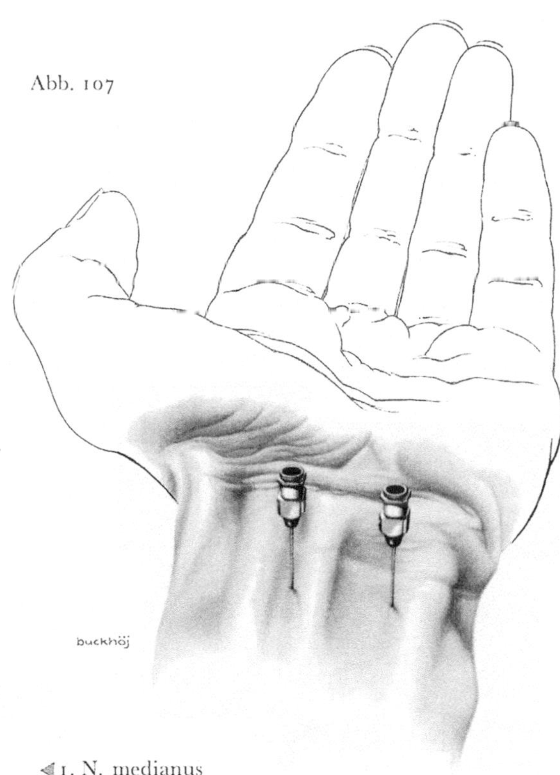

Abb. 107

◁ 1. N. medianus
2. Tendo m. flexoris carpi radialis
3. Tendo m. palmaris longi
4. A. ulnaris
5. N. ulnaris
6. Tendo m. flexoris carpi ulnaris

N. radialis

Der oberflächliche Ast des *N. radialis* verläuft am Unterarm zuerst zusammen mit der
A. radialis an der Medialseite des M. brachioradialis entlang abwärts (Abb. 102).
Etwa 7 cm proximal vom Handgelenk unterkreuzt der Nerv die Sehne des Brachioradialis, so daß er auf die Streckseite gelangt. Dort
verläuft er subkutan und teilt sich in Höhe
der Handwurzel in einige Äste auf, die die
radiale Dorsalseite der Hand versorgen (Abb.
105).

Der R. superficialis des N. radialis läßt sich
6-8 cm proximal von der Handwurzel durch
eine Infiltration unter der Sehne des M. brachioradialis blockieren. Einfacher und angenehmer für den Patienten ist jedoch das Anlegen eines subkutanen Infiltrationswalles,
der in Höhe der Sehne des M. flexor carpi
radialis beginnt und um die Radialseite der
Handwurzel herum in dorsaler Richtung
auf den Proc. styloides ulnae verläuft (Abb.
108). Man injiziert etwa 5 ml 0,5-1 %iges
Xylocain mit Vasokonstriktor.

Zur Beachtung: Der Infiltrationswall um
die Handwurzel soll möglichst nicht die ganze Zirkumferenz umgreifen und man ver-
meide Verletzungen der subkutanen Venen.

Abb. 108

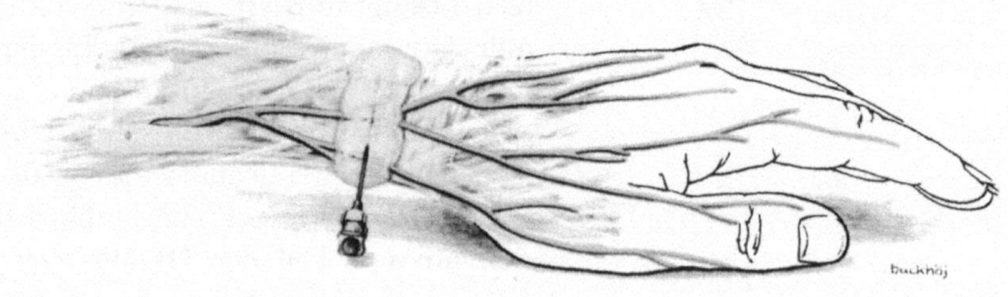

Blockade
der Interkostalnerven

VON BERTIL LÖFSTRÖM

ANATOMIE

Die *Nn. intercostales* sind die ventralen Zweige der thorakalen Spinalnerven und verlaufen segmental unter der zugehörigen Rippe.
Nach dem Austritt aus dem Foramen intervertebrale zieht jeder Interkostalnerv durch
den Paravertebralraum und ist dort von der
Pleura nur durch die Fascia endothoracica
getrennt. Am Angulus costae erreicht der Interkostalnerv den kaudalen Rand der Rippe
und verläuft danach unterhalb der Arterie
im Sulcus costae nach vorn. Dabei liegt er
zwischen dem M. intercostalis externus und
internus (Abb. 109). Die 6 oberen Interkostalnerven breiten sich ausschließlich in der
Brustwand aus. Die 6 unteren Interkostalnerven ziehen dagegen in der Bauchwand
abwärts, wo sie zwischen dem M. obliquus
internus und M. transversus abdominis liegen. In der vorderen Axillarlinie gibt jeder
Interkostalnerv einen *R. cutaneus lateralis* ab
und entsendet dicht am Sternum einen kleinen *R. cutaneus anterior*. Die Hautäste eines
Interkostalnervs versorgen ein gürtelförmiges
Gebiet der ventrolateralen Rumpfwand (Abb.
110). Motorisch innervieren die Interkostalnerven die Interkostalmuskeln, den M. transversus thoracis sowie die Bauchmuskulatur.

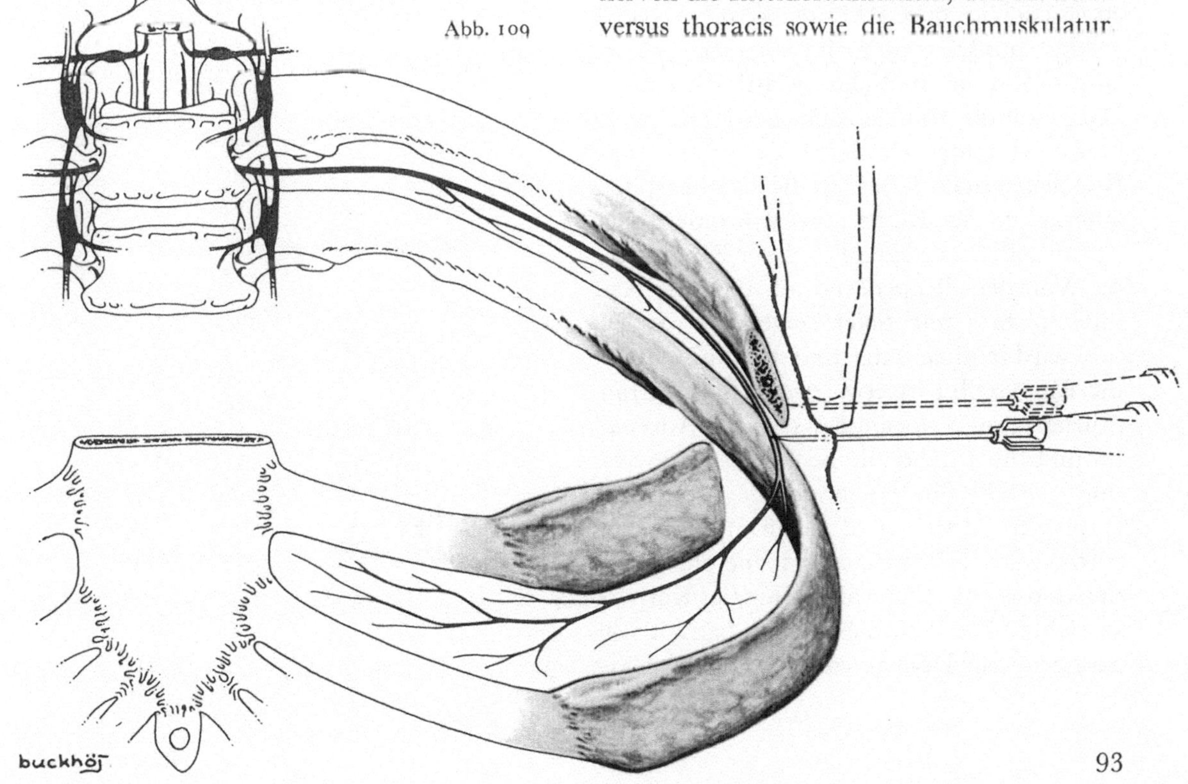

Abb. 109

Zur Blockade der Interkostalnerven kann der Patient Seitenlage oder Bauchlage einnehmen. Die Bauchlage ist vorteilhafter, wenn eine bilaterale Blockade vorgesehen ist.

Um dem Patienten das mit dem Anlegen der Anästhesie verbundene Unbehagen zu ersparen und um dem Anästhesisten die Arbeit zu erleichtern, sollte man vor und eventuell auch während der Vornahme der Blockade kleine Dosen von Thiopental oder Nembutal geben (s. S. 21).

Man blockiert die Interkostalnerven am besten im Gebiet des Angulus costae, unmittelbar lateral von der Muskulatur des Erector trunci. Die kaudalen Rippen lassen sich meist leicht tasten. Wenn man die Arme des Patienten nach oben und vorne führt, wird das Schulterblatt aus dem Gebiet des Rippenwinkels herausgedreht, so daß man auch den fünften oder vierten Interkostalnerv blockieren kann. Mit dem Finger einer Hand sucht man die Unterkante der Rippe auf und verschiebt dann die darüberliegende Haut etwas nach kranial (Abb. 111).

Man punktiert mit einer feinen 3-5 cm langen Kanüle in Richtung auf die Rippe. Dabei soll die Kanüle leicht gewinkelt nach kranial gerichtet sein. Nach Erreichung von Knochenkontakt läßt man die Kanülenspitze langsam an der Rippe abwärtswandern, bis sie unter den kaudalen Rand der Rippe gleitet. Von dem Rippenrand aus darf die Kanülenspitze 3 mm tiefer eingeführt werden und wird in dieser Lage fixiert (zu beachten: die Rippe selbst ist etwa 7 mm dick). Man injiziert 5 ml Xylocain 0,5-1 % mit Adrenalin und führt dabei die Kanüle 1-2 mm vor und zurück. Für langdauernde Blockaden empfehlen Moore et al. (1962) Pantocain 0,10-0,25 % mit Adrenalin 1:200 000 (Maximaldosis von Pantocain: 2 mg/kg Körpergewicht). Die Anästhesiedauer beträgt 6-8 Stunden. Ein Derivat von Scandician, Car-

bosthesin soll angeblich eine noch längere Anästhesiedauer von ca. 14 Stunden ergeben (Telivuo, 1963).

Die Interkostalnerven lassen sich auch leicht in der Axillarlinie blockieren, wenn eine ergänzende Anästhesie gewünscht wird.

Zur Anästhesie der Bauchwand müssen die Interkostalnerven Th_5-Th_{12}-L_1 blockiert werden. Eine subkutane, intramuskuläre und extraperioneale Infiltration unmittelbar oberhalb der Spina iliaca anterior superior dient zweckmäßigerweise zur Ergänzung der Interkostalnervenblockade für Unterbauchoperationen. Für diese Infiltration genügt eine 0,5 %ige Xylocain-Lösung mit Adrenalin.

Rippenfrakturen. Eine erfolgreiche Interkostalnervenblockade ermöglicht dem Patienten freies Durchatmen und Abhusten von retiniertem Sekret. Die erzielte Schmerzfreiheit sollte für Husten- und Atemübungen ausgenutzt werden. Postoperativ nach Abdo-

Abb. 110

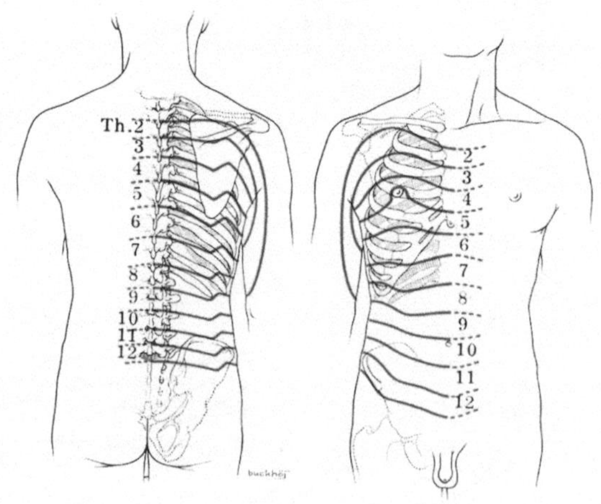

ninaloperationen zur Schmerzausschaltung
und Verbesserung des Durchatmens und Ab-
hustens. Die Interkostalnervenblockade wurde und wird auch weiterhin in der Bauch-
chirurgie angewendet. Die Blockade der Interkostalnerven ergibt eine vollständige Muskelerschlaffung ohne den mit einer Spinalanästhesie verbundenen Blutdruckabfall. Für
Operationen in der Bauchhöhle muß die Interkostalnervenblockade jedoch durch eine
Blockade des Plexus coeliacus oder eine oberflächliche Narkose vervollständigt werden.

KOMPLIKATIONEN
Die wichtigste Komplikation ist der durch
Lungenpunktion hervorgerufene Pneumothorax mit nachfolgender Ausbildung eines
Ventilpneumothorax. Von dem Versuch einer
Interkostalnervenblockade ist abzuraten,
wenn die Rippe nicht deutlich zu palpieren
ist. Zur Vermeidung einer toxischen Reaktion darf die Maximaldosis des verwendeten
Lokalanästhetikums nicht überschritten werden.

Abb. 111

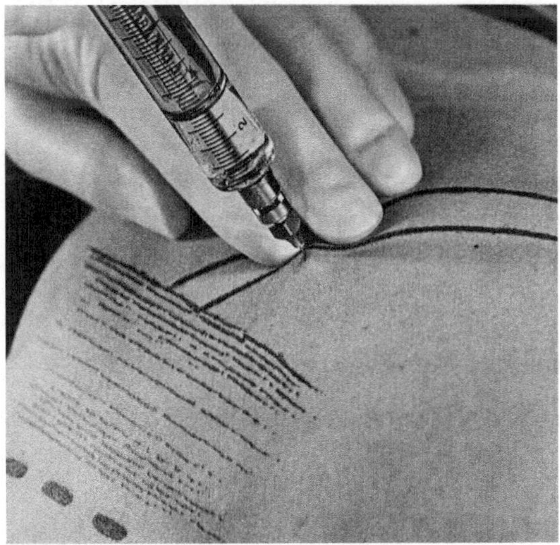

Die Paracervikal-
blockade

ANATOMIE

Die Schmerzen der Uteruskontraktionen, der Erweiterung der unteren Uterusabschnitte und der Cervix während der Austreibungsperiode werden über sympathische Nervengeflechte fortgeleitet. Diese Schmerzleitung verläuft über Sympathikusfasern, die vom Uterus zur Cervix ziehen, und über die Sympahtikusgeflechte des Beckens und Abdomens den lumbalen und unteren thorakalen Grenzstrang des Sympathikus erreichen. Sie treten über die *Rr. communicantes* und die dorsalen Wurzeln von Th_{11} und Th_{12} ins Rückenmark ein.

TECHNIK

In der Regel gibt man keine besondere Prämedikation über die analgetischen Maßnahmen hinaus, die in der jeweiligen geburtshilflichen Situation bereits getroffen wurden. Wenn eine besondere Prämedikation als absolut erforderlich betrachtet wird, muß man den Zeitpunkt der bevorstehenden Entbindung und den Zustand des Kindes berücksichtigen (s. S. 22).

Die Patientin wird gynäkologisch aufgelegt, die Vagina und die Haut um die Vulva werden desinfiziert. Man legt die Blockade an, wenn die Cervix bei Mehrgebärenden auf 3 cm, bei Erstgebärenden auf 5 cm er-

weitert ist. Am besten verwendet man eine Kanüle, die bei der Einführung durch eine Hülse geschützt werden kann, z.B. eine Kobak-Kanüle (Abb. 112). Man führt die Schutzhülse mit der Kanüle mit dem Zeige- und Mittelfinger der einen Hand bis zum lateralen Fornix (bei 3 Uhr) ein. Hier soll die Kanüle nach kranial-lateral-dorsal gerichtet sein und hier schiebt man sie aus ihrer Hülse durch die Mucosa etwa 4 mm in die Tiefe vor (Abb. 113, 114). Wegen der Nähe der Uteringefäße ist besondere Vorsicht geboten. Nach sorgfältigem Aspirieren injiziert man 10 ml Xylocain oder Xylonest 0,5-1 % oder 8-10 ml Bupivacain 0,125 (-0,25) %. Wenn ein Adrenalin-Zusatz erwünscht ist, dürfen nur niedrige Adrenalin-Konzentrationen zur Anwendung kommen, z.B. 1:300 000 oder 1:400 000. Man stellt diese Adrenalin-Konzentrationen her, indem man 0,5 bzw. 1 % Lösung mit Adrenalin 1:200 000 mit 0,5 bzw. 1 %iger vasokonstriktorfreier Lösung im Verhältnis 2:1 bzw. 1:1 mischt.

Man wiederholt dann die Blockade auf der anderen Seite der Cervix 9 Uhr. Zwischen den beiden Blockaden soll man einige Zeit vergehen lassen, um auf diese Weise hohe Xylocain-Serumkonzentrationen möglichst zu vermeiden, die bei gleichzeitiger Resorption von beiden Injektionsstellen entstehen können. Xylonest hat eine geringere Toxizität als Xylocain, doch muß man bei der Verwendung von Xylonest besonders aufmerksam auf eine eventuell durch Methämoglobinbildung bedingte Zyanose achten (Ursache und Therapie, s. S. 18).

Abb. 112

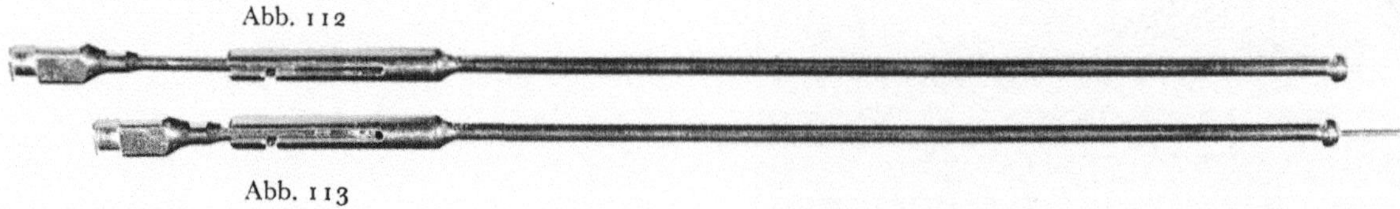

Abb. 113

NDIKATIONEN

Zur Schmerzbekämpfung während der Eröffnungsphase und in Kombination mit Pudendusblockaden auch in der Austreibungsphase. In Kombination mit Pudendusblockaden eignet sich die Paracervikalblockade auch für das Anlegen eines Vakuumextraktors und einer mittelhohen Zange. Zur Beachtung: Falls beide Blockaden relativ kurz hintereinander durchgeführt werden, ist ganz besonders auf die Maximaldosis des verwendeten Präparates zu achten.

Cervixdilatation und Curettage.

KOMPLIKATIONEN

Eine zu schnelle Resorption in den lockeren Geweben kann hohe Xylocain-Serumkonzentrationen ergeben und toxische Nebenwirkungen verursachen. Eine toxische Reaktion wird mit künstlicher O_2-Beatmung und Muskelrelaxation mit Succinylcholin behandelt. Meist genügt diese Maßnahme, und die Anwendung von Barbituraten mit der Gefahr einer depressiven Wirkung auf das Kind läßt sich vermeiden.

Zu beachten: Ein Adrenalin-Zusatz zum Lokalanästhetikum kann die Wehentätigkeit schwächen und eine depressive Wirkung auf das Kind ausüben. Zu beachten ist auch die Nähe der A. und V. uterina mit der Gefahr einer intravasalen Injektion.

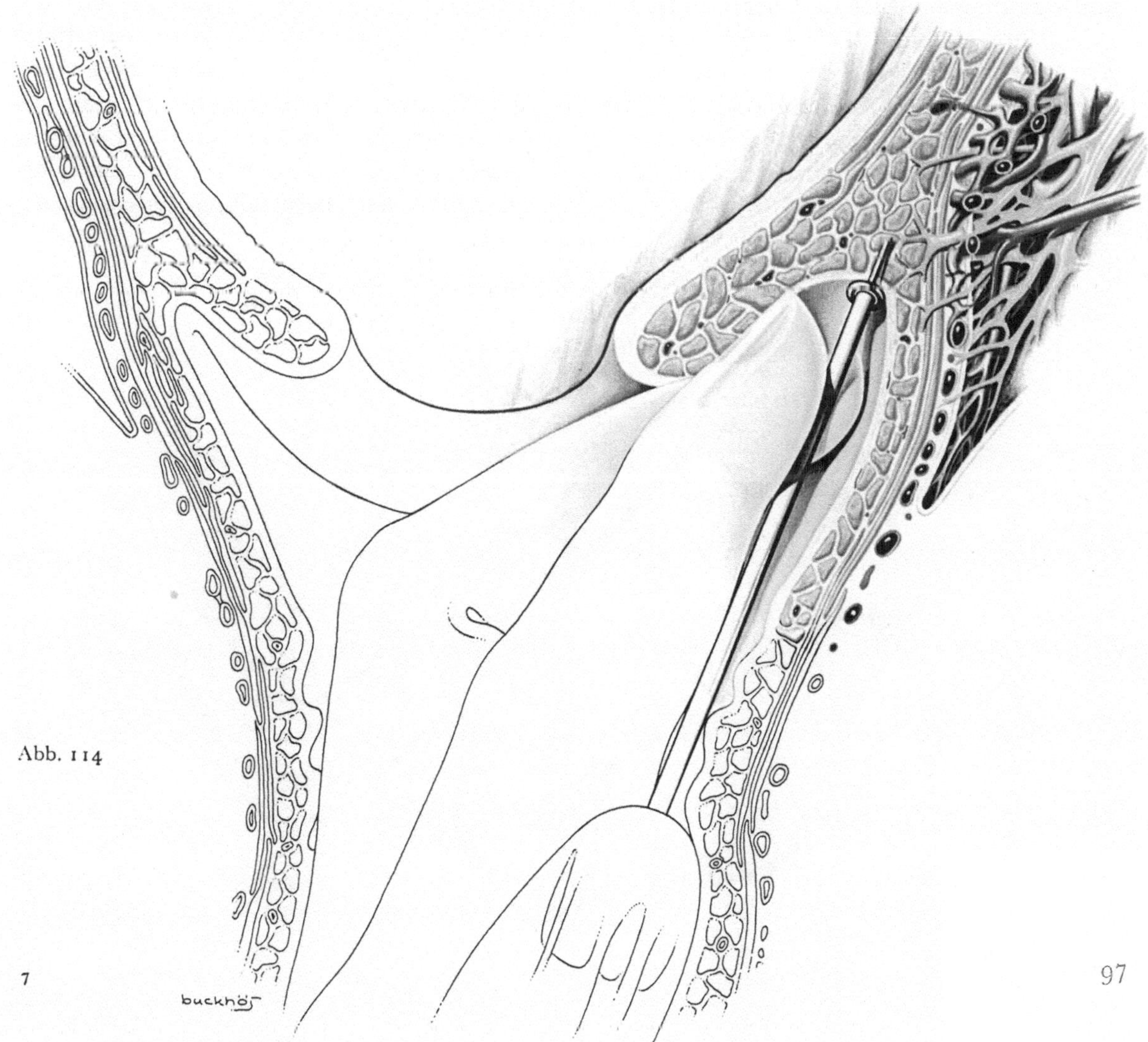

Abb. 114

Die Pudendus-blockade

VON SÖREN ENGLESSON

ANATOMIE

Der *N. pudendus* (S_2, S_3, S_4) verläuft lateral und dorsal von der Spina ischiadica und dem Lig. sacrospinale. Nach diesem Verlauf teilt er sich in die *Nn. perineales* und *Nn. rectales inferiores* (Abb. 115). Der N. pudendus ist der wichtigste sensible Nerv des Perineums. Der perianale Teil des Perineums und die unteren Abschnitte der Labien erhalten ihre Hautinnervation auch von den *Rr. perineales*, die Äste des *N. cutaneus femoris posterior* sind. An der Innervation der oberen Labienabschnitte beteiligen sich auch der *N. genitofemoralis* und der *N. ilioinguinalis*.

Der N. pudendus läßt sich am besten dort blockieren, wo er an der Spina ischiadica vorbeizieht. Zwei Verfahren stehen zur Auswahl: das transvaginale Vorgehen oder das perineale Vorgehen.

TRANSVAGINALE TECHNIK

Für das transvaginale Verfahren verwendet man am besten eine lange, mit einer Schutzhülse versehene Kanüle, z.B. eine Kobak-Kanüle (Abb. 112, 113).

Die Patientin wird in Steinschnittlage aufgelegt. Perineum und Vagina werden desinfiziert. Zur Blockade des N. pudendus führt man den Zeige- und Mittelfinger der einen Hand in die Vagina ein. Man palpiert dabei die Spina ischiadica und das Lig. sacrospinale (Abb. 116). Die Schutzhülse mit der zurückgezogenen Kanüle wird eingeführt und am Ligament unmittelbar neben der Spina angesetzt. Dann durchsticht man mit der Kanüle die Mucosa und das Ligament (Abb. 115). Beim Perforieren des Ligaments spürt man die Überwindung des elastischen

Abb. 115

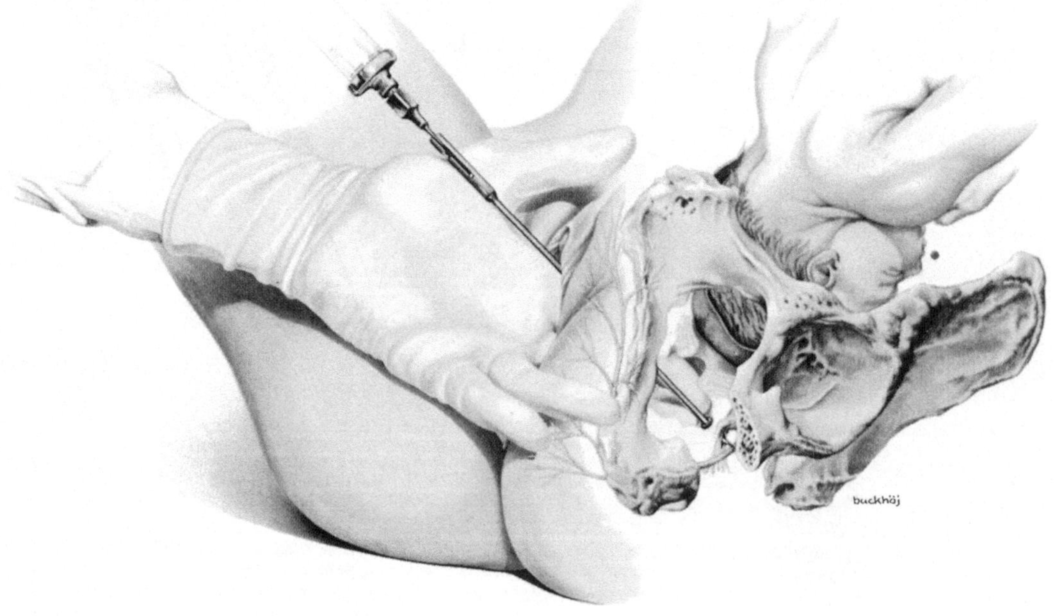

Widerstandes. Die Kanülenspitze sollte jetzt knapp 10 mm unter der Mucosa liegen. Hier injiziert man 10 ml Xylocain oder Xylonest 1 % mit Adrenalin (Adrenalingehalt nicht mehr als 1:200 000). Man beachte, daß die A. und V. pudendalis an dieser Stelle parallel zum Nerv verlaufen. Es empfiehlt sich daher, nach jedem zweiten injizierten ml zu aspirieren. Wenn man Blut aspiriert, verschiebt man die Kanüle bis kein Blut mehr in die Spitze gelangt. Diese Sicherheitsvorkehrungen werden sehr erleichtert, wenn man eine Spitze benutzt, die am oberen Ende und an der Kolbenstange mit Fingerringen versehen ist. Die gleiche Prozedur wird dann auf der anderen Seite vorgenommen.

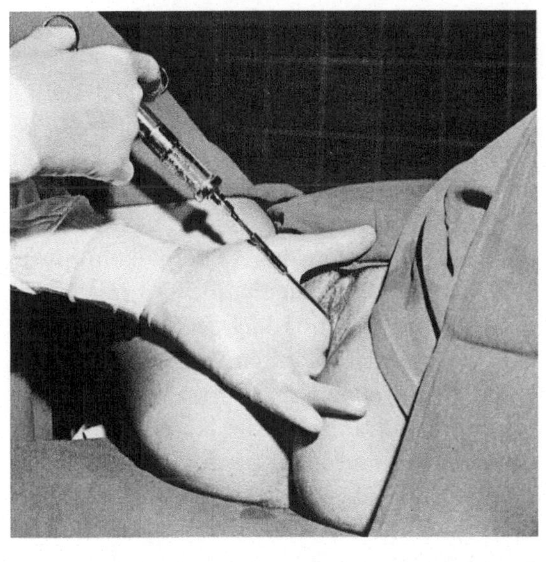

PERINEALE TECHNIK

Der perineale Zugangsweg bietet den Vorteil, daß die Äste des N. pudendus und des N. cutaneus femoris posterior von der gleichen Injektionsstelle blockiert werden können (Abb. 117). Dies ist für längere schräge

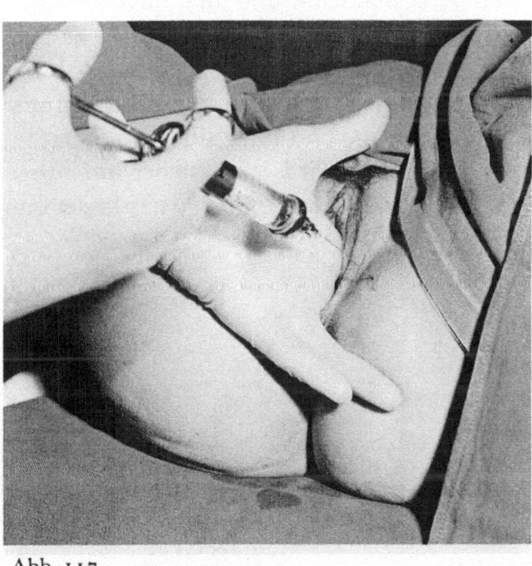

Abb. 117

Abb. 118

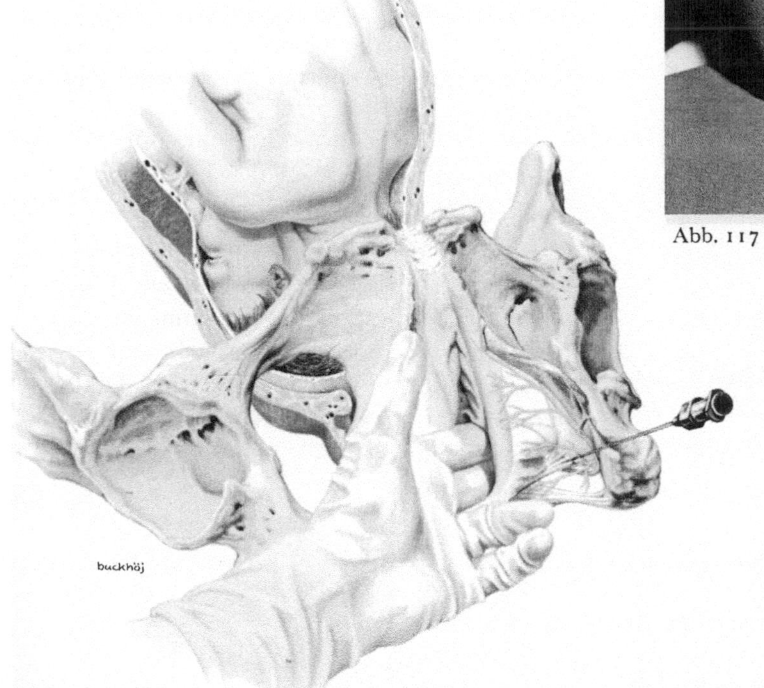

Episiotomien und für Episiotomien in der Mittellinie erforderlich.

Die Patientin wird ebenso gelagert und vorbereitet wie für das transvaginale Verfahren. Mit dem Zeigefinger der einen Hand palpiert man die Spina ischiadica, entweder per rectum oder per vaginam. In der Mitte zwischen der dorsalen Vaginalkommissur und dem Tuber ischiadicum wird mit feiner Kanüle eine Hautquaddel gesetzt. Zur Blockade verwendet man eine 8-12 cm lange Kanüle (Durchmesser 0,8 mm) mit einer 10 ml- Spritze. Man führt die Kanüle durch die Quaddel ein und lenkt sie mit dem Zeigefinger auf das Tuber ossis ischii. Dann injiziert man 5-10 ml Xylocain oder Xylonest 1 % mit Adrenalin über der lateralen Seite des Tuber ischiadicum und anal davon. Man erhält mit dieser Injektion eine Blockade des N. pudendus und der Äste des N. cutaneus femoris posterior. Die Adrenalin-Konzentration soll 1:200 000 nicht überschreiten.

Die Spritze wird jetzt wieder aufgezogen. Man injiziert nun 5 ml Anästhesielösung,

während man die Kanüle medial vom Tuber ischiadicum in die Fossa ischiorectalis einführt. Man dirigiert die Kanüle in dorso-lateraler Richtung auf das Lig. sacrospinale, das perforiert wird. Knapp 1 cm nach Passieren des Ligaments werden 5 ml der gleichen Anästhesielösung injiziert (Abb. 118). Die gleiche Prozedur wird dann auf der anderen Seite vorgenommen.

Auch bei dieser Methode besteht die Gefahr einer intravasalen Injektion, und daher soll während der Injektion wiederholt aspiriert werden.

Für eine vollständige Anästhesie des ganzen Perineums muß auch lateral von der Vulva und bis herauf zum Mons pubis ein subkutaner Anästhesiewall gelegt werden (Abb. 119). Eine 0,5 %ige Anästhesielösung ist dafür ausreichend.

Schmerzbekämpfung in der Austreibungsphase beim Durchtritt durch Vagina, Vulva und Perineum. Anlegen einer tiefen Zange, Anlegen und Naht von Episiotomien sowie Naht von Rissen. In Kombination mit der Paracervikalblockade zum Anlegen des Vakuumextraktors oder einer mittelhohen Zange, doch muß dabei besonders auf die Maximaldosis des verwendeten Präparates geachtet werden.

KOMPLIKATIONEN

Toxische Nebenwirkungen besonders bei intravasaler Injektion. Hämatome in der Glutäalgegend und weiter abwärts am Oberschenkel. Perforation des Rektums bei der perinealen Technik. Bei Verdacht auf eine Rektumperforation zieht man die Kanüle heraus und führt die Blockade mit einer neuen Kanüle aus.

Abb. 119

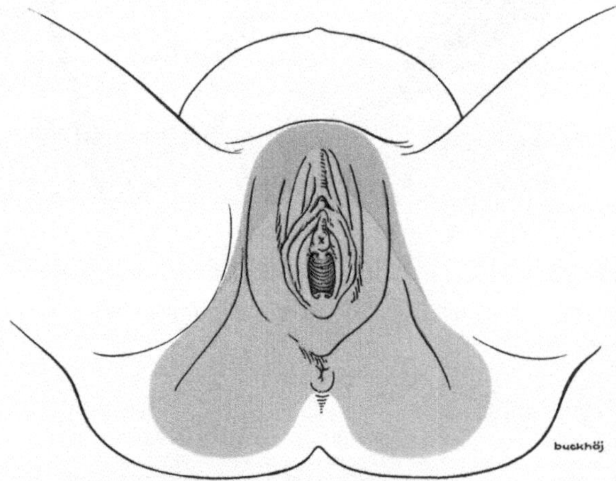

Versorgungsgebiet des N. pudendus

Grenzzone gegen Nn. ilioinguinalis et genitofemoralis

Eigentliches Innervationsgebiet des N. pudendus

Blockade der peripheren Nerven des Beines im Hüftgelenkbereich

VON BERTIL LÖFSTRÖM (Standardmethoden)
UND SÖREN ENGLESSON (vordere Ischiadicusblockade)

Die untere Extremität läßt sich ganz oder teilweise durch Nervenblockaden im Hüftgelenkbereich anästhesieren.

Hintere Ischiadicusblockade

ANATOMIE

Der *N. ischiadicus* (L_4, L_5, S_1, S_2, S_3) entspringt aus dem *Plexus sacralis*, der auf der Vorderseite der lateralen Partien des Kreuzbeines liegt. Der in seinem oberen Abschnitt etwa kleinfingerstarke Nerv verläßt das kleine Becken zusammen mit dem *N. cutaneus femoris posterior* und der A. glutaea inferior durch das Foramen infrapiriforme und gelangt in die Gesäßgegend. Gedeckt von dem M. glutaeus maximus zieht der Nerv dorsal von den Mm. gemelli, dem M. obturatorius internus und dem M. quadratus femoris weiter abwärts, zieht etwa in der Mitte zwischen Tuber ischiadicum und Trochanter major hindurch (Abb. 120) und verläuft weiter abwärts an der Rückseite des Oberschenkels. Dort liegt er dorsal von dem M. adductor magnus, überdeckt von der ischiocruralen Muskulatur. Gewöhnlich teilt sich der N. ischiadicus in Höhe des oberen Winkels der Kniekehle in den *N. tibialis* und den *N. fibularis communis*. Diese Teilungsstelle ist jedoch oft nach proximal verschoben und die beiden Ischiadicus-Äste können sogar getrennt aus dem Plexus sacralis entspringen.

TECHNIK

Man blockiert den Nerv am besten dort, wo er aus dem Foramen infrapiriforme austritt. Man erreicht ihn aber auch weiter distal bei seinem Durchtritt zwischen Tuber ischiadicum und Trochanter major. Eine Blockade an dieser zweiten Stelle scheint jedoch mit einer erheblichen Frequenz von postanästheti-

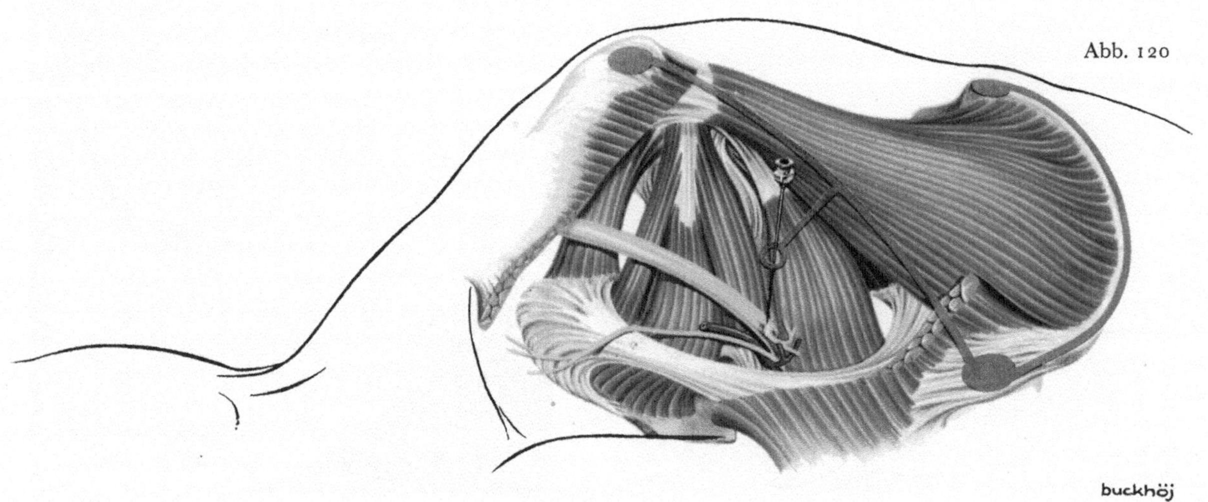

Abb. 120

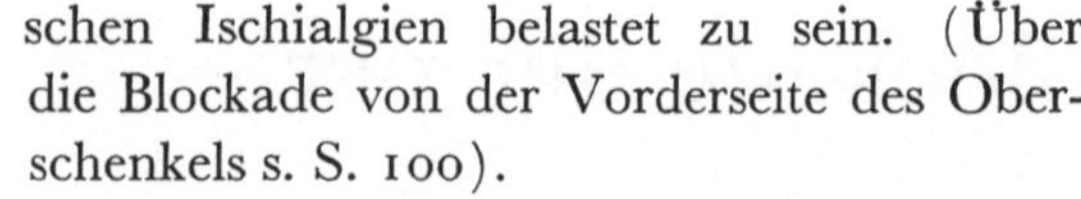

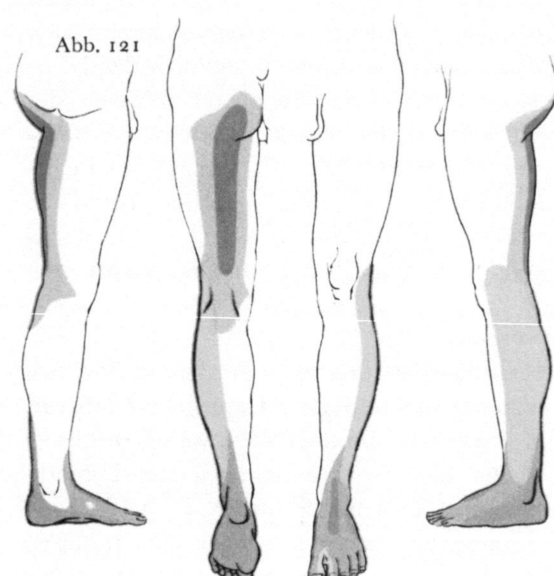

Abb. 121

schen Ischialgien belastet zu sein. (Über die Blockade von der Vorderseite des Oberschenkels s. S. 100).

Der Patient wird, halb nach vorn geneigt, mit gebeugtem Knie auf die Seite gelagert, die nicht blockiert werden soll. Über der dorsalen Seite der Spitze des Trochanter major (die dem Ansatzpunkt des M. piriformis entspricht) legt man eine Hautmarkierung an, ebenso über der Spina iliaca posterior superior. Man verbindet beide Markierungspunkte mit einer Linie. Dann wird die Beugung im Hüftgelenk so eingestellt, daß die Verlängerung des Femur in die besagte Linie weist (Abb. 122). Bei Malleolarfrakturen erhält man durch die beschriebene Stellung oft am einfachsten eine Stützung des ganzen Unterschenkels. Von dem Mittelpunkt der Verbindungslinie zwischen Spina iliaca posterior superior und Trochanter major zieht man eine neue rechtwinklig abgehende Linie in kaudaler und medialer Richtung. Auf dieser Linie projiziert sich 4-5 cm von der ersten Verbindungslinie entfernt die Stelle, an der der N. ischiadicus aus dem Foramen infrapiri-

Abb. 122

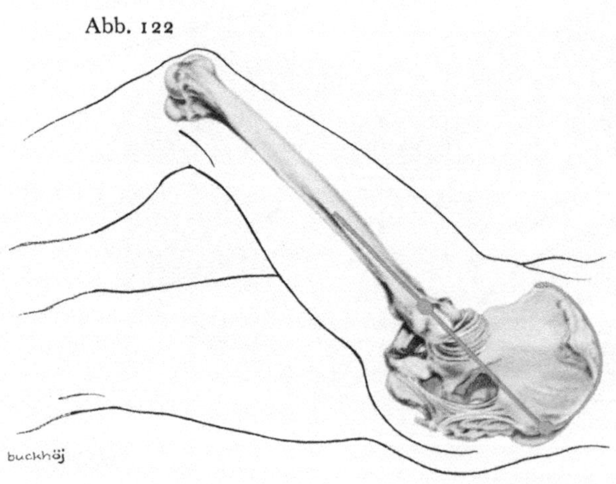

Abb. 123

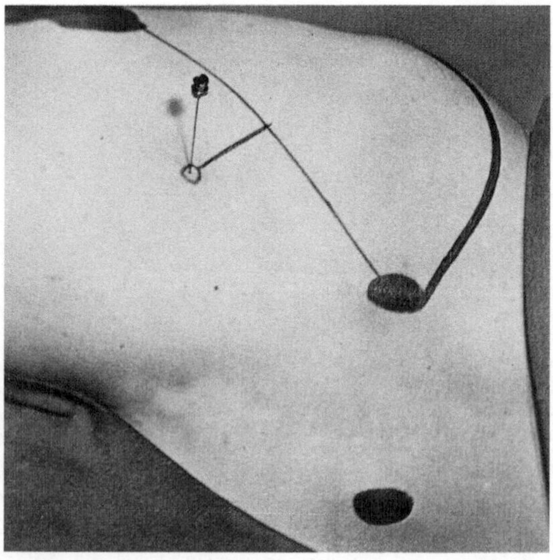

orme austritt. Der betreffende Punkt wird
narkiert (Abb. 123).

Nach subkutaner und intramuskulärer Infiltration führt man eine 10-14 cm lange Kanüle ein, die mit einem verschiebbaren Gummiring armiert sein sollte. Die Kanüle wird
senkrecht zur Haut eingestochen. Dann sucht
man an oder neben der Spina ischiadica
Knochenkontakt. Nach Erreichung von
Knochenkontakt schiebt man den Gummiring abwärts bis zu einem Hautabstand von
1 cm. Da der N. ischiadicus dorsal von der
Spina ischiadica verläuft, erreicht man ihn
gewöhnlich früher als den Knochen. Man
soll möglichst Parästhesien auslösen, um eine
hohe Anästhesiefrequenz zu erzielen. Man
versuche daher, die Parästhesien auszulösen,
indem man die Kanüle in einer zum gedachten Ischiadicus-Verlauf senkrechten Ebene
vor und zurück schiebt.

Gewöhnlich fühlt man das Eintreten der
Kanülenspitze in den Nerv (»als ob man
eine Gabel in den oberen weicheren Teil
eines Spargels einsticht«). Nach Auslösung
von Parästhesien injiziert man langsam 15-
30 ml Xylocain 1 % mit Adrenalin. Treten während der Injektion Parästhesien
auf, so injiziert man anfangs nur 5-10 ml,
dann zieht man die Kanüle einige mm zurück und injiziert weitere 10-25 ml. Wenn
vollständige Muskelerschlaffung verlangt
wird, muß man zur Ischiadicusblockade die
1,5-2 %ige Xylocain-Lösung anwenden
(z.B. 15-25 ml mit Adrenalin).

Nach etwa 30 Min. sollte eine vollständige
Leitungsanästhesie des N. ischiadicus eingetreten sein. Diese umfaßt in der Regel auch
den N. cutaneus femoris posterior. Die Ausdehnung der sensorischen Blockade geht aus
der Abb. 121 hervor.

Bei der Blockade des N. ischiadicus muß
man sich darüber im klaren sein, daß sich
die Kanülenspitze in einem gefäßreichen Gebiet befindet (A. und V. glutaea inferior sowie A. und V. pudenda interna, beim Verlauf der zuletzt genannten Gefäße um die
Spina ischiadica).

INDIKATIONEN

Die Ischiadicusblockade läßt sich mit Vorteil
zur Behandlung von Knöchel- und Unter-
schenkelfrakturen anwenden. Nachteilig ist
hierbei jedoch die Lagerung des Patienten in
der für die Blockade korrekten Stellung. Gewöhnlich ergibt die Ischiadicusblockade allein keine ganz ausreichende Anästhesie. Dies
beruht darauf, daß der N. saphenus (aus
dem N. femoralis) oft bis zum medialen
Knöchel herabzieht. Dieser Nerv läßt sich
jedoch leicht anästhesieren, indem man Xylocain (die 0,5 %ige Lösung reicht aus) um
die V. saphena magna herum medial vom
Kniegelenk oder im unteren Abschnitt des
Unterschenkels injiziert (s. S. 111, 115).

Die Ischiadicusblockade eignet sich ausgezeichnet für Eingriffe am Fuß oder an der
Achillessehne. Die Anwendung einer Blutleere begrenzt jedoch den Wert der Ischiadicusblockade, auch wenn sie mit einer Femoralisblockade kombiniert wird. Der Patient
empfindet nämlich in der Regel sehr schnell
den Druck der pneumatischen Manschette
oder der Esmarchbinde als äußerst unangenehm.

Die Blockade des N. ischiadicus und N.
femoralis, eventuell in Kombination mit einer Blockade des N. obturatorius, läßt sich
auch zur Behandlung von Femurfrakturen
anwenden. Zu beachten: bei einer kombinierten Blockade besteht u.U. die Gefahr einer
Überdosierung.

Die Ischiadicusblockade hat sich als sehr
wertvoll zur Schmerzbekämpfung bei Unter-
schenkelfrakturen während des Transportes
erwiesen.

Das Verfahren eignet sich auch zur Abklärung bzw. Behandlung von Schmerzzuständen.

Vordere Ischiadicusblockade

Nach seinem Austritt aus dem Foramen infrapiriforme liegt der *N. ischiadicus* zwischen dem Trochanter major und dem Tuber ischiadicum. Auf der Vorderseite ist er also bedeckt vom M. quadratus femoris sowie den Mm. iliopsoas, rectus femoris und sartorius. Bei der vorderen Ischiadicusblockade nimmt die Kanüle ihren Weg lateral vom M. sartorius, medial vom M. rectus femoris und erreicht den *N. ischiadicus* unmittelbar unterhalb des Trochanter minor.

Der Patient befindet sich in Rückenlage. Die Leistenbeuge und die halbe Vorderseite des Oberschenkels werden in üblicher Weise desinfiziert. Zur besseren anatomischen Orientierung zieht man eine Verbindungslinie zwischen Spina iliaca anterior superior und Tuberculum pubicum (= Verlauf des Lig. inguinale) und teilt diese Linie in 3 gleichlange Abschnitte (Abb. 125). Durch die Grenze zwischen dem mittleren und medialen Drittel dieser Verbindungslinie zieht man eine senkrecht hierzu verlaufende Linie. Dann palpiert man den Trochanter major und zieht von dort aus eine neue Linie, die parallel zum Lig. inguinale verläuft. Der Schnittpunkt dieser Linie und der senkrecht zur ersten Verbindungslinie gezogenen Linie gibt die geeignete Punktionsstelle an (Abb. 125).

Mit feiner Kanüle wird eine Hautquaddel angelegt. Dann sticht man durch die Hautquaddel eine lange Kanüle (0,8×120 mm) ein, richtet diese leicht nach lateral und geht in die Tiefe vor, bis man auf die Vorderfläche

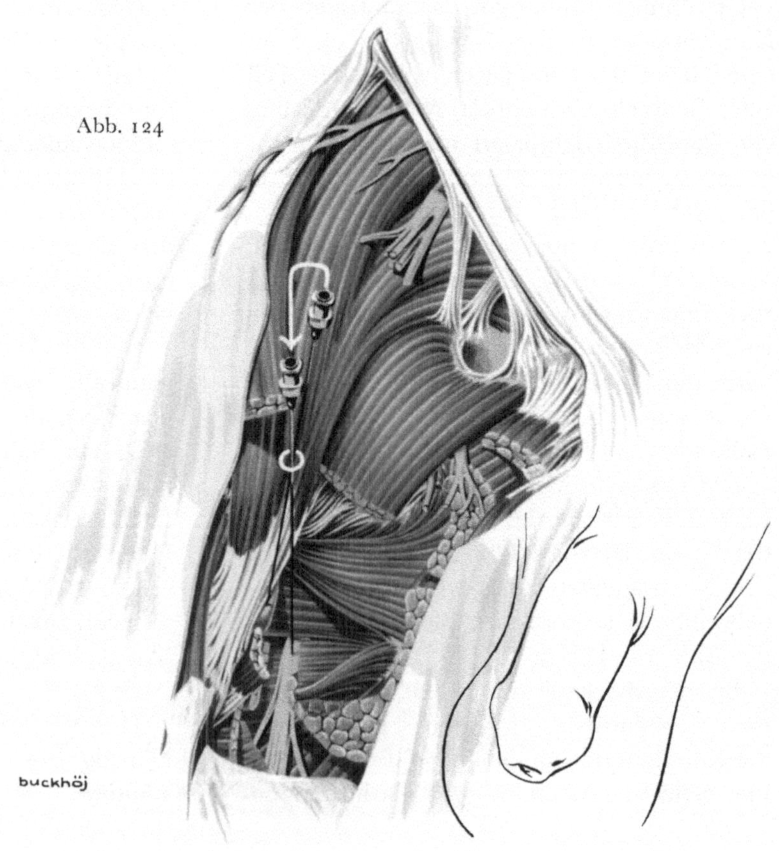

Abb. 124

des Femur trifft (Abb. 124). Nun zieht man die Nadel in die Subkutanschicht zurück und ändert ihre Richtung so, daß sie bei erneutem Vorgehen in die Tiefe unmittelbar medial am Femur vorbeigleitet. Die Tiefe, in der man mit dem Femur Kontakt bekam, wird nun mit etwa 5 cm überschritten. Die Kanülenspitze sollte jetzt in einem Abstand von ± 1 cm von der Nervenscheide liegen (Abb. 124, 126). Man verbindet die Kanüle mit einer 10 ml-Spritze und beginnt die Injektion des Lokalanästhetikums nach vorherigem sorgfältigen Aspirieren. Wenn der Injektionswiderstand sehr gering ist, deponiert man an Ort und Stelle 15-30 ml Xylonest oder Xylocain 1 % mit Adrenalin. Bei stärkerem Injektionswiderstand schiebt man die Kanüle so lange nach oben und unten hin und her, bis man den geringsten Injektionswiderstand gefunden hat. Während dieses Versuches dürfen nur geringe Lösungsmengen injiziert werden, damit keine künstlichen Gewebsauflockerungen geschaffen werden, die dann das irreführende Gefühl des geringsten Injektionswiderstandes hervorrufen.

Man muß nicht unbedingt Parästhesien auslösen, wird aber ihr eventuelles Auftreten ausnutzen. Die Latenzzeit beträgt 20-40 Min. Der Patient soll so vorbereitet sein (einschließlich Hautdesinfektion), daß eventuell auch eine Femoralisblockade in der gleichen Sitzung durchgeführt werden kann (S. 106).

Eingriffe im Ausbreitungsgebiet des N. ischiadicus. Die Blockade kann angelegt werden, ohne daß der Patient auf die Seite gedreht werden muß. Dies ist besonders bei schmerzhaften Frakturen vorteilhaft. Diese Blockade wird oft in Kombination mit einer Femoralisblockade angewendet. In diesem Falle lassen sich sowohl knochen- wie gefäßchirurgische Eingriffe an den unteren Extremitäten durchführen. Diese Blockadekombination ist besonders in der Unfallchirurgie vorteilhaft, wenn multiple Verletzungen vorliegen und auch beim Schock, wenn eine Vollnarkose oder höhere Blockaden als weniger geeignet anzusehen sind. Diese Blockade deckt jedoch nicht die Leistenbeuge,

Abb. 125

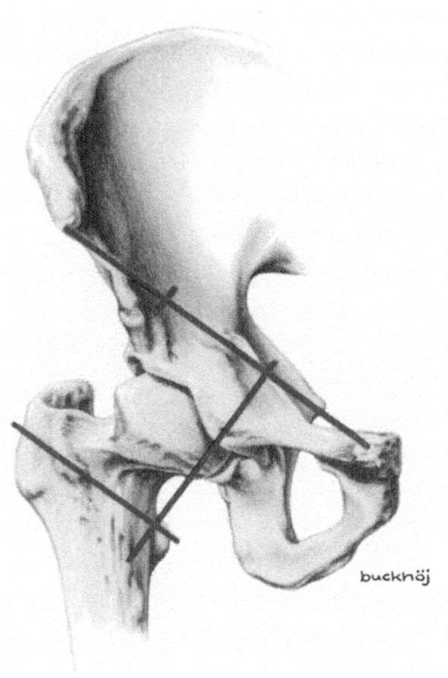

Abb. 126

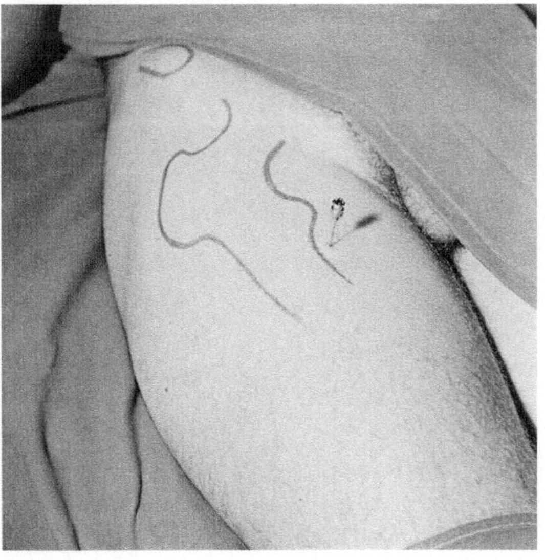

sondern muß für Eingriffe in dieser Gegend
(z.B. Varizenoperationen) durch eine lokale
Infiltration vervollständigt werden. Man beachte die Maximaldosen der betreffenden
Lokalanästhetika, um bei der kombinierten
Ischiadicus-Femoralisblockade eine Überdosierung zu vermeiden.

Bei organischen Nervenerkrankungen oder
bei Schmerzzuständen im Ausbreitungsgebiet des N. ichiadicus muß über die Anwen-
dungsmöglichkeit der Blockade von Fall zu
Fall entschieden werden.

Hautinfektionen an der Punktionsstelle,
Hämatome oder eine Femur-Osteomyelitits
im Bereiche des Einstich- und Injektionska-
nals stellen Kontraindikationen dar.

Abb. 127

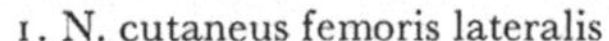
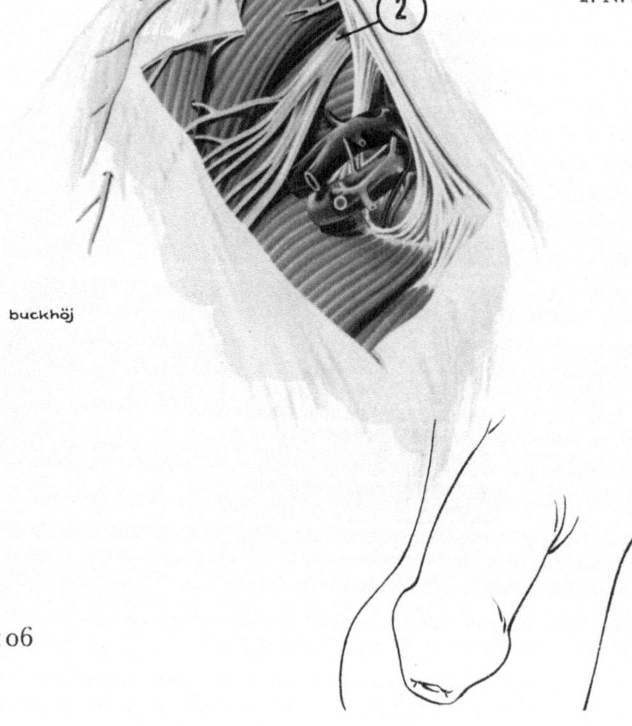

Blockade des N. femoralis

ANATOMIE

Der *N. femoralis* (L_2, L_3, L_4) zieht vom
Plexus lumbalis in der Furche zwischen
M. psoas major und M. iliacus abwärts
und gelangt weiter abwärts an die Vorderseite des Oberschenkels, indem er unter
dem Leistenband hindurchzieht, wo er vor
dem M. iliopsoas und etwas lateral von
der A. femoralis liegt. Unmittelbar unter
dem Leistenband – manchmal auch schon
vorher – teilt sich der Nerv reiserförmig in
eine vordere und eine hintere Gruppe von
Ästen auf (Abb. 127). Die vorderen Äste innervieren die Haut der Vorderseite des Oberschenkels sowie den M. sartorius. Die hinteren Äste innervieren die Quadriceps-Mus-
kulatur und das Kniegelenk mit seinem medialen Band. Dort geht der *N. saphenus* ab,
der gemeinsam mit der V. saphena magna
an der Medialseite des Unterschenkels abwärts zieht und dort die Haut bis herab zum
medialen Knöchel versorgt (Abb. 130).

1. N. cutaneus femoris lateralis
2. N. femoralis

Der N. femoris wird unmittelbar unter dem Leistenband blockiert. Man palpiert die A. femoralis (Abb. 128) und sticht eine feine, relativ kurze Kanüle (3-5 cm) unmittelbar lateral von der Arterie bis zu einer Tiefe von 3,5-4 cm ein, also etwas tiefer als das Gefäß. Die Kanüle soll pulsieren, wenn man die Spritze abnimmt. Wird die Arterie punktiert, was gelegentlich vorkommt, so muß sie 5-10 Min. lang komprimiert werden, damit kein zu großes Hämatom entsteht.

Man injiziert 20 ml Xylocain 1 % mit Adrenalin, während man die Kanüle zwischen der o.g. Tiefe und der Subkutanschicht fächerförmig vor- und zurückschiebt. Hierbei richtet man die Kanülenspitze mehr und mehr lateral bis zu einem Punkt etwa 3 cm von der A. femoralis. Obgleich man dabei nicht beabsichtigt, Parästhesien auszulösen, kommt dies nicht so selten vor. Man injiziert in diesem Falle 10 ml der Anästhesielösung. Unabhängig davon, ob Parästhesien ausgelöst werden oder nicht, so muß die oben beschriebene, fächerförmige Injektion immer vorgenommen werden, da sich der Nerv sehr oft schon in Höhe der Blockadestelle verzweigt.

Zur Vervollständigung einer Ischiadicusblockade (s. S. 101, 104). Bei kombinierter Blockade besteht unter Umständen die Gefahr einer Überdosierung.

Die Femoralisblockade, vor allem in Kombination mit einer Blockade des N. cutaneus femoris lateralis, ergibt eine ausgezeichnete Leitungsanästhesie der Vorderseite des Oberschenkels und seiner Muskulatur. Die Femoralisblockade ermöglicht auch Varizenoperationen und Eingriffe an der Patella. Bei der letztgenannten Indikation muß die Femoralisblockade durch eine subkutane Injektion an beiden Seiten der Patella vervollständigt werden.

Dieses Verfahren eignet sich auch zur diagnostischen Abklärung und Bekämpfung von Schmerzzuständen.

Abb. 128

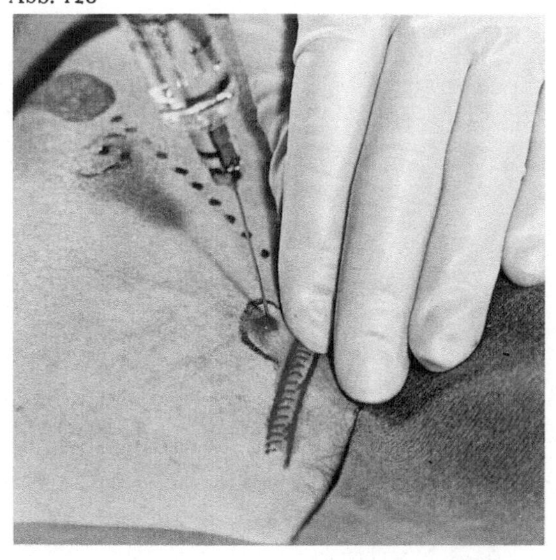

Abb. 129

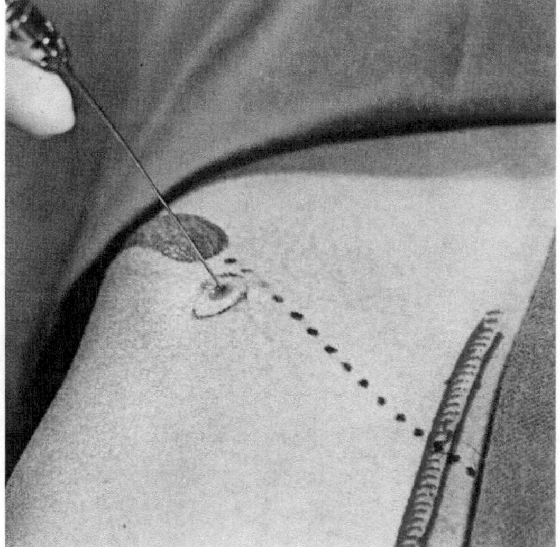

Blockade des N. cutaneus femoris lateralis

ANATOMIE

Der *N. cutaneus femoris lateralis* (L_2, L_3) zieht vom *Plexus lumbalis* über die Innenseite des M. iliacus schräg nach abwärts und vorn, um dann etwa einen Querfinger medial von der Spina iliaca anterior superior unter dem Leistenband hindurchzuziehen. Er tritt an der Lateralseite des Oberschenkels unter der Fascia lata an die Oberfläche, die er mit mehreren Ästen perforiert (Abb. 127). Sein Innervationsgebiet ist die Haut über der lateralen Seite des Oberschenkels (Abb. 130).

TECHNIK

Der Nerv wird medial und etwas unterhalb von der Spina iliaca anterior superior blokkiert, wo er dicht unter der Fascia lata liegt.

Man setzt eine Hautquaddel 2-3 cm medial und kaudal von der Spina iliaca anterior superior (Abb. 129). Dann punktiert man mit einer 4-5 cm langen Kanüle etwa 2 cm unter der Spina iliaca anterior superior und senkrecht zur Haut und injiziert dabei Xylocain 0,5 % mit Adrenalin. Danach läßt man die Kanüle fächerförmig durch die Fascia lata gleiten und richtet sie dabei immer mehr nach medial. Man injiziert 10-15 ml Xylocain 0,5 % unter die Fascia lata, die man meist mit der Kanülenspitze gut fühlen kann.

INDIKATIONEN

Zur Vervollständigung von Ischiadicus- bzw. Femoralisblockaden. Bei kombinierter Blockade besteht unter Umständen die Gefahr einer Überdosierung.

Die Blockade eignet sich ausgezeichnet zur Hautentnahme, z.B. für Transplantationszwecke bei Verbrennungen, eventuell auch in Kombination mit einer Femoralisblockade, wenn größere Hautentnahmen geplant sind.

Zur Schmerzdiagnostik und zur Schmerzbekämpfung.

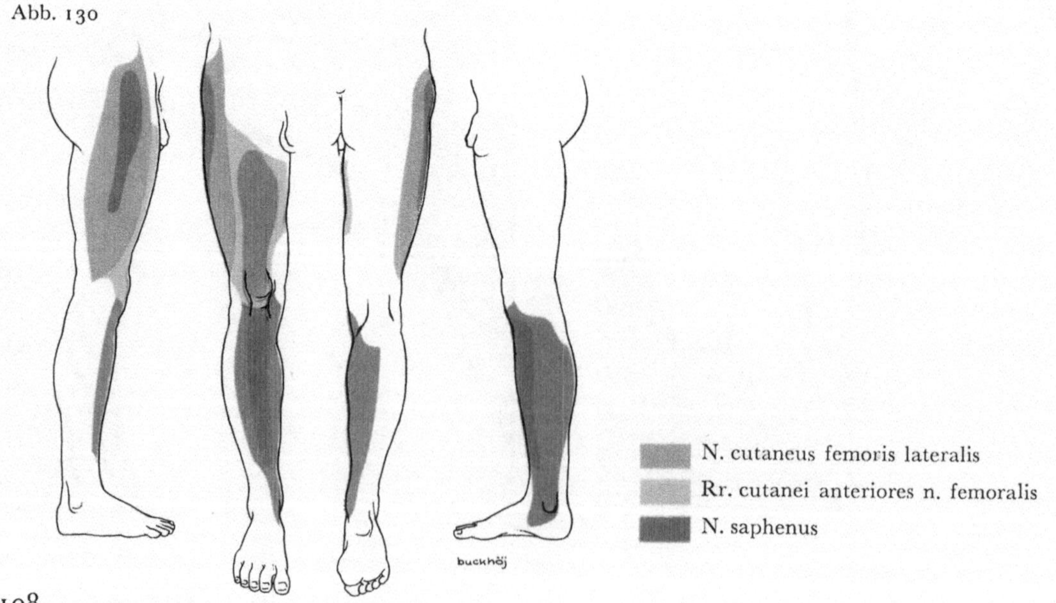

Abb. 130

Blockade des N. obturatorius

ANATOMIE

Der *N. obturatorius* (L_2, L_3, L_4) entspringt
aus dem *Plexus lumbalis* am medialen Psoasrand in Höhe des Sacro-iliacal-Gelenkes.
Auf der Vorderseite von der A. und V. iliaca externa gedeckt, zieht der Nerv abwärts
ins kleine Becken und verläuft an dessen lateraler Wand nach abwärts und vorn in den
Canalis obturatorius, den er zusammen mit
den Vasa obturatoria durchzieht. Der Nerv
gelangt dann weiter abwärts in die mediale
Muskelloge des Oberschenkels. Während der
Passage durch den Canalis obturatorius teilt
sich der Nerv in einen vorderen und einen
hinteren Ast (Abb. 131). Der vordere Ast
versorgt die oberflächlichen Adduktoren und
einen Hautbezirk an der Medialseite des
Oberschenkels, der individuell sehr variabel
ist und oft sogar bis zum Kniegelenk herabreicht. Der hintere Ast innerviert die tiefen
Adduktoren und gibt dort einen Ast zum
Hüftgelenk ab (Abb. 133).

TECHNIK

Das Tuberculum pubicum und die übrigen
anatomischen Orientierungspunkte in dieser
Gegend (Lig. inguinale, Spina iliaca anterior

Abb. 131

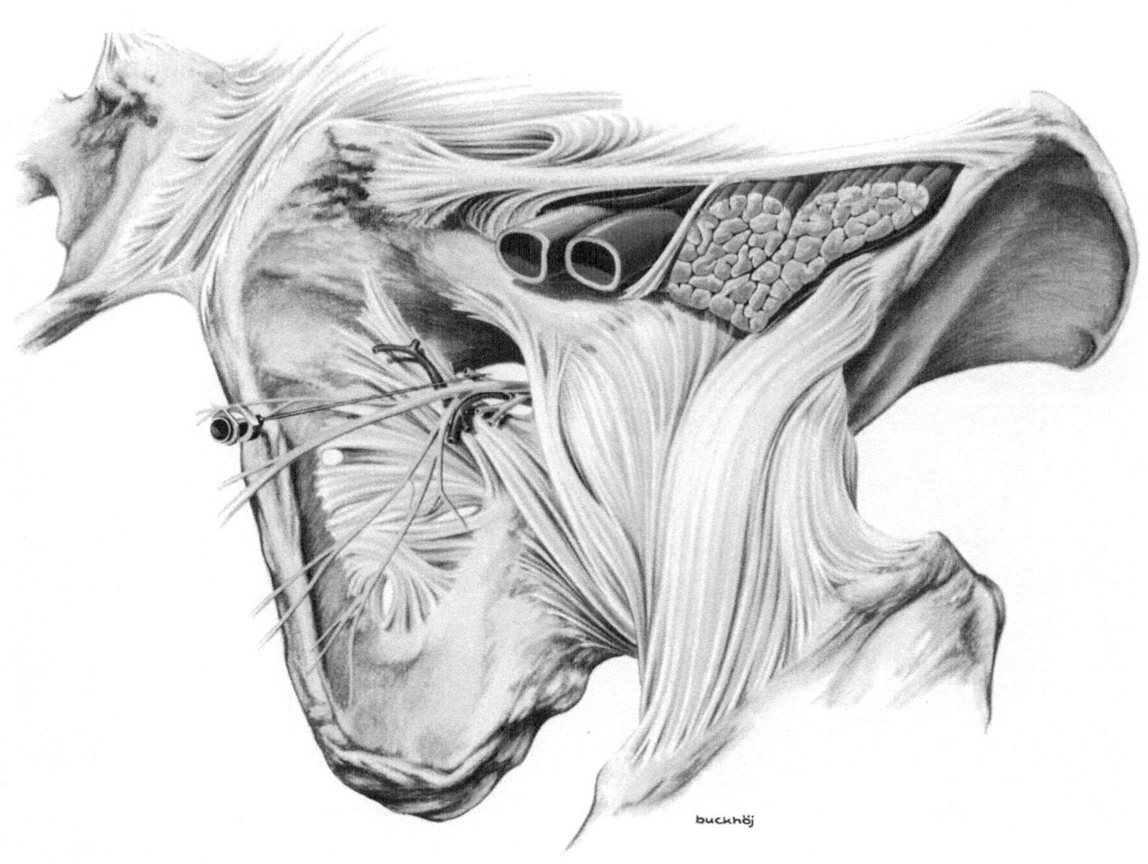

superior usw.) werden markiert. Gut 1 cm
unterhalb und lateral vom Tuberculum pubicum wird eine Hautquaddel gesetzt. Bei
der Hautdesinfektion mit alkoholhaltigen Lösungen müssen die Genitalien geschützt werden, damit der Patient kein Brennen und
Schmerzen verspürt. Sehr oft muß man die
Schamhaare abrasieren. Da die Kanüle von
der Quaddel aus in schräger Richtung nach
außen und oben eingeführt werden soll,
empfiehlt es sich, das Gebiet medial von der
gedachten Injektionsstelle steril abzudecken
(Abb. 132).

Man sticht eine feine kurze Nadel senkrecht durch die Haut und führt diese unter
ständigem Vorspritzen von Xylocain 0,5 %
mit Adrenalin in die Tiefe, bis man Knochenkontakt bekommt. Dann tauscht man
die kurze Kanüle gegen eine 7-8 cm lange
feine Kanüle aus, die man in dem Stichkanal
der kurzen Kanüle auf das Os pubis dirigiert. Danach wird die Kanülenrichtung so
geändert, daß man die Kanülenspitze nach

lateral und etwas kranial wandern lassen
kann, bis die Kanüle dicht unter dem Ramus
superior ossis pubis in den Canalis obturatorius gelangt (Abb. 131). Im Canalis obturatorius injiziert man nach sorgfältigem Aspirieren 10 ml 1 %iger Lösung mit Adrenalin.
Während man die Kanüle in die Subkutanschicht zurückzieht, werden weitere 10 ml
injiziert (zu beachten: das Gefäß begleitet
den N. obturatorius).

Eine geglückte Obturatoriusblockade ist
an einer eingeschränkten Adduktionsfähig-
keit zu erkennen.

INDIKATIONEN

In erster Linie Schmerzdiagnostik und zur
präoperativen Beurteilung des Erfolges einer
geplanten Durchtrennung der Obturatorius-
sehnen. In Kombination mit einer Blockade
des N. femoralis eignet sich dieses Verfahren auch vorzüglich für Embolektomien in
der Fogharty-Katheter-Technik (Löfström,
in Vorbereitung).

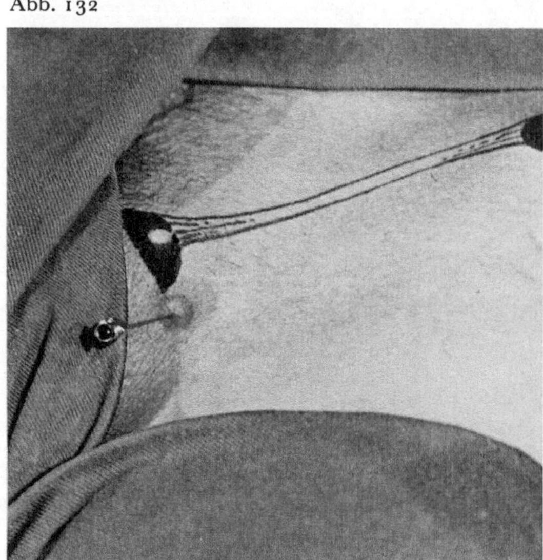

Abb. 132

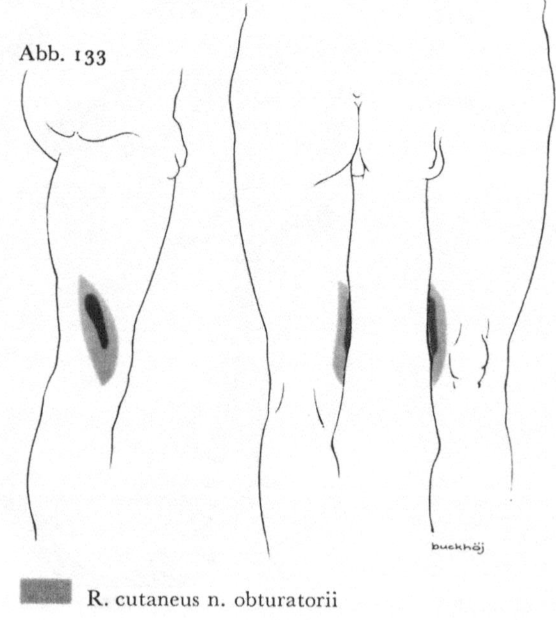

Abb. 133

R. cutaneus n. obturatorii

Die Blockade der peripheren Nerven des Beines im Kniegelenkbereich

VON BERTIL LÖFSTRÖM

In der Kniegelenkgegend kommt eigentlich nur die Blockade des N. saphenus in Betracht. Die Blockade des N. tibialis ist nämlich technisch schwierig. Die an sich technisch einfache Fibularisblockade im Verlauf des Nervs um das Caput fibulae ist mit dem erheblichen Risiko einer postanästhetischen Neuritis belastet.

N. saphenus

ANATOMIE

Der *N. saphenus* ist der Endast des *N. femoralis*. Er tritt an der Medialseite des Kniegelenkes unmittelbar unterhalb des M. sartorius in die Subkutanschicht und begleitet danach die V. saphena magna bis herab zum medialen Knöchel.

TECHNIK

Man blockiert den Nerv durch eine subkutane Infiltration im Gebiet der V. saphena dicht unterhalb des Kniegelenkes. Hierfür genügen 5-10 ml Xylocain 0,5(-1) % mit oder ohne Adrenalin. Für die Wahl der Lösungskonzentration gilt allgemein die Regel, daß der Erfahrene mit 0,5 %igen Lösungen von Xylocain, Xylonest oder Scandicain auskommen kann. Wenn man diese Blockade nur selten ausführt oder sich über die richtige Lage der Kanüle nicht ganz sicher ist, sollte man 1 %ige Lösungen verwenden. Bei Varizen besteht erhöhte Gefahr einer intravenösen Injektion.

Die Blockade der peripheren Nerven des Beines im Fußgelenkbereich

VON BERTIL LÖFSTRÖM

Abb. 134

1. N. suralis
2. V. saphena parva
3. N. tibialis
4. A. tibialis posterior
5. Retinaculum flexorum

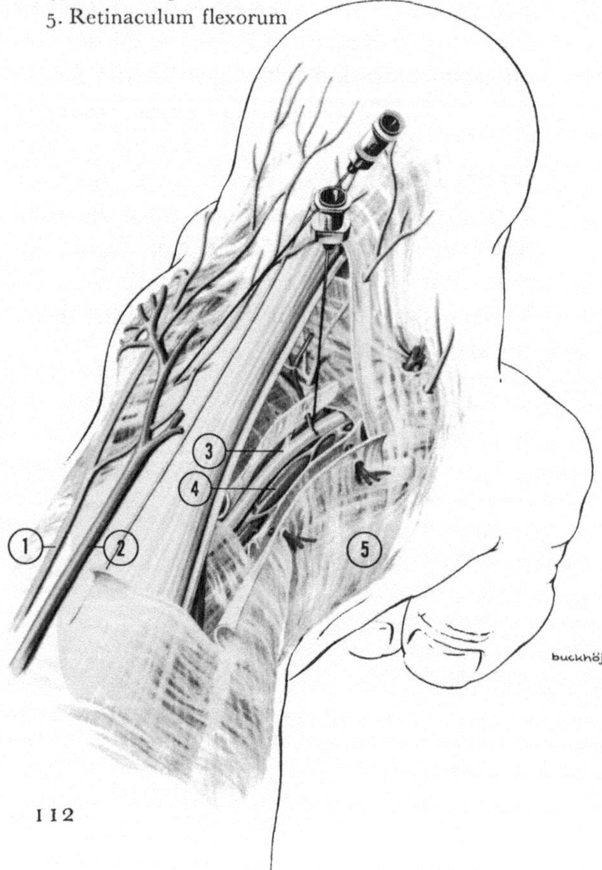

Die zum Fuß ziehenden Nerven lassen sich relativ leicht in Höhe des oberen Sprunggelenkes blockieren. Die Blockade im Fußgelenkbereich – entweder als vollständige Blockade oder als Blockade einzelner Nerven – eignet sich gut für Operationen am Fuß. Besonders indiziert ist die Blockade bei der Fußgangrän, vor allem bei Diabetikern, bei denen durch diese einfache Blockade das Diät- und Insulinschema nicht unterbrochen wird.

N. tibialis

ANATOMIE

Der *N. tibialis* (L_4, L_5, S_1, S_2, S_3) ist der größere der beiden Ischiadicus-Äste und gelangt im distalen Unterschenkelabschnitt medial von der Achillessehne an die Oberfläche. Dabei liegt er hinter der A. tibialis posterior und zwischen den Sehnen des M. flexor digitorum longus und des M. flexor hallucis longus, gedeckt vom Retinaculum flexorum (Abb. 134). Der Nerv gibt *Rr. calcanei mediales* an die Innenseite der Ferse ab und teilt sich dann hinter dem medialen Knöchel in den *N. plantaris medialis* und den *N. plantaris lateralis*. Diese beiden Nerven laufen, gedeckt vom M. abductor hallucis, abwärts in die Fußsohle. Das Hautinnervationsgebiet ist aus Abb. 136 zu ersehen.

TECHNIK

Man blockiert den Nerv in seinem Verlauf hinter dem medialen Knöchel. Der Patient wird in Bauchlage aufgelegt, mit einer Rolle unter dem Fußgelenk. Nach Hautdesinfektion des Gebietes einschließlich Ferse, Achillessehne und medialem Knöchel versucht man die A. tibialis posterior zu palpieren. Etwas lateral von der Arterie oder – wenn diese nicht palpabel ist – unmittelbar medial von der Achillessehne wird in Höhe des kranialen Abschnittes des medialen Knöchels eine Hautquaddel angelegt Dann punktiert man senkrecht zur Rückseite der Tibia mit einer 6-8 cm langen Kanüle. Die Kanüle soll möglichst dicht lateral von der A. tibialis posterior liegen (Abb. 134, 135). Läßt man nun die Kanüle in mediolateraler Richtung wandern, so kommt es meist zur Auslösung von Parästhesien. In diesem Fall fixiert man die Kanüle und injiziert 5-8 ml Xylocain 0,5 (-1) % mit oder ohne Adrenalin. Wenn keine Parästhesien auszulösen sind, kann man 10-12 ml der gleichen Lösung an die Rückseite der Tibia injizieren, während man die Kanüle etwa 1 cm zurückzieht. Auch dieses Verfahren ergibt in der Regel eine gute Analgesie der Planta pedis. Die Latenzzeit beträgt bei Auslösung von Parästhesien 5-10 Min. Wenn keine Parästhesien auszulösen waren, ist die Latenzzeit länger und kann bis 30 Min. betragen.

Die Analgesie umfaßt hauptsächlich die Planta pedis mit Ausnahme ihrer ganz lateralen und proximalen Abschnitte (Abb. 136). Die Analgesie läßt sich vervollständigen, teils durch Blockade des N. suralis, lateral von der Achillessehne, teils durch einen subkutanen Infiltrationswall, der vom Calcaneus nach medial und vorn um den medialen Knöchel herum angelegt wird.

N. suralis

ANATOMIE

Der *N. suralis* ist ein Hautnerv, der durch die Vereinigung eines Astes des *N. tibialis* mit einem Ast des *N. fibularis communis* gebildet wird. Der N. suralis tritt etwas distal von der Mitte des Unterschenkels in die Subkutanschicht und zieht zusammen mit der V. saphena parva hinter dem lateralen Knöchel abwärts zum äußeren Rand des Fußes (Abb. 134). Das Hautinnervationsgebiet des *N. suralis* ist in Abb. 136 dargestellt.

TECHNIK

Man blockiert den N. suralis durch einen subkutanen Infiltrationswall zwischen der Achillessehne und dem lateralen Knöchel. Diese Blockade wird am einfachsten zusammen mit der Tibialisblockade ausgeführt. Hierzu punktiert man mit einer feinen Kanüle lateral von der Achillessehne und symmetrisch zu der Punktionsstelle für die Tibialisblockade (Abb. 134, 135). Während man die Kanüle im Subkutangewebe zwischen lateralem Knöchel und Achillessehne fächerförmig hin und her führt, injiziert man 5-8 ml Xylocain 0,5 % mit Adrenalin.

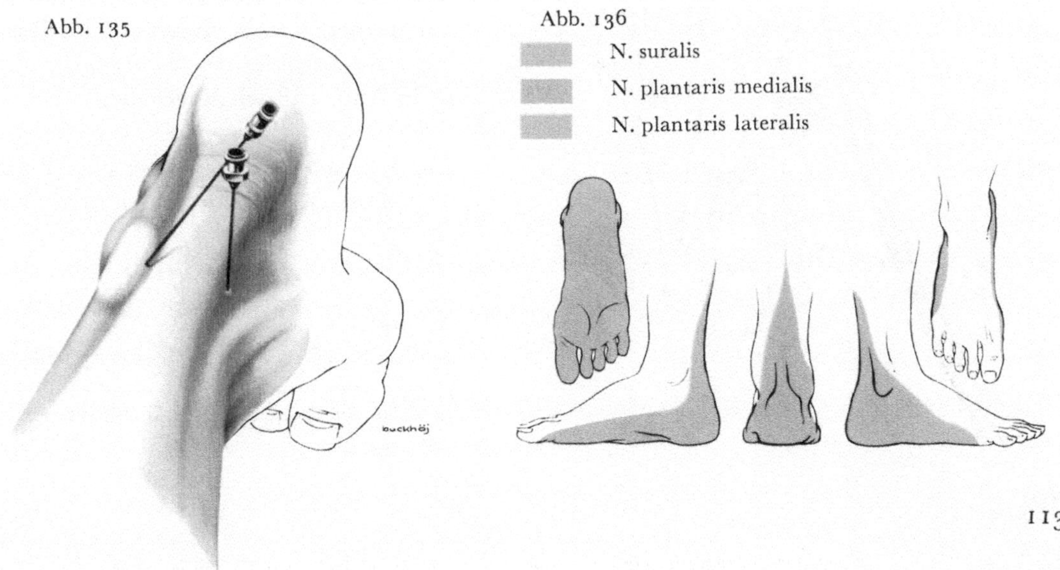

Abb. 135

Abb. 136

N. suralis

N. plantaris medialis

N. plantaris lateralis

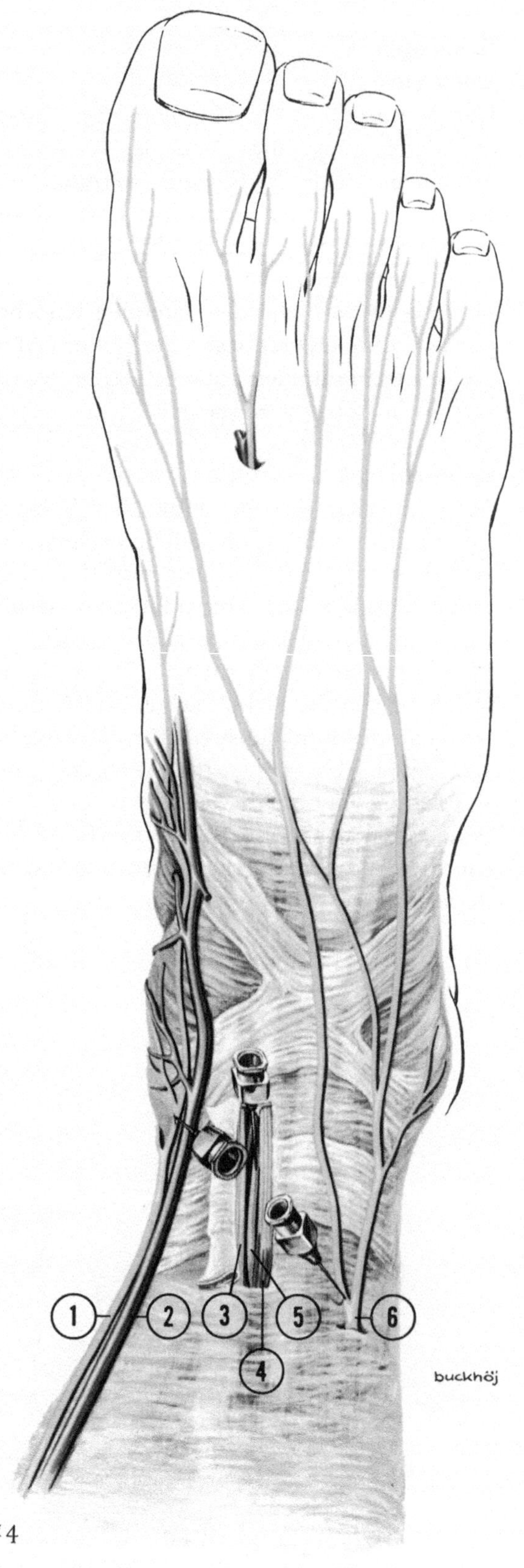

N. fibularis superficialis, N. fibularis profundus und N. saphenus

ANATOMIE

Der *N. fibularis superficialis* (L_4, L_5, S_1, S_2) perforiert die Fascia cruris an der Vorderseite des distalen Unterschenkeldrittels und verläuft dann subkutan auf dem Fußrücken (Abb. 137). Sein Hautinnervationsgebiet ist aus Abb. 138 ersichtlich.

Der *N. fibularis profundus* (L_4, L_5, S_1, S_2) zieht an der Vorderseite der Membrana interossea cruris abwärts und liegt zwischen dem M. tibialis anterior und dem M. externus hallucis longus (Abb. 137). Danach läuft er, gedeckt vom Retinaculum extensorum superius und inferius, weiter auf dem Fußrücken entlang. Dort innerviert er die kurzen Zehenstrecker sowie die Haut an der Lateralseite der Großzehe und über der Medialseite der zweiten Zehe. Während seines Verlaufes in der vorderen Muskelloge des Unterschenkels liegt die A. tibialis medial zum Nerv. Weiter distal unterkreuzt der Nerv jedoch die Arterie, die danach lateral zu ihm liegt. In Höhe des Retinaculum extensorum werden der Nerv und die Arterie von der medial verlaufenden Sehne des M. extensor hallucis longus überkreuzt. Am Übergang zum Fuß liegt daher die A. tibialis anterior lateral vom *N. fibularis profundus,* während die Sehne des M. extensor hallucis longus medial vom Nerv verläuft. Das Hautinnervationsgebiet des *N. fibularis profundus* ist in Abb. 138 wiedergegeben.

Der *N. saphenus* ist der sensible Endast des *N. femoralis.* Er tritt an der Medialseite des

Abb. 137

1. N. saphenus
2. V. saphena magna
3. M. tibialis anterior
4. M. extensor hallucis longus
5. N. fibularis profundus
6. N. fibularis superficialis

Kniegelenks ins Subkutangewebe und folgt danach dem Verlauf der V. saphena magna bis herab zum medialen Knöchel. Sein Hautinnervationsgebiet ist aus Abb. 138 ersichtlich.

TECHNIK

Man blockiert den *N. fibularis superficialis* unmittelbar oberhalb des Talocrural-Gelenkes. Mit 5-10 ml Xylocain 0,5-(1) % legt man einen subkutanen Anästhesiewall, der sich von der vorderen Tibiakante bis zum lateralen Knöchel erstreckt (Abb. 137, 139).

Den *N. fibularis profundus* blockiert man im unteren Unterschenkelbereich, indem man zwischen den Sehnen des M. tibialis anterior und des M. extensor hallucis longus eine Kanüle in Richtung auf die Tibia einsticht und 5-10 ml Xylocain 0,5-1 % mit Adrenalin injiziert (Abb. 137, 139).

Der N. saphenus, der die V. saphena magna begleitet, wird durch eine subkutane Infiltration um die V. saphena magna herum blockiert, die man dicht oberhalb des Malleolus medialis anlegt (Abb. 137, 138). Hierfür genügen 5-10 ml Xylocain 0,5-(1) % mit oder ohne Adrenalin. Es besteht die Gefahr einer intravenösen Injektion.

Abb. 138

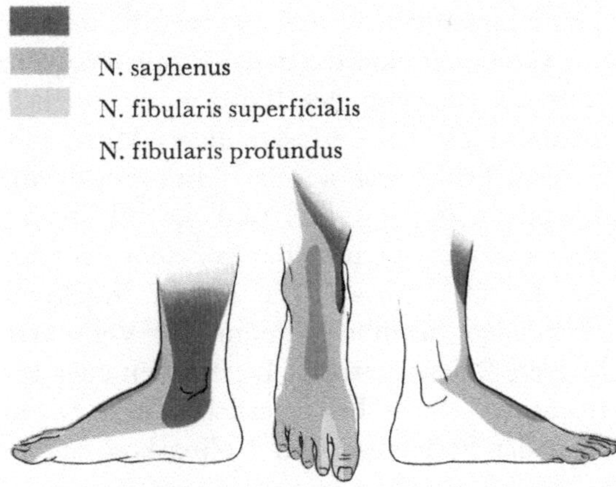

Bei Gefäßerkrankungen sollen für die hier beschriebenen Blockaden nur adrenalinfreie Anästhesielösungen verwendet werden. Scandicain oder Xylonest ergeben auch ohne Adrenalinzusatz eine ausreichend lange Anästhesie für 1-2 Stunden Operationszeit bei Eingriffen am Fuß und an den Zehen.

Eine vollständige zirkuläre Anästhesie ist zu vermeiden. Subkutane Infiltrationswälle können stattdessen in verschiedener Höhe angelegt werden, so z.B. für die Blockade des N. saphenus in Kniehöhe (s. S. 111).

Wenn man diese Blockade nur selten ausführt oder sich über die richtige Lage der Kanüle nicht ganz sicher ist, sollte man 1 %ige Lösungen verwenden, sofern man die zulässige Grenzdosis nicht überschreitet.

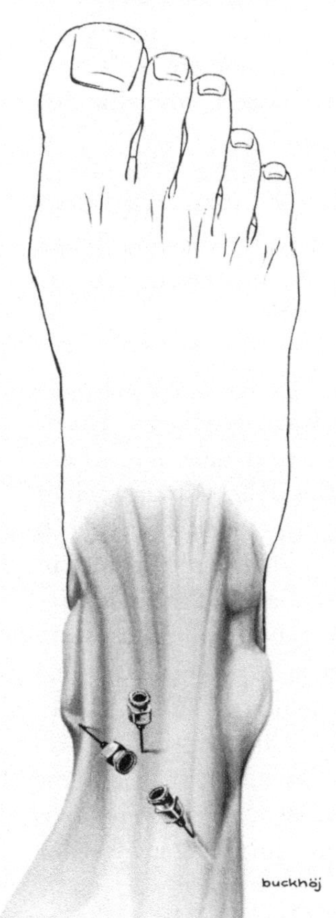

Abb. 139

Die Spinalanästhesie

VON TORSTEN GORDH

Durch Injektion eines Lokalanästhetikums in den Liquorraum erhält man eine vorübergehende Lähmung der autonomen, sensiblen und motorischen Nervenfasern, die mit der Anästhesielösung in Kontakt kommen. Das Rückenmark selbst wird primär nicht beeinflußt und daher ist die Bezeichnung »Rückenmarksbetäubung« weniger korrekt. Man sollte richtiger diese Anästhesieform nur als Spinalanästhesie bezeichnen.

ANATOMIE

Die Lumbalpunktion wird zwischen 2 Dornfortsätzen zwischen L_2 und dem Kreuzbein (S_1) durchgeführt. Das Rückenmark reicht gewöhnlich bis zu L_1 oder L_2 herab und daher besteht bei der Punktion in oder über dieser Höhe die Gefahr einer Medulla-Verletzung. Die gebräuchlichste Punktionsstelle liegt zwischen $L_3 - L_4$. Die Verbindungslinie zwischen den höchsten Punkten der beiden Cristae iliacae verläuft gewöhnlich durch den Dornfortsatz L_4. Diese Verbindungslinie muß vor jeder Spinalanästhesie auf der Haut aufgetragen werden (Abb. 140).

Bei der Unterweisung in der Spinalanästhesie empfiehlt es sich, den Anfänger den Rücken des Patienten palpieren und die wichtigsten aus Abb. 141 hervorgehenden Orientierungspunkte anzeichnen zu lassen: Die Crista iliaca-Linie (Planum cristae), die Spina iliaca posterior superior, die Dornfortsätze aller Lumbalwirbel, das Sacrum mit dem Hiatus sacralis, die 12. Rippe und den Dornfortsatz des 12. Brustwirbels, den man an einer Einsenkung im unteren Abschnitt des Proc. spinosus erkennt.

Der Durasack erstreckt sich in der Regel bis in Höhe von S_2 nach unten. Die Punktion zur Spinalanästhesie sollte daher zwischen $L_2 - S_1$ durchgeführt werden, je nachdem, welche Anästhesiehöhe für den geplanten Eingriff gewünscht wird.

VORBEREITUNGEN

Die Prämedikation wird in üblicher Weise unter individueller Berücksichtigung des Allgemeinzustandes und der Erkrankung des Patienten verordnet. Bei der Spinalanästhesie – und besonders bei der hohen Spinalanästhesie – besteht die Gefahr eines Blutdruckabfalles und daher sollte prophylaktisch ein Vasopressor subkutan ca. $^1/_2$ Stunde vor Beginn der Anästhesie injiziert werden. Die gebräuchlichsten Präparate für diesen Zweck sind Ephedrin (50 mg) oder Gynergen (0,25 mg), die subkutan gegeben werden. Nachdem Klingenström (1960) gezeigt hatte, daß mit Gynergen eine wertvolle Prophylaxe zur Aufrechterhaltung des Blutdruckes möglich ist, hat auch der Verfasser dieses Mittel mit großem Erfolg angewendet. Man gibt davon 0,5 ml (0,125 mg) i.v. und 0,5 ml (0,125 mg) subkutan unmittelbar vor dem Anlegen der Spinalanästhesie. Die zur i.v. Injektion verwendete Kanüle kann in der Vene verbleiben, falls weitere i.v. Injektionen oder Infusionen erforderlich werden. Im übrigen wird der Patient wie zur Vollnarkose vorbereitet. Wie bei der Narkose wird ein genaues Protokoll mit den Ausgangswerten von Puls und Blutdruck geführt.

An der Anästhesieabteilung des Karolinska-Krankenhauses in Stockholm besteht das Standardinstrumentarium für die Spinalanästhesie aus Antoni-Sise-Kanülen, einer Aufziehkanüle, einer 2 ml Injektionsspritze und Ampullen mit hyperbarer Lokalanästhesielösung.

Die Antoni-Kanüle (Antoni 1948) ist eine sehr dünne, 10 cm lange Kanüle mit einem Durchmesser unter 0,5 mm. Da sie für eine direkte Punktion von der Hautoberfläche durch das Ligamentum interspinale zu fein ist, verwendet man eine gröbere Führungskanüle nach Sise, durch welche man die Antoni-Kanüle einführt (Abb. 142).

Lokalanästhetika: Als Lokalanästhetika werden unsere gebräuchlichen Präparate angewendet. Die Injektionslösung kann entweder *hypobar* sein, niedrigeres spezifisches Gewicht als der Liquor cerebrospinalis, oder *isobar,* d.h. gleiches spezifisches Gewicht wie der Liquor, oder sie ist *hyperbar,* besitzt also ein höheres spezifisches Gewicht als der Liquor. Die moderne Punktionstechnik mit feinen Kanülen (Durchmesser unter 0,5 mm) hat dazu geführt, daß man heute hauptsächlich hyperbare Lösungen anwendet und geringere Injektionsvolumina von 1-2 ml injiziert. Die hyperbaren Lösungen sind höher konzentriert als die sonst für die Lokalanästhesie üblichen Lösungen. Die gebräuchlichsten Präparate sind Xylocain 5 %, und Pantocain 0,5-1 %, deren spezifisches Gewicht durch einen Glukosezusatz von 5-7,5 % auf etwa 1,030-1,040 eingestellt ist. Am zweckmäßigsten verwendet man für die Spinalanästhesie die handelsüblichen Ampullen zu 2 ml, z.B. Xylocain oder Xylonest, 100 mg pro Ampulle, oder Pantocain, 20 mg pro Ampulle. Mehrmaliges Reautoklavieren dieser Lösung ist jedoch zu vermeiden, da die in der Lösung enthaltene Glukose karamelisieren kann (gelbbraune Verfärbung).

Abb. 140

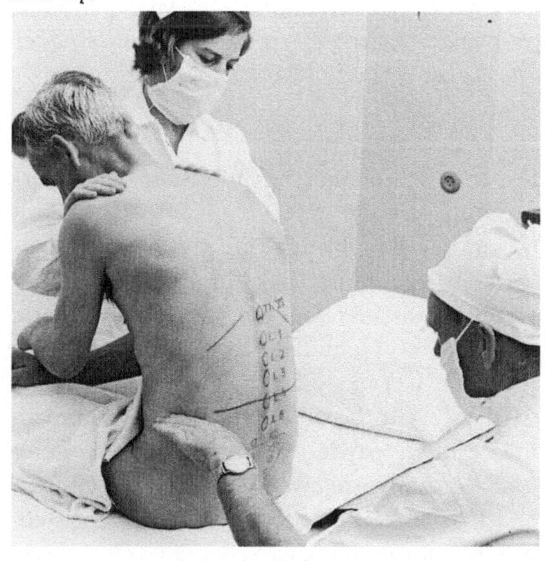

Abb. 141

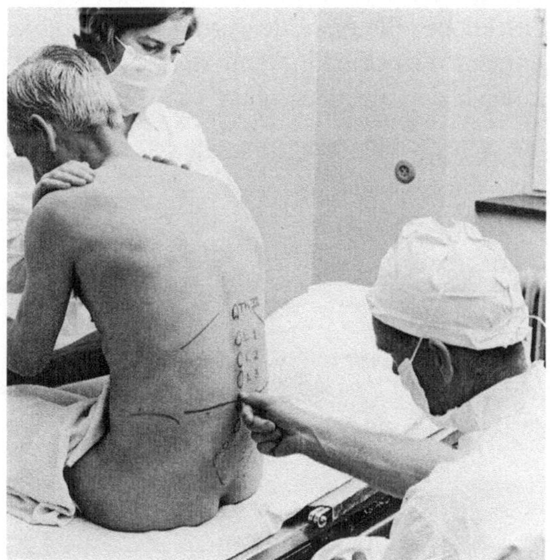

Latenzzeit und Dauer hängen beide von dem verwendeten Lokalanästhetikum ab. Für Xylocain beträgt die Latenzzeit etwa 3 Min., für Pantocain ist sie etwas länger. Die Anästhesiedauer variiert für ein und dasselbe Mittel selbstverständlich mit der Anästhesiehöhe. In den oberen Segmenten, in denen die Analgesie zuerst abklingt, beträgt die Anästhesiedauer für Xylocain etwa 1 Stunde, Xylonest etwa 1½ Stunden und Pantocain ca. 2 Stunden.

Die Ausbreitung der Spinalanästhesie hängt in erster Linie von folgenden Faktoren ab: Dosierung und Konzentration des Lokalanästhetikums, Injektionsvolumen, Injektionsstelle, Injektionsgeschwindigkeit, spezifisches Gewicht der Anästhesielösung, Lage des Patienten während und unmittelbar nach der Injektion und Länge der Wirbelsäule.

Je größere Volumina injiziert werden und je höher die Intervertebralpunktion vorgenommen wird, desto weiter breitet sich die Anästhesie nach oben aus. Dabei spielt es keine Rolle, ob der Patient bei der Injektion sitzt oder liegt. Bei langer Wirbelsäule muß eine größere Dosis injiziert oder eine höhere Injektionsstelle gewählt werden, als bei einer kurzen Wirbelsäule, wenn die gleiche Wirkung erzielt werden soll. Der Abstand zwischen Vertebra prominens und Hiatus sacralis variiert nach Erhebungen an einer großen Zahl von Erwachsenen zwischen 50 und 75 cm. Nach der Erfahrung des Verfassers erhält man bei kürzeren Wirbelsäulen mit geringerem Liquorvolumen eine weitere Ausdehnung der Anästhesie nach oben. Diese Verhältnisse sind besonders zu beachten, da eine allzu hohe Spinalanästhesie unerwünscht ist.

Bei großen Bauchtumoren und bei Gravidität, z.B. beim Kaiserschnitt, hat die Erfahrung gelehrt, daß normale Dosen des verwendeten Lokalanästhetikums eine überraschend hohe Anästhesie ergeben. Daher wird für solche Fälle eine vorsichtigere Dosierung (ungefähr die halbe Normaldosis) und eine tiefere Injektionsstelle empfohlen.

Die Ausbreitung des Lokalanästhetikums wird auch ganz erheblich von seinem spezifischen Gewicht und von der Lagerung des Patienten während und unmittelbar nach der Injektion beeinflußt. Nach 15-20 Min. ist die Anästhesie in der Regel eingestellt und fixiert und läßt sich nicht mehr durch Veränderungen in der Lagerung des Patienten beeinflussen.

Nach der Ausdehnung der Anästhesie unterscheidet man zwischen *tiefer, mittelhoher und hoher Spinalanästhesie.*

Die tiefe Spinalanästhesie umfaßt das Innervationsgebiet der *Sakralsegmente* (S_{1-5}) sowie in der Regel auch das unterste Lumbalsegment. Sie eignet sich für Eingriffe in der Damm- und Analregion, an der Urethra, den äußeren Genitalien sowie an der Vagina und der Cervix. Die tiefe Spinalanästhesie wird z.B. für Cystoskopien, Hämorrhoidenoperationen sowie für Eingriffe am Penis und Scrotum angewendet. Die tiefe Spinalanästhesie reicht jedoch nicht für Leistenbruchoperationen aus.

Abb. 142

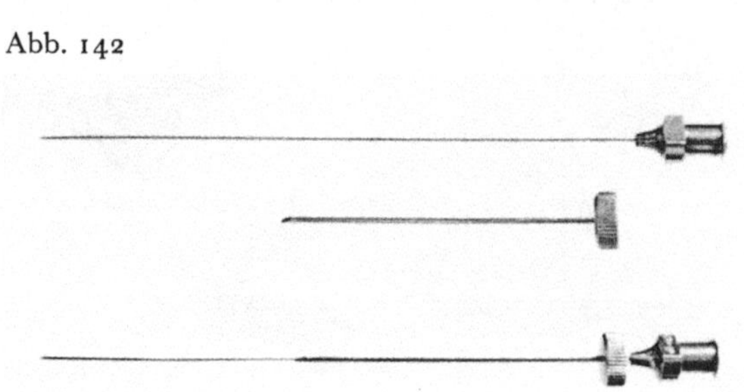

Technik: Die hier beschriebene Technik hat ihre Besonderheiten und verlangt Aufmerksamkeit, Fingerspitzengefühl und auch etwas Geduld, wurde jedoch an der Anästhesieabteilung des Karolinska-Krankenhauses seit 1944 mit Erfolg angewendet.

Punktion und Injektion werden am sitzenden Patienten vorgenommen (Abb. 141). Der sitzende Patient soll seine Unterarme leicht gegen die Oberschenkel aufstützen. Die Füße sollen auf einem niedrigen Bänkchen oder Stuhl ruhen, und man läßt den Patienten eine Stellung einnehmen, bei der der Rükken gekrümmt und der Kopf mit dem Kinn gegen die Brust geneigt ist. Gleichzeitig soll ein Assistent den Patienten stützen. Zu beachten: In sitzender Stellung besteht die Gefahr einer neurogenen Synkope. Der Rücken wird sorgfältig mit Desinfektionslösung gewaschen. Die Spinalanästhesie muß nämlich unter absolut sterilen Kautelen angelegt werden, und dazu gehören selbstverständlich auch sterile Handschuhe. Nach Aufziehen der Anästhesielösung in die 2 ml-Spritze führt man eine Sise-Führungskanüle zwischen L_4 und L_5 oder $L_5 - S_1$ in der Mittellinie senkrecht zur Rückenebene ein. Wenn die Führungskanüle scharf genug ist, wenn man den Patienten auf den Einstich aufmerksam macht und die Haut mit einem Ruck perforiert, dann ist der Schmerz nicht größer als beim eventuellen Anlegen einer

Abb. 143

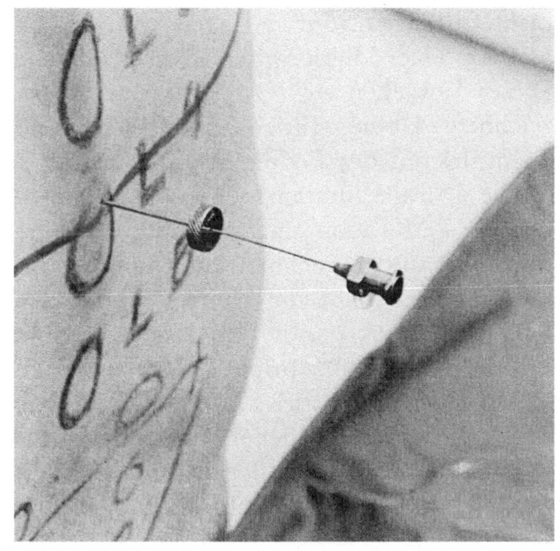

Abb. 144

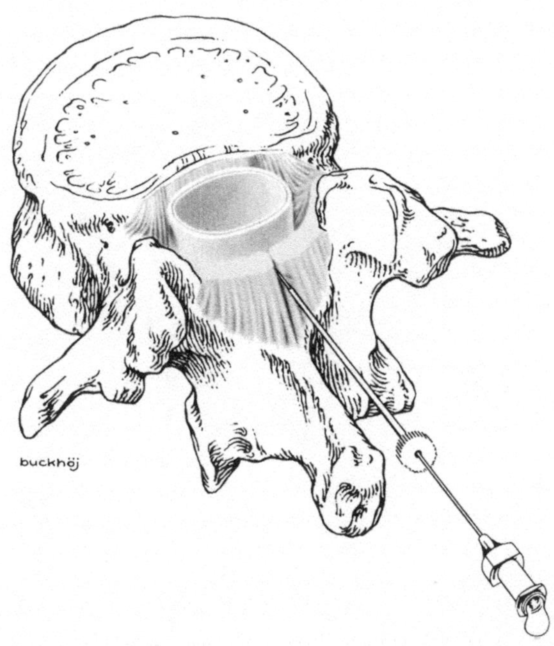

Abb. 145

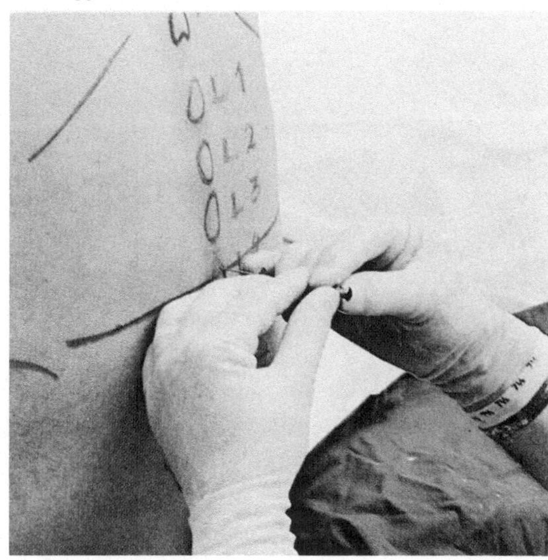

119

Hautquaddel mit einer feinen Kanüle. Die Einführkanüle wird etwa 2 cm tief durch das Lig. interspinale vorgeschoben. Dann führt man durch die große Kanüle eine Antoni-Nadel ein und schiebt diese etwa 1 cm tiefer als die Einführkanüle vor. Danach setzt man einen »hängenden Tropfen« Anästhesielösung an das Ende der Antoni-Kanüle (Abb. 143, 144). Nun stützt man beide Hände mit der Kleinfingerseite gegen den Rücken des Patienten und umfaßt das Ende der Antoni-Kanüle zwischen Daumen und Zeigefinger beider Hände, während die Mittel- bzw. Ringfinger die Kanüle stützen. Dadurch hat man die Kanüle fest im Griff und gleichzeitig eine Stütze am Rücken des Patienten (Abb. 145). Die Kanüle wird jetzt langsam und vorsichtig eingeführt, während man den »hängenden Tropfen« beobachtet. Wenn die Kanülenspitze das Lig. flavum erreicht, verspürt man einen leichten Gewebswiderstand. Dieser Widerstand nimmt ab, sobald die Kanülenspitze durch das Lig. flavum in den Periduralraum eingedrungen ist. Dabei wird der »hängende Tropfen«

durch den normalerweise im Periduralraum herrschenden negativen Druck in die Kanüle hereingesogen (Abb. 146). Dies ist in etwa 80 % der Fälle deutlich zu beobachten. Jetzt weiß man, daß bis zur Perforation der Dura nur noch einige mm fehlen. Durch Ausnutzung des negativen Druckes – wie bei der Periduralanästhesie – erhält man Auskunft über die anatomische Lage der Kanülenspitze. Man sticht daher die Kanüle nicht zu tief ein und verringert dadurch die Gefahr einer Läsion der Nervenwurzeln. Dieses Vorgehen stellt zugleich eine ausgezeichnete Übung für das Auffinden und Identifizieren des Periduralraumes dar.

Die Duraperforation selbst verspürt man wie die Perforation einer gespannten Pergamenthaut und manchmal kann man sie sogar hören. Sobald die Dura perforiert ist, wird der Druck positiv und Liquor beginnt aus der Kanüle abzutropfen (Abb. 147).

Knochenkontakt bei der Punktion läßt in der Regel darauf schließen, daß die Lamina des Wirbelbogens getroffen wurde. Wird die Kanüle mit Gewalt gegen das Periost und

Abb. 146

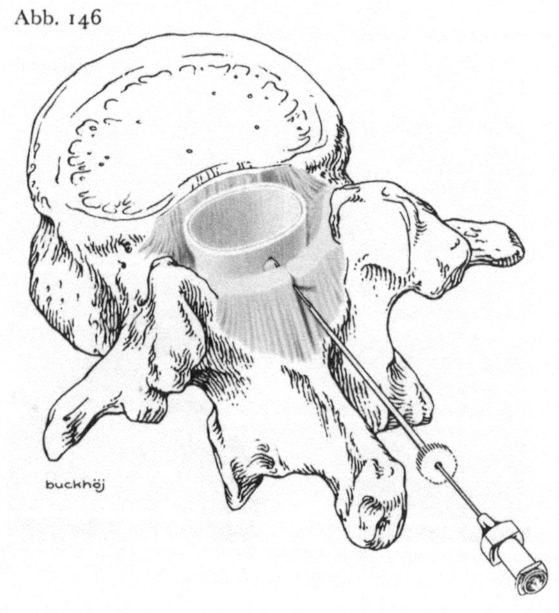

Abb. 147

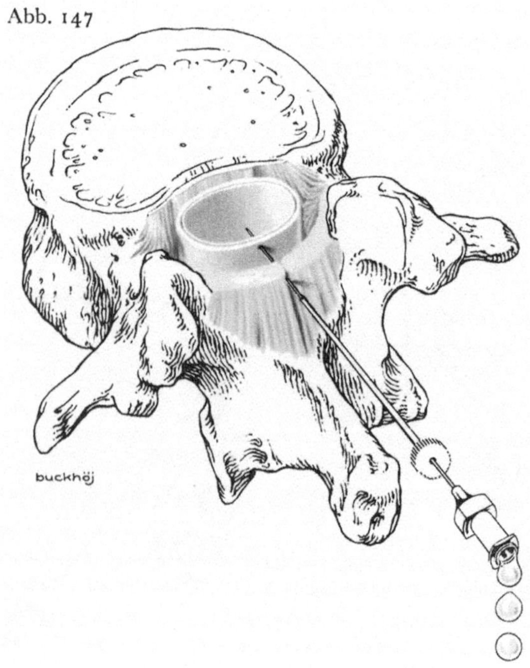

den Knochen vorgeschoben, so kann sich ihr Lumen verstopfen. Vermutet man dieses Mißgeschick, dann zieht man am besten die Antoni-Kanüle heraus und spült sie mit Anästhesielösung durch. Will man die Richtung der feinen Kanüle ändern, so muß man sie ganz in die Führungskanüle zurückziehen, die dann versuchsweise in einen anderen Winkel gebracht wird. Auf diese Weise wiederholt man die Punktion in verschiedenen Winkeln, bis man nicht mehr auf Knochen stößt. Ein erfahrener Anästhesist bekommt mit der Zeit ein »anatomisches« Gefühl für die Tiefe, die bei einer bestimmten Stärke der Weichteilschicht zwischen Haut und Lig. flavum für die Punktion erforderlich ist.

Glaubt man mit der Kanülenspitze intradural zu liegen, so kann man die Kanüle mit $^1/_{10}$ ml Anästhesielösung durchspülen und danach auf das eventuelle Abtropfen von Liquor warten.

Wenn die Punktion in der Mittellinie nicht gelingt, kann man versuchen, auf dem *lateralen Punktionsweg* zum Ziele zu kommen. Hierzu sticht man die Führungskanüle

1,5 cm lateral von der Mittellinie in einem Winkel von 25° zur Mittellinie ein. Die Kanüle liegt dann lateral von Lig. interspinale und supraspinale. Auch mit dieser Technik muß man oft nach dem richtigen Punktionswinkel nach oben oder unten suchen, bis man das Lig. flavum trifft.

Blut in der Kanüle kann aus einem Gefäß stammen, das man mit der Kanüle perforiert hat. Beim Abtropfen von Liquor werden die Tropfen dann klarer und das Blut liegt wie ein Bodensatz in dem einzelnen Tropfen. Man injiziert erst, wenn vollkommen klarer Liquor abtropft. Beim Verdacht auf eine intradurale Blutung – wenn der Liquor blutvermischt ist und nicht klar wird – ist es am sichersten, die Prozedur abzubrechen und die ganze Operation zu verschieben. Eine Narkose mit Exzitation kann nämlich die Blutung verstärken.

Wenn die Dura perforiert ist und klarer Liquor frei aus der Kanüle abtropft, injiziert man 1 ml Anästhesielösung und zieht danach die Antoni-Sise-Kanüle schnell heraus. Auch bei der Injektion ist ein bestimmter Hand-

Abb. 148

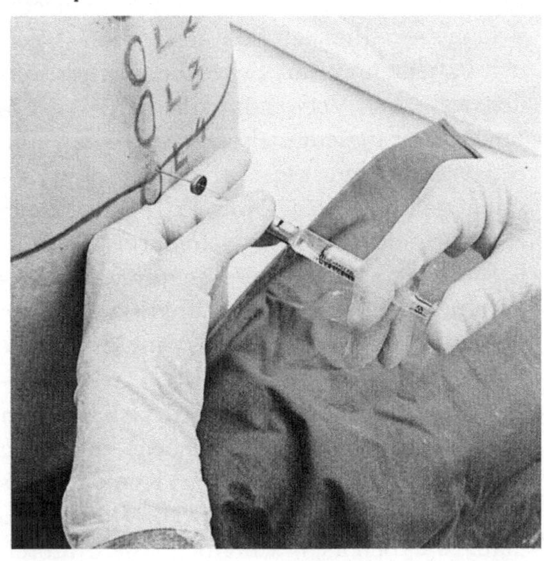

Abb. 149

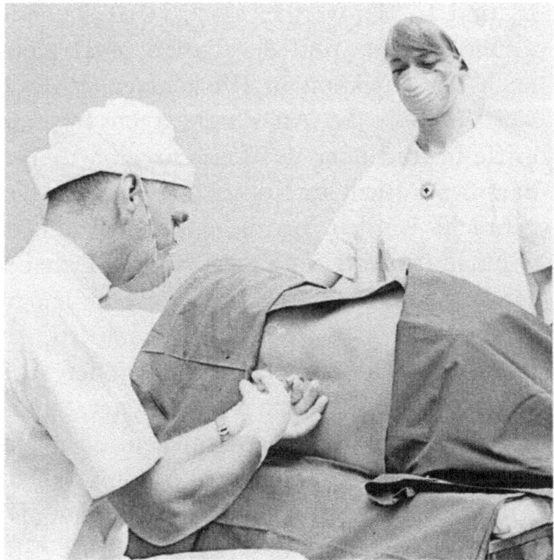

griff zu empfehlen, der aus Abb. 148 hervorgeht. Der Handrücken liegt am Rücken des Patienten, während man gleichzeitig die Kanüle mit der Spritze umgreift. Dadurch verringert sich die Gefahr einer Verschiebung der Kanüle bei unerwarteten Bewegungen des Patienten.

Der Patient muß jetzt 1-2 Min. sitzen bleiben, damit die hyperbare Anästhesielösung im Durasack absinken und eine tiefe Spinalanästhesie ergeben kann. Danach bringt man den Patienten in Rückenlage mit etwas erhöhtem Kopfende.

Diese Form der Spinalanästhesie eignet sich für Eingriffe *unterhalb der Nabelebene* (Th_{10}), wie z.B. Appendektomien, Prostatektomien, Bruchoperationen, gynäkologische Eingriffe sowie Operationen an den unteren Extremitäten.

Technik und Instrumentarium wie bei der tiefen Spinalanästhesie. Die Injektion wird entweder am sitzenden Patienten oder in Seitenlage vorgenommen.

In sitzender Stellung injiziert man meist für Extremitäteneingriffe und wählt als Punktionsstelle den Zwischenwirbelraum zwischen L_3 und L_4. Es werden 1-1,5 ml Anästhesielösung injiziert und der Patient darf gleich nach der Injektion in Rückenlage gebracht werden. Soll die Anästhesie auch für Eingriffe in und über der Leistenregion dienen, darf der Patient in Kopftieflage von ca. $10°$ gebracht werden, bis die Anästhesie die erwünschte Ausbreitung erreicht hat. Dabei ist es sehr wichtig, in kurzen Zeitabständen die Ausbreitung der Anästhesie genau zu verfolgen. Sobald das erste Zeichen der Anästhesiewirkung auf die Wurzeln der Spinalnerven subjektiv als Wärmegefühl in den Füßen wahrgenommen wird, breitet sich die Anästhesie schnell nach aufwärts aus. Die erste Wahrnemung des Wärmegefühls rührt

wahrscheinlich von der Stimulation der afferenten Fasern (Hitzefühler) durch das Lokalanästhetikum her. Der Effekt der Sympathikus-Paralyse folgt ca. 5 Minuten danach (T. Gordh, Regional Anasthesia 1977, Vol. 2). Die *Ausbreitung* der Anästhesie prüft man am besten und schonendsten mit einem *Äther-Tupfer*. Der Verlust des Temperaturgefühls geht nämlich parallel mit dem Verschwinden der Schmerzempfindung. Mit dem Äther-Tupfer lässt sich die Grenze zwischen absoluter und relativer Anästhesie meist schärfer und sicherer bestimmen, als mit den viel unangenehmeren wiederholten Nadelstichen oder durch Kneifen der Haut mit einer Arterienklemme. Da das Lokalanästetikum stärker auf die Hinterwurzeln einwirkt, bleibt meist die Muskellähmung etwa ein Segment hinter der Hautanalgesie zurück. Wenn die gewünschte Höhe erreicht ist, wird der Patient flach gelagert.

Mit der soeben beschriebenen Technik gelingt es jedoch nicht immer, die Anästhesie bis zur Nabelebene hochzutreiben, um Eingriffe wie Prostatektomien, Appendektomien und sogar Bruchoperationen bei Patienten mit langem Rücken zu ermöglichen.

Bei Injektion in Seitenlage erhält man eine sichere Anästhesieausbreitung. Man lagert den Patienten auf die Seite, die operiert werden soll (bei Verwendung hyperbarer Lösung). Der Patient zieht seine Knie an und beugt das Kinn gegen die Knie. Ein Assistent umgreift den Patienten in den Kniekehlen und über den Schultern. Dies erleichtert eine optimale Lagerung mit gekrümmtem Rücken. Man punktiert zwischen L_3 und L_4 und injiziert 1-1,5 ml Anästhesielösung (Abb. 149). Nach der Injektion lagert man den Patienten in Rückenlage. Um die Anästhesie bis zur Nabelebene aufsteigen zu lassen, muß man oft das Kopfende des Operationstisches etwas senken. Dann muß man, wie bereits beschreiben, die Ausbreitung der Anästhesie sorgfältig verfolgen. Sobald der Patient in der angestrebten Anästhesiehöhe bei Berührung mit dem Äther-Tupfer ein vermindertes Kältegefühl der Haut angibt, muß er wieder horizontal gelagert werden, damit keine unerwünscht hohe Spinalanästhesie zustandekommt.

Eine Lumbalpunktion ist am sitzenden Patienten immer leichter auszuführen. Wenn die Punktion in Seitenlage schwierig ist, so darf sie auch am sitzenden Patienten vorgenommen werden. Danach kann man den Patienten mit liegender Kanüle *vorsichtig* in Seitenlage bringen, ohne daß die Wirbelsäule dabei verdreht oder bewegt wird (die Kanüle könnte sonst abbrechen!). Wenn die Spinalanästhesie nicht gut »sitzt«, kann sie noch einmal angelegt werden. In diesem Falle soll eine kleinere Dosis (in der Regel die halbe Dosis) Lokalanästhetikum als bei dem ersten Anästhesieversuch injiziert werden.

HOHE SPINALANÄSTHESIE

Bei der hohen Spinalanästhesie soll die Anästhesie bis zur Höhe der *Mamillenebene (Th₄)* aufsteigen und Oberbaucheingriffe, wie Magen- und Gallenwegsoperationen ermöglichen. Seit der Einführung der Muskelrelaxantien sind die Indikationen zur Spinalanästhesie für Operationen oberhalb der Nabelebene beträchtlich eingeschränkt worden. Ein anderer Grund für die seltenere Anwendung der Spinalanästhesie für Oberbauchlaparotomien liegt in ihren Komplikationen, die als Blutdruckabfall, Schluckauf und Erbrechen während der Operation auftreten.

Technik und Instrumentarium wie bei der mittelhohen Spinalanästhesie in Seitenlage. Die Injektion wird in der Regel zwischen L₂ und L₃ vorgenommen, die Dosierung schwankt zwischen 1,5-2 ml. Um die gewünschte Anästhesiehöhe zu erreichen, darf die Injektion sogar am Patienten in Kopftieflagerung vorgenommen werden, besonders wenn der Rücken lang ist. Eine sorgfältige Beobachtung des Aufsteigens der Anästhesie ist besonders wichtig, weil die Gefahr einer totalen Spinalanästhesie mit Lähmung der Interkostalmuskulatur und nachfolgender Ateminsuffizienz besteht.

INDIKATIONEN

Die Spinalanästhesie ergibt eine ausgezeichnete Muskelentspannung und eignet sich daher am besten für kräftige, muskulöse und fettleibige Kranke, die fast immer etwas schwierige Patienten für die Allgemeinnarkose sind. Ein Pykniker eignet sich besser für die Spinalanästhesie als ein Astheniker. Operationen unterhalb der Nabelebene, wie urologische Eingriffe, extremitäten-chirurgische und gynäkologische Maßnahmen lassen sich gut in Spinalanästhesie durchführen. Die Spinalanästhesie eignet sich auch für Patienten mit Komplikationen seitens der Atemorgane. Die Spinalanästhesie verändert den Stoffwechsel und die Homöostase nicht nennenswert und kann daher bei Nieren- und Lebererkrankungen sowie bei Diabetes ausgenutzt werden.

In diesem Kapitel wurden die Technik und die Indikationen der Anästhesieabteilung am Karolinska-Krankenhaus dargestellt. Die Schilderung der Technik wurde bewußt mit allen Einzelheiten gegeben, weil deren Beachtung am besten vor den von Patienten und Ärzten gefürchteten neurologischen Komplikationen schützt.

KONTRAINDIKATIONEN

Eine Spinalanästhesie soll niemals ohne schwerwiegende Gründe einem Patienten aufgezwungen werden, der diese Anästhesieform ablehnt, und man soll die Spinalanästhesie auch nicht bei Kindern anwenden. Sonstige Kontraindikationen sind: Schock, Hypoxie, Hypovolämie, ausgeprägte Anämie und starke Dehydrierung. Eine hohe Spinalanästhesie ist wegen der Gefahr des Blutdruckabfalles bei einem kurz zurückliegenden Herzinfarkt sowie bei Koronarsklerose mit Hypertonie unbedingt zu vermeiden. Ferner sollte man die Spinalanästhesie vermeiden, wenn Erkrankungen des ZNS bestehen und wenn in der Anamnese Kopfschmerzen angegeben wurden. Sepsis und Infektionen im Bereich der Punktionsstelle sind ebenfalls Kontraindikationen.

KOMPLIKATIONEN

Auch wenn nur ein begrenztes Körpergebiet anästhesiert wird, so muß doch die Spinalanästhesie mit einer Narkose gleichgestellt werden, da Kreislauf und Atmung proportional zur Anästhesiehöhe beeinflußt werden können. Eine Spinalanästhesie hat sich gewöhnlich im Verlaufe von 15-20 Min. »stabilisiert« und eine eventuelle Beeinflussung von Kreislauf und Atmung wird hauptsächlich in diesem Zeitraum erkennbar.

Wirkung auf den Kreislauf: Die wichtigste Kreislaufwirkung ist ein *Blutdruckabfall,* der durch die präganglionäre Blockade der Sympathikusfasern der Vorderwurzeln verursacht wird, die eine periphere Vasodilatation zur Folge hat. Dadurch wird der venöse Rückfluß zum Herzen verschlechtert. Die Behandlung besteht zunächst in Kopftieflagerung, O_2-Inhalation und i.v. Gabe von Vasopressoren. Ein schwerer Blutdrucksturz, der sog. »Spinalanästhesie-Schock«, stellt eine sehr ernste Komplikation dar. Seit der Einführung von Gynergen zur Prophylaxe des Blutdruckabfalles ist der Spinalanästhesie-Schock immer seltener geworden. Bei der tiefen Spinalanästhesie ist der Sympathikus nicht in Mitleidenschaft gezogen und man sieht daher nur selten einen Blutdruckabfall.

Komplikationen seitens der Atmung: Bei hoher Spinalanästhesie kommt es zu einer aufsteigenden Parese der Interkostalmuskeln. Steigt die Anästhesie über Th_1 auf, so werden auch die Phrenicus-Wurzeln beeinflußt. In diesem Falle kann der Patient nicht sprechen, sondern nur noch flüstern, weil die Phonation unzureichend wird. In dieser Situation soll man Sauerstoff – eventuell mittels künstlicher Beatmung – geben, bis die Phrenicus-Lähmung zurückgeht.

Andere Komplikationen: Bei der hohen Spinalanästhesie tritt oft störender *Schluckauf* und *Würgen* auf, besonders bei Vagusreizung durch Ziehen an den Eingeweiden während der Operation. Bei unruhigen und nervösen Patienten, aber auch auf Wunsch eines Patienten empfiehlt sich die Kombination der Spinalanästhesie mit einem Sedativum oder einer oberflächlichen Narkose vor Operationsbeginn, z.B. Eunarcon und N_2O-O_2.

Spätkomplikationen der Spinalanästhesie: In ca. 2 % der Fälle treten bei dieser Technik *Kopfschmerzen* auf. Anscheinend beruhen sie auf einer Abnahme des Liquordruckes infolge Liquorabfluß durch das Punktionsloch (Franksson & Gordh 1946). Dieser Kopfschmerz läßt im Liegen nach und dauert selten lange. Die *Meningitis* ist eine seltene Komplikation, die durch mangelhafte Asepsis verursacht werden kann. *Neurologische Komplikationen* von Paraplegien bis zu vorübergehenden Paresen sind in der Literatur beschrieben. Als Ursachen vermutet man lokale Schädigungen, wie z.B. Stichverletzungen der Medulla spinalis oder der Nervenwurzeln sowie eine Arachnoiditis infolge Blutung, chemischer oder infektiöser Reizung. Alle diese Komplikationen, die erfahrene Anästhesisten nur selten sehen, lassen sich weitgehend vermeiden, wenn man vorsichtig punktiert und steril arbeitet (Arner 1952). Seit 1945 wurden etwa 50 000 Spinalanästhesien an der Anästhesieabteilung des Karolinska Krankenhauses ausgeführt, ohne daß eine einzige schwere neurologische Spätkomplikation eintrat.

Lumbale Periduralanästhesie

VON SÖREN ENGLESSON

ANATOMIE

Das *Spatium epidurale* (Epiduralraum, Extraduralraum, Periduralraum) ist der Raum zwischen den beiden Blättern der Dura mater (Abb. 150). Die Dura mater teilt sich am Rand des Foramen magnum in zwei Blätter. Das äußere Blatt bildet das Periost des Wirbelkanals, das innere Blatt stellt die eigentliche *Dura mater spinalis* dar. Der Periduralraum endet kaudal mit dem *Lig. sacrococcygicum*. Er enthält reichlich Venenplexus, Fett- und Bindegewebe. Im lumbalen Abschnitt der Wirbelsäule ist der Spinalkanal im Querschnitt dreieckig, die Spitze des Dreiecks weist nach dorsal. Der längste Abstand zur Dura mater liegt in der Mittellinie auf der Rückseite und beträgt im Durchschnitt 5 mm. Zwischen den Wirbelbögen und lateral von ihren Gelenkfortsätzen begrenzt, liegt das Foramen interlami-nare, d.h. der Spalt zwischen den benachbarten Laminae der Wirbelbögen. Diese Foramina interlaminaria sind im Lumbalbereich ziemlich rund, werden aber in craniocaudaler Richtung mehr flach und auch in lateraler Richtung um so mehr ausgezogen, je höher man in den Thorakalbereich heraufkommt. Das Foramen interlaminare ist vom *Lig. flavum* gedeckt, das bei der Punktion des Periduralraumes einen wichtigen Orientierungspunkt darstellt. Der Durasack endet in der Mitte des Sakralkanales in Höhe von S_2-S_3, während die Medulla spinalis schon bei L_1-L_3, endet. Daher ist für Anfänger in der Periduralpunktion der Zwischenwirbelraum L_4-L_3 oder L_5-L_4 zu empfehlen, weil die Medulla nicht so tief herabreicht. Die cervikale oder thorakale Punktion des Periduralraumes ist ebenfalls möglich, verlangt jedoch größere Erfahrung und Vorsicht.

WIRKUNGSMECHANISMUS

Es ist nocht nicht ganz eindeutig erwiesen, wo das injizierte Lokalanästhetikum angreift, doch sind mehrere Wirkungsmechanismen zur Diskussion gestellt worden. Nach einer Hypothese soll die Diffusion über die Dura zum Liquorraum den wichtigsten Ausbrei-

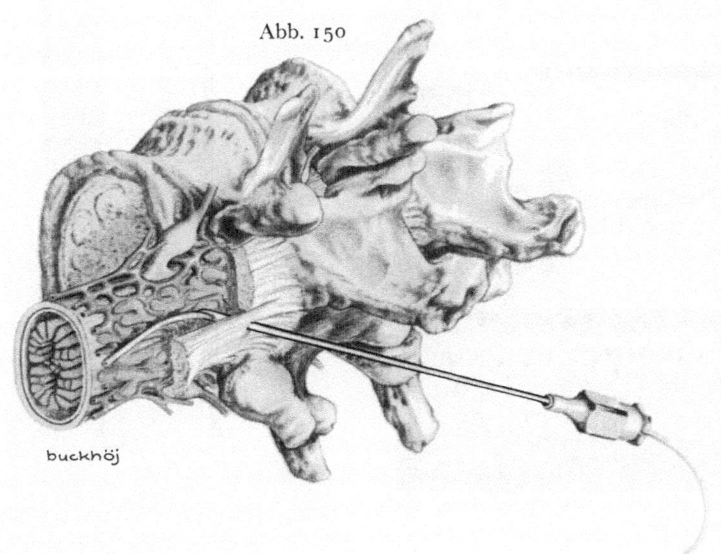

Abb. 150

"""

tungsweg darstellen. Nach einer anderen Ansicht folgt das Lokalanästhetikum den Nerven durch die Foramina intervertebralia und verursacht so eine Paravertebralblockade. Am wahrscheinlichsten erscheint jedoch, daß das Lokalanästhetikum die Duramanschetten durchdringt, den Nerven subpial zurück zur Medulla spinalis folgt und dabei in die Nerven hinein diffundiert. Hierbei werden die feinsten und am wenigsten myelinisierten Fasern zuerst anästhesiert (z.B. sympathische Nervenfasern), während die größeren und mehr myelinhaltigen Fasern (z.B. für die Motorik und die Berührungswahrnehmung) zuletzt ausgeschaltet werden.

INSTRUMENTARIUM

Das Instrumentarium ist aus Abb. 151 zu ersehen. Man benötigt ein steriles Schlitztuch, eine Schale für die Anästhesielösung und eine 10 ml-Injektionsspritze, deren Kolben leicht geht, und die für einen sicheren Griff am besten mit Fingerringen ausgestattet sein sollte. Weiter benötigt man Lokalanästhesie-Kanülen (0,6×22 mm = Nr. 16 und 0,8×80

mm) zur Anästhesie der Haut und der darunterliegenden Gewebe. Schließlich gehören zur Ausrüstung Periduralkanülen. Wir empfehlen eine dünnwandige Tuohy-Flowers-Kanüle (17-18 Gauge) mit gebogener und ziemlich plumper Spitze, zur Verminderung der Gefahr einer Dura-Perforation (Abb. 152a). Zu der Kanüle gehört ein Mandrin, das die Kanüle überragt und scharf angeschliffen ist, damit es leichter durch die Haut und die tieferen Gewebsschichten passiert (Abb. 152b). Für die kontinuierliche Periduralanästhesie gehört zum Instrumentarium außerdem ein Polyvinylkatheter, der an einem Ende von 5-15 cm alle 5 cm eine Markierung trägt und mit einem Führungs-

Abb. 151

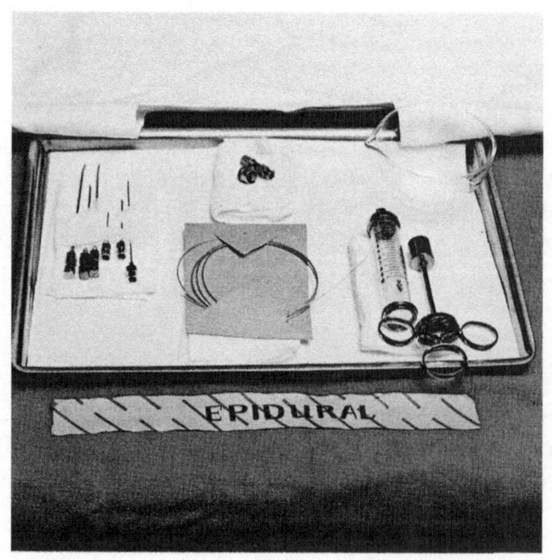

Abb. 152 a

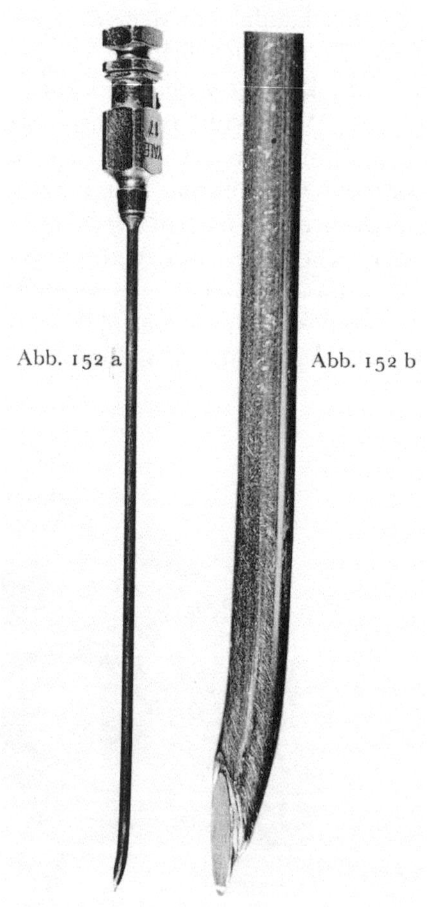

Abb. 152 b

draht versehen ist. Man kann Katheter mit
einem Adapter verwenden, der mittels einer
Gummidichtung am Polyvinylkatheter dicht
aufsitzt. Auch andere Katheter mit oder
ohne Adapter sind verwendbar.

Der Periduralraum kann mit verschiedenen
Methoden identifiziert werden.

Der *loss-of-resistance-Test* (Widerstandsverlust-Test) basiert auf der Tatsache, daß
der Injektionswiderstand sehr groß ist, wenn
die Kanülenspitze im Lig. flavum liegt,
jedoch fast völlig verschwindet, sobald die
Kanüle in den Periduralraum eindringt. Als
Hilfsmittel bei diesem Widerstandsverlust-
Test hat man eine ganze Reihe von Indika-
toren empfohlen, wie z.B. Spritzen mit einem
federgespannten Kolben, einen kleinen auf
einer Luer- oder Recordfassung angebrachten Gummiballon, in den man Luft injiziert
(Macintosh-Ballon) usw. Am einfachsten
drückt man selbst auf den Kolben einer
mit Flüssigkeit gefüllten Spritze, die man an
die Kanüle anschließt. Spritzen mit schwer-
gehenden Kolben sind dafür nicht geeignet.

»Hängender Tropfen«. Bei dieser Methode
wird ein Tropfen Anästhesielösung auf das
Ende der Kanüle gesetzt, wenn sich die Kanülenspitze im Lig. flavum befindet. Danach
schiebt man die Kanüle vorsichtig weiter in
die Tiefe. Sobald die Kanülenspitze in den
Periduralraum eingedrungen ist, wird der
Tropfen plötzlich in die Kanüle hereingesogen, da im Periduralraum meist ein negativer
Druck herrscht. Diese Methode ist nicht ganz
zuverlässig, da der negative Druck aus verschiedenen Gründen ausgeglichen sein kann,
z.B. durch forciertes Ausatmen oder Ateman-
halten.

LAGERUNG
Die Punktion kann im Sitzen oder in Seitenlage vorgenommen werden. In beiden Fällen
sollen Kopf und Oberkörper nach vorn gebeugt sein, um den Raum zwischen den
Dornfortsätzen aufzuweiten und den inter-
laminaren Spalt leichter zugänglich zu machen. In Seitenlage sollen auch die Knie
des Patienten angezogen sein.

In sitzender Stellung punktiert man hauptsächlich bei tiefen Periduralanästhesien, vor
allem der Sakralsegmente. Hierzu braucht
man jedoch einen Assistenten, der dafür
sorgt, daß der Patient in Beugestellung absolut ruhig sitzt. In der Regel wird man die
Punktion in Seitenlage vorziehen, weil sie für
den Patienten weniger anstrengend ist. Der
Rücken wird steril vorbereitet und mit einem Schlitztuch bedeckt. Der Anästhesist
zieht sterile Handschuhe an. Beim Einlegen eines Katheters zur kontinuierlichen Periduralanästhesie empfiehlt es sich, zur Wah-
rung strenger Asepsis einen sterilen Kittel an-
zuziehen.

DIE MEDIALPUNKTION
Man setzt eine Hautquaddel in dem für die
Punktion gewählten Dornfortsatz-Zwischen-
raum. Die mit der Öffnung nach kranial gerichtete Tuohy-Kanüle wird mit Mandrin
sagittal und leicht kranial zum Lig. flavum
eingeführt. Sobald man den starken Gewebswiderstand des Lig. flavum verspürt, entfernt man das Mandrin und setzt an die Kanüle die 10 ml-Spritze mit physiologischer
Kochsalzlösung oder 0,5 %iger Lokalanästhesielösung (Abb. 153). Man schiebt die
Kanüle vorsichtig unter ständigem Druck
auf den Kolben der Spritze weiter durch das
Lig. flavum vorwärts, bis der Injektionswiderstand plötzlich aufhört (Abb. 154).
Dies ist das Zeichen dafür, daß die Kanülenspitze den Periduralraum erreicht hat. In
der Lumbalgegend beträgt bei Erwachsenen
der Abstand von der Haut bis zum Periduralraum 3-5 cm. Es ist wichtig, daß die
Hand, welche die Kanüle führt, am Rücken

des Patienten fest anliegt. So hat man die
beste Kontrolle über die Bewegungen der
Kanüle und kann eine versehentliche Dura-
perforation vermeiden. Der Führungsdraht
des Katheters wird 1 cm von der Katheterspitze zurückgezogen und man rollt dann den
Katheter in einer Hand zusammen. Man
führt den Katheter durch die Kanüle ein
und läßt ihn weich an der Kanülenspitze
herausgleiten. Man schiebt den Katheter so
lange vor, bis seine Spitze in der gewünsch-
ten Höhe liegt, meist 3-5 cm über der Kanülenspitze. Hierbei wird der Katheter vom

Führungsdraht gestützt und durch die nach
kranial gerichtete Öffnung der Touhy-Kanü-
le gelenkt. Wenn der Katheter auf Widerstand stößt, darf er niemals *durch* die Kanüle zurückgezogen werden, sondern muß
zusammen mit der Kanüle entfernt werden,
weil er sonst leicht abgeschnitten werden
könnte. Sobald der Katheter die richtige Lage
erreicht hat, zieht man die Kanüle mit der
einen Hand heraus, während der Katheter
mit der anderen Hand fixiert wird. Der Führungsdraht wird herausgezogen und der
Adapter aufgesetzt. Sitzt die Haube auf dem

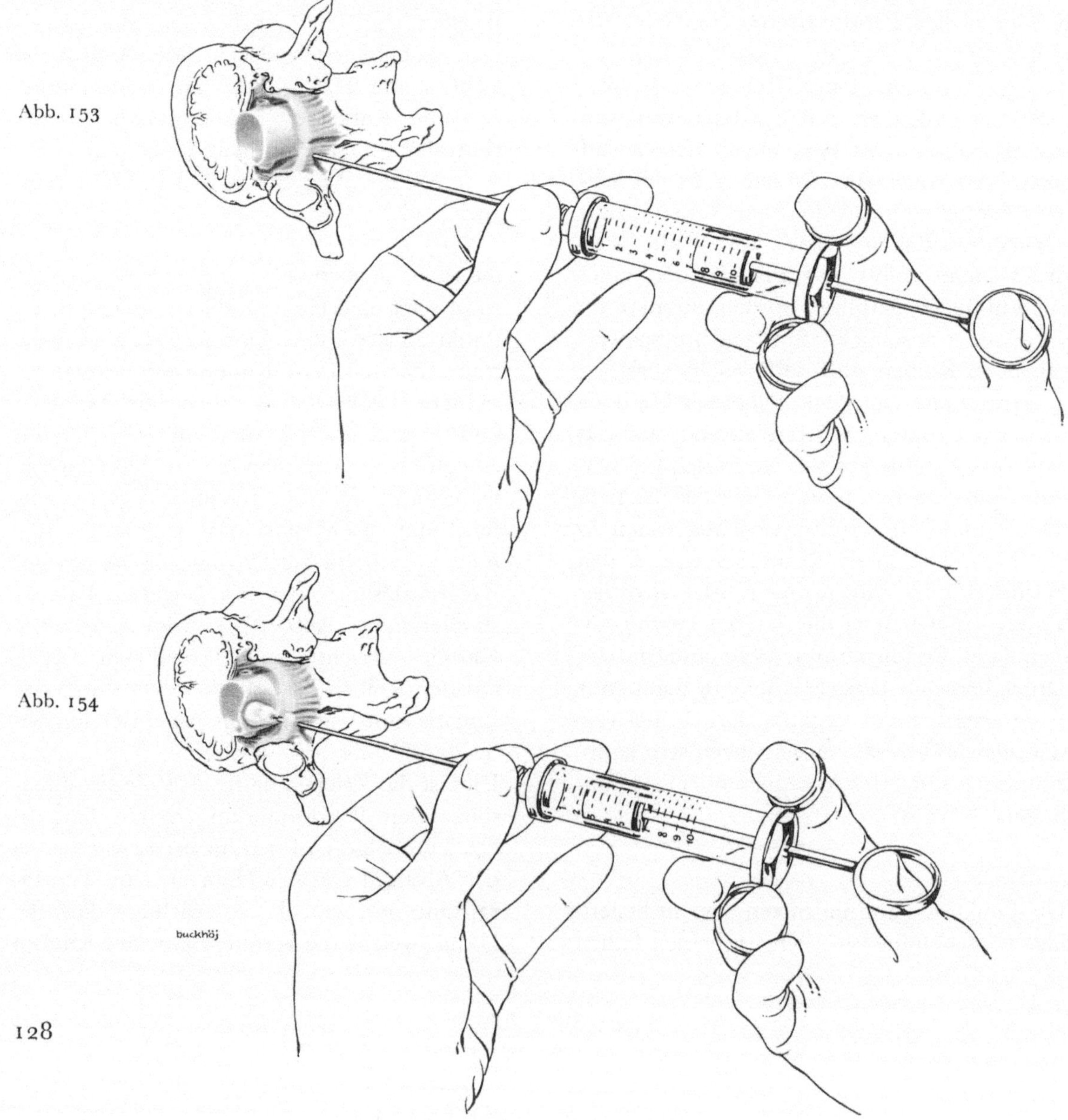

Abb. 153

Abb. 154

Adapter, dann wird die Katheterspitze automatisch in der richtigen Tiefe angehalten. Wenn bei nochmaliger Aspiration weder Blut noch Liquor angesogen werden, injiziert man eine Testdosis von 50-60 mg Xylocain oder Xylonest. (Falls der Katheter im Liquorraum liegt, so ruft diese Testdosis eine motorische Lähmung hervor. In diesem Falle wird man meist den Eingriff in Spinalanästhesie vornehmen und den Katheter unmittelbar nach der Injektion entfernen). Der Katheter wird sanft geschwungen am Rücken fixiert und zu einer Achsel heraufgeführt, wo man ihn mit Heftpflaster fixiert. Auf diese Weise bleibt der Adapter für weitere Injektionen leicht zugänglich.

DIE SCHRÄGE PUNKTION

Man setzt eine Hautquaddel 1 cm lateral vom kaudalen Rand des Dornfortsatzes. Mit einer 0,8×80 mm Kanüle injiziert man fächerförmig geringe Lösungsmengen jedesmal, wenn die Kanüle vorgeschoben wird und auf den Wirbelbogen trifft. Es wird damit eine Periostanästhesie angelegt (Abb. 155). Die Tiefe bis zum Wirbelbogen wird

Abb. 155

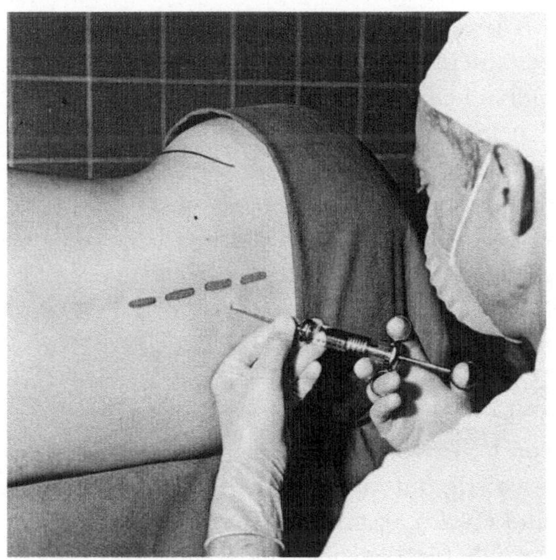

gemessen. Man führt nun die Periduralkanüle ein, bis man dieses Mal etwas medial und kranial von dem ursprünglichen Knochenkontakt wieder auf Knochen stößt. Dann läßt man die Kanülenspitze nach kranial und medial weiter am Wirbelbogen entlang »wandern«, bis man vom Wirbelbogen in den Interlaminarspalt hineingleitet. Die Kanülenspitze soll jetzt in der Nähe der Mittellinie liegen. Das Mandrin wird nun entfernt und der Durchtritt der Kanüle durch das Lig. flavum in den Periduralraum erfolgt unter Kontrolle durch Widerstandsverlust-Test, wobei der Rücken der Führungshand gegen den Rücken des Patienten abgestützt ruht. Danach wird der Katheter wie bei der oben beschriebenen medialen Punktion eingeführt (Abb. 156) und man injiziert nach Aspiration die Testdosis.

Der Vorteil dieser Methode liegt darin, daß der Wirbelbogen einen Orientierungspunkt abgibt, der die Beurteilung der Tiefe bis zum Lig. flavum erleichtert. Außerdem gelangt die Kanüle in einem schrägen Winkel in den Periduralraum, was die Gefahr einer Durapunktion vermindert und die Einfüh-

Abb. 156

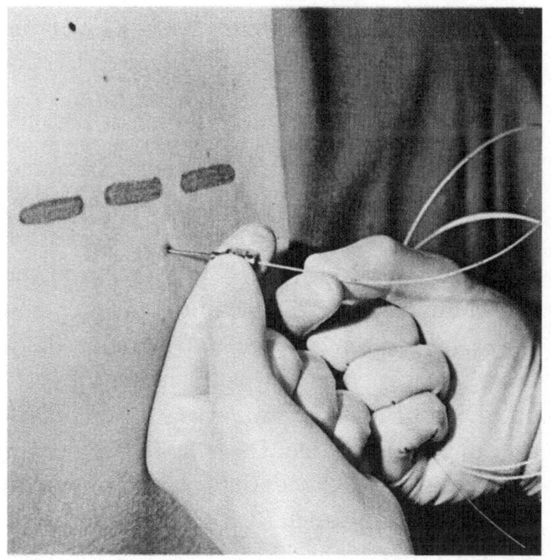

rung des Katheters erleichtert. Man braucht bei diesem Vorgehen nicht das Lig. interspinosum zu passieren, das bei älteren Menschen verkalkt sein kann. Man ist auch weniger darauf angewiesen, daß die Dornfortsätze durch Krümmung der Wirbelsäule aufgespreizt werden.

Von der Injektionsstelle breitet sich das in den Periduralraum injizierte Lokalanästhetikum nach kranial und kaudal aus. Die Körperstellung hat hierbei insofern Bedeutung, als die Injektionsflüssigkeit beim sitzenden Patienten sich hauptsächlich nach unten ausbreitet, jedoch nicht so ausgeprägt wie bei der Spinalanästhesie mit hyperbaren Lösungen. Die erste injizierte Dosis hat auch eine sozusagen »bahnende« Wirkung. Eine durch den liegenden Katheter nachinjizierte Dosis breitet sich vorzugsweise bis zum gleichen Segment aus wie die erste Dosis, auch wenn inzwischen der Körper anders gelagert wurde. Eine ergänzende zweite Dosis, die man 15-20 Min. später gibt, um die Ausbreitung der Blockade zu steigern, muß daher mindestens ebenso groß sein wie die erste Dosis, wenn die erwünschte Wirkung erzielt werden soll. Wenn die zweite Dosis kleiner als die erste ist, so erhält man nur eine Vertiefung der Anästhesie in den bereits anästhesierten Segmenten.

Von dem peridural injizierten Lokalanästhetikum geht ein gewisser Teil verloren, u.a. durch Aussickern durch die Foramina intervertebralia und durch Resorption in die Blutbahn. Diese Verluste sind im Alter von 16-20 Jahren am größten und nehmen dann praktisch proportional zum höheren Alter ab. Die für eine bestimmte Anästhesieausbreitung notwendige Dosis hängt in erster Linie vom Alter des Patienten und zu einem geringeren Teil auch von der Körpergröße ab. Die Altersveränderungen der Gefäße, des Fettgewebes usw. tendieren zu einer Verkleinerung des Periduralraumes und darüber hinaus auch der durch Aussickern und Resorption eintretenden Verluste. Bei ausgeprägten Altersveränderungen, z.B. bei Patienten mit Arteriosklerose und diabetischer Gangrän, ist die benötigte Dosis im Vergleich zu gleichaltrigen Patienten geringer. Auch Frauen mit fortgeschrittener Schwangerschaft benötigen weniger Lokalanästhetikum im Vergleich zu nicht Schwangeren. Dies hängt vermutlich damit zusammen, daß der Uterus auf die Venen der unteren Körperhälfte drückt und in den periduralen Venenplexus das Blutvolumen erhöht ist. Daraus ergibt sich eine entsprechende Verkleinerung des Periduralraumes.

Eine Periduralanästhesie kann direkt als Einzelinjektion durch die Periduralkanüle oder durch einen in den Periduralraum eingeschobenen Katheter angelegt werden. Im allgemeinen genügt die einmalige Injektion durch die Kanüle. Mit dem eingelegten Katheter läßt sich jedoch bei Bedarf die Dauer der Anästhesie verlängern und ihre Ausbreitung erweitern.

Die Auswahl der richtigen Dosis stellt ein besonderes Problem dar, weil die Wirkung individuell unterschiedlich ist. Das folgende Schema kann als Wegweiser dienen:

Man bestimmt die Anzahl der Segmente, die blockiert werden sollen, um die Nervenversorgung des Operationsgebietes auszuschalten (hierbei zählt man 5 sakrale, 5 lumbale und 12 thorakale Segmente). Dann notiert man das Alter des Patienten. Nach Untersuchungen von Bromage (1962) benötigen 20jährige bei der Injektion in Höhe von L_2-L_3 von der 2 %igen Xylocain-Lösung etwa 1,5 ml pro Segment. Bei 80jährigen sind etwa 0,75 ml/Segment erforderlich. Beides gilt für liegende Patienten (Abb. 157).

Die Anzahl des ml pro Segment liest man von der Kurve ab und multipliziert mit der berechneten Anzahl der auszuschaltenden Segmente. Wenn es sich um eine Schwangere kurz vor der Entbindung handelt, oder wenn ein älterer Patient mit hochgradiger Arteriosklerose operiert werden soll, so reduziert man die Dosis um etwa 1/3. Diese Angaben gelten nur für Xylocain 2 %. Bei Verwendung geringerer Konzentrationen sind etwas grössere Injektionsvolumina erforderlich, jedoch nicht bis zu äquivalenten Gewichtsmengen von Xylocain.

Die geeigneten Konzentrationen von Xylocain bzw. Xylonest können nach folgenden Richtlinien gewählt werden:

Die 2%igen Lösungen werden verwendet, wenn vollständige Muskelentspannung erforderlich ist, z.B. bei Abdominaloperationen oder zur Reposition von Frakturen. Die 1-1,5 %igen Lösungen wendet man an, wenn es nicht in dem gleichen Maße auf die Muskelentspannung ankommt. Sollte im Verlaufe der Operation eine stärkere Ausschaltung der motorischen Innervation erforderlich werden, so läßt sich diese meist mit einer Nachinjektion der Initialdosis erzielen. (Xy-

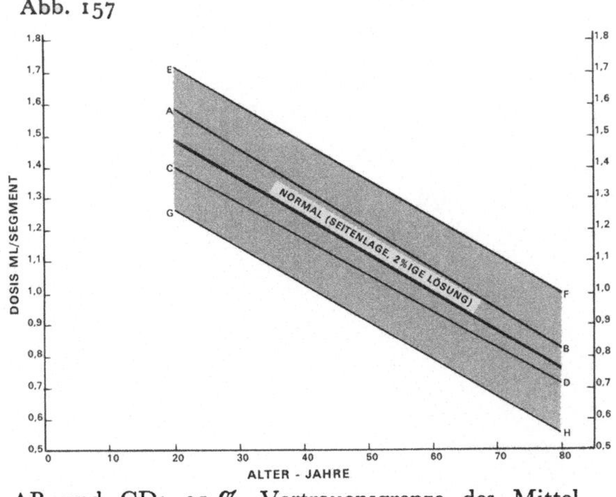

AB und CD: 95 % Vertrauensgrenze des Mittelwertes.

EF und GH: 95 % aller normalen Patienten liegen innerhalb dieser Grenzen.

locain 2 %ig und 1 %ig entspricht ungefähr Bupivacain 0,5 %ig bzw. 0,25 %ig). Soll nur der Sympathikus blockiert werden, so verwendet man Xylocain 0,5 %. Der Adrenalin-Gehalt soll 1:200 000 betragen. Diese »Steuerbarkeit« der Analgesietiefe kann man sich z.B. bei der kontinuierlichen Periduralanästhesie zur Entbindung zunutze machen, indem man während der Eröffnungsphase nur die 0,5 %ige Lösung injiziert. Diese Konzentration beeinflußt kaum die Motorik, so daß man die Patienten nach wie vor zur Bauchpresse veranlassen kann. Während der Austreibungsphase kann man die Analgesie zweckmäßigerweise mit 1 %iger Lösung verstärken, die man am besten in sitzender Stellung nachinjiziert.

Etwa 10 Minuten nach der Injektion kann man zum ersten Mal die Ausbreitung der Blockade prüfen. Meist erhält man so kurz nach der Injektion nur einen ungefähren Eindruck von der Ausdehnung und Tiefe der Analgesie. Dies muß man auch dem Patienten erklären. Die jetzt eingetretene Hypalgesie oder Analgesie läßt sich am leichtesten durch den Gefühlsunterschied zwischen mehr oder weniger betäubten Gebieten feststellen. Diesen Unterschied prüft man durch wiederholte Nadelstiche oder mit einem Äthertupfer, wobei man von einem betäubten Bezirk in einen weniger betäubten übergeht. So kann man z.B. auf längsverlaufenden Linien mit 5 cm Abstand von der Mittellinie des Körpers die Prüfung alle 5 cm von der Leistenbeuge bis herauf zur Mamillarebene vornehmen (Abb. 158). Der Patient kann hierbei gewöhnlich angeben, wo der Stich spürbarer wird und dadurch die Grenze andeuten, innerhalb der die Anästhesie nach 10-20 Min. vollständig zu sein pflegt.

INDIKATIONEN

Die lumbale Periduralanästhesie eignet sich für alle chirurgischen Eingriffe unterhalb der

Nabelebene. Eine gute Prämedikation, unmittelbar vor Operationsbeginn durch ein Sedativum ergänzt und eventuell mit kleinen intravenösen Dosen eines kurzwirkenden Barbiturates kombiniert, genügt oft, um den Patienten in einem Dämmerschlaf zu halten, der von den meisten Patienten als sehr angenehm empfunden wird.

Die Epiduralanästhesie eignet sich besonders für Patienten, die während der Operation wach bleiben möchten, und für jüngere Patienten, bei denen der postspinale Kopfschmerz ausgeprägter ist als bei älteren Menschen. Weitere Indikationen sind Notoperationen bei Patienten mit Gefahr von Erbrechen und Aspiration, ferner Lungenerkrankungen, bei denen man in eine ausgeglichene Ventilationslage oder in Infektionsprozesse nicht störend eingreifen möchte, wie z.B. bei offener Lungentuberkulose.

Zur geburtshilflichen Anästhesie.

Zur Sympathikusblockade der unteren Körperhälfte.

Bei postoperativen und verschiedenen anderen Schmerzzuständen. Bei längeren Blokkaden muß man den Katheter jeden zweiten bis dritten Tag wechseln, um eine Infektion zu vermeiden und damit der Katheter nicht spröde wird.

Blutungsschock und andere hypovolämische Zustände, bei denen das Blut- und Flüssigkeitsvolumen nicht adäquat wiederhergestellt ist. In solchen Fällen läuft man Gefahr, eine schwer zu beherrschende Hypotonie zu verursachen. Ein mäßiger Blutdruckabfall ist dagegen häufig. Falls eine Behandlung angezeigt ist, eignet sich Makrodex 6 % (Tropfinfusion 500(-1000) ml, d.h. 10(-20) % des berechneten Blutvolumens).

Sepsis und Infektionen in der Nähe des Punktionskanales zum Periduralraum.

Neurologische Erkrankungen stellen eine

relative Kontraindikation dar, über die von Fall zu Fall entschieden werden muß.

KOMPLIKATIONEN
Versehentliche Perforation der Dura mater, entweder mit der Kanüle selbst oder mit dem Katheter. Injiziert man die volle Dosis, so tritt eine hohe oder totale Spinalanästhesie ein. Deshalb muß unbedingt immer erst das Ergebnis der Testdosis abgewartet werden.

Allgemeine toxische Symptome infolge einer zu schnellen Resorption oder i.v. Injektion in die periduralen Venenplexus.

Bruch des Katheters im Periduralraum. Der abgebrochene Katheter kann entfernt werden, falls dies nur einen einfachen chirurgischen Eingriff erfordert. Zurückgelassene Katheterstücke scheinen selbst nach einiger Beobachtungszeit symptomlos zu bleiben.

Abb. 158

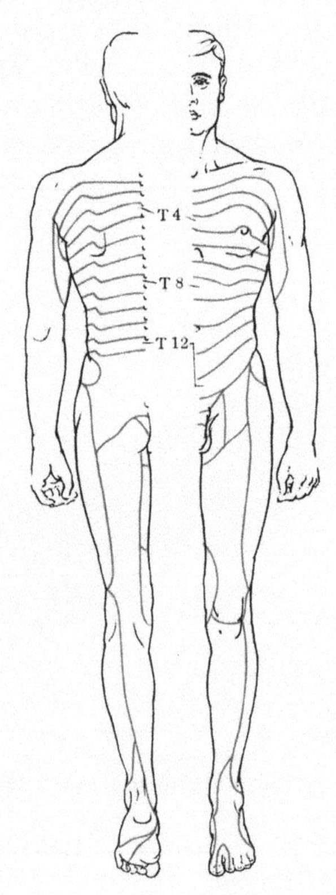

Sakralanästhesie

von Bertil Löfström

ANATOMIE

Bei der Sakralanästhesie wird die Injektionskanüle durch den *Hiatus sacralis* in den Periduralraum eingeführt. Der Sakralkanal ist dorsal vom Periost und den 4 zusammengewachsenen sakralen Dornfortsätzen mit den lateral davon gelegenen Foramina sacralia begrenzt. Der Dornfortsatz des fünften Sakralwirbels ist in der Regel nicht zusammengewachsen, sondern stellt eine bogenförmige Öffnung zwischen den beiden *Cornua sacralia* dar, den *Hiatus sacralis,* der von einer derben elastischen Membran bedeckt ist. Ligamente decken teilweise die dorsale Außenfläche des Kreuzbeines unter dem Subkutangewebe und der Haut. Auf der Ventralseite des Sakralkanals befinden sich die periostüberzogenen zusammengewachsenen Sakralwirbelkörper. Nach ventral öffnen sich zur Fossa ischiorectalis die *Foramina sacralia pelvina* und nach dorsal die *Foramina sacralia dorsalia.* Der Periduralraum reicht nach oben bis zum Foramen magnum herauf, an dessen Rändern die Dura befestigt ist. Kaudal schließt sich an das Os sacrum das Os coccygis an, das mit dem Kreuzbein durch Bänder verbunden ist (Abb. 159).

Abb. 159

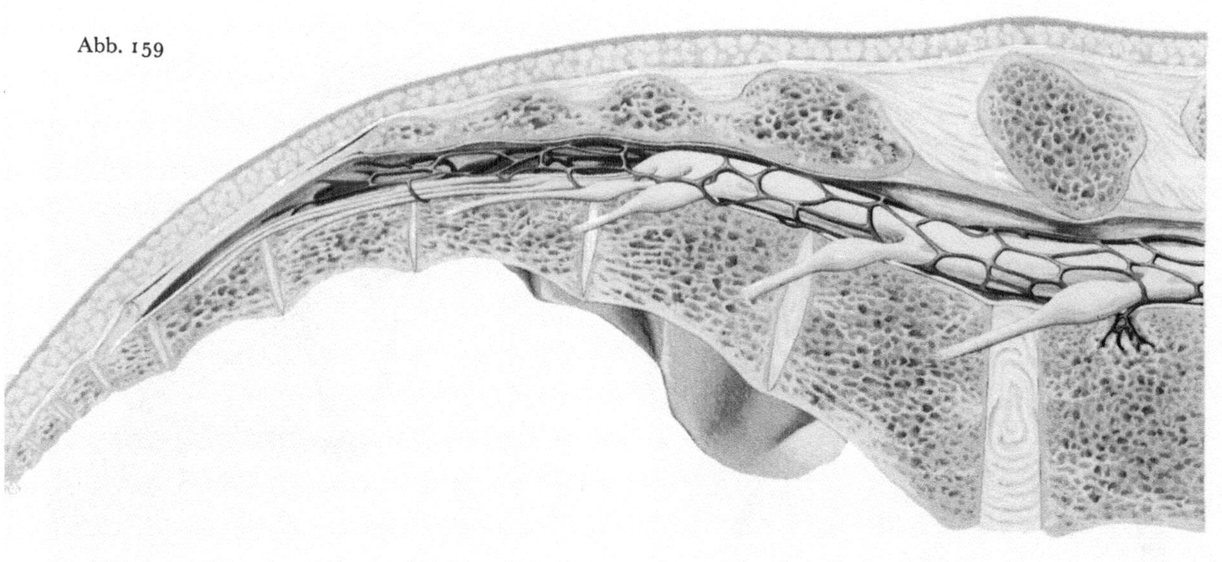

Der Periduralraum enthält Nerven aus der *Cauda equina,* die den Sakralkanal durch die Foramina sacralia pelvina bzw. dorsalia verlassen. Der Durasack reicht bei Erwachsenen bis zum 2. Sakralwirbel, d.h. bis zu einer Höhe von etwa 1 cm kaudal von einer Linie zwischen den *Spinae iliacae dorsales craniales.*

TECHNIK

Der Patient wird in Bauchlage auf dem abgeknickten Operationstisch oder mit einem Kissen unter der Symphyse aufgelegt. Die Beine sollen etwas gespreizt und die Fersen nach außen gedreht sein, damit die Crena ani in ihrem kranialen Abschnitt ausgespannt ist. Bei Schwangeren wird die Sakralanästhesie in Seitenlage oder in Knie-Ellenbogenlage angelegt. Um die Anal- und Genitalgegend bei der Hautvorbereitung vor herabfließendem Alkohol zu schützen, soll eine trockene Gazerolle in die Crena ani gelegt werden.

Man markiert die Spinae iliacae dorsales craniales und zieht ein gleichseitiges Dreieck,

dessen Spitze nach kaudal zeigt (Abb. 160). Die Spitze liegt normalerweise über oder dicht am Hiatus sacralis, dessen Cornua palpiert und markiert werden. Die Palpation dieser Orientierungspunkte wird am einfachsten vorgenommen, indem man den Daumen und Mittelfinger der linken Hand auf beide Spinae legt und danach den Zeigefinger nach kaudal in die Mittellinie wandern läßt, bis ein gleichseitiges Dreieck entsteht. Durch kleine, seitliche Bewegungen lokalisiert man die beiden Sakralhörner (Abb. 161), auf denen man danach die Zeige- und Mittelfingerkuppen ruhen läßt (Abb. 163).

Eine feine kurze Kanüle (Außendurchmesser 0,50-0,60 mm) wird zwischen den Fingerspitzen in leicht kranialer Richtung eingestochen (Abb. 163). Der Durchtritt der Kanüle durch die Membran ist meist leicht festzustellen. Wenn die Kanülenspitze die ventrale Wand des Sakralkanals erreicht hat, zieht man die Kanüle langsam zurück und injiziert dabei 4 ml Xylocain 1 % mit Epinephrin. Ein weiterer ml wird subkutan inji-

Abb. 160

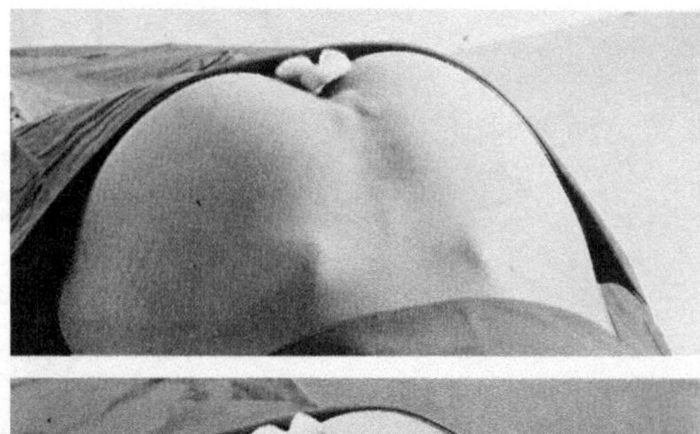

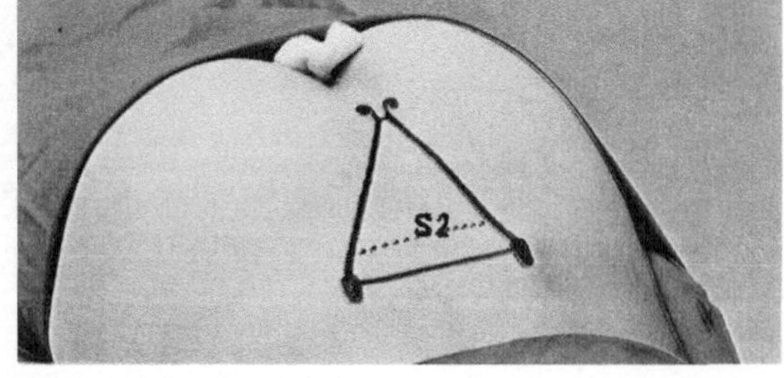

Abb. 161

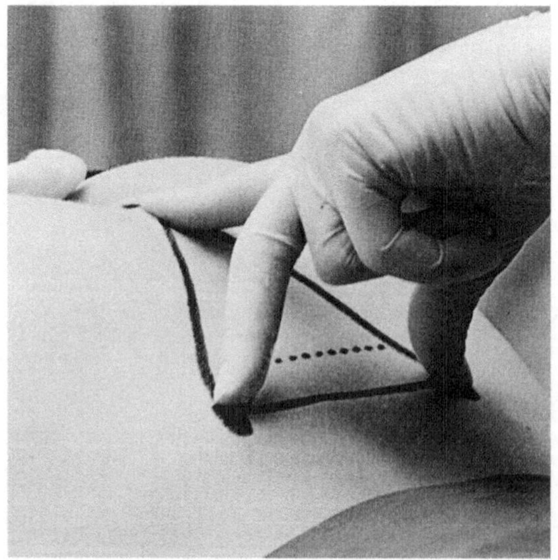

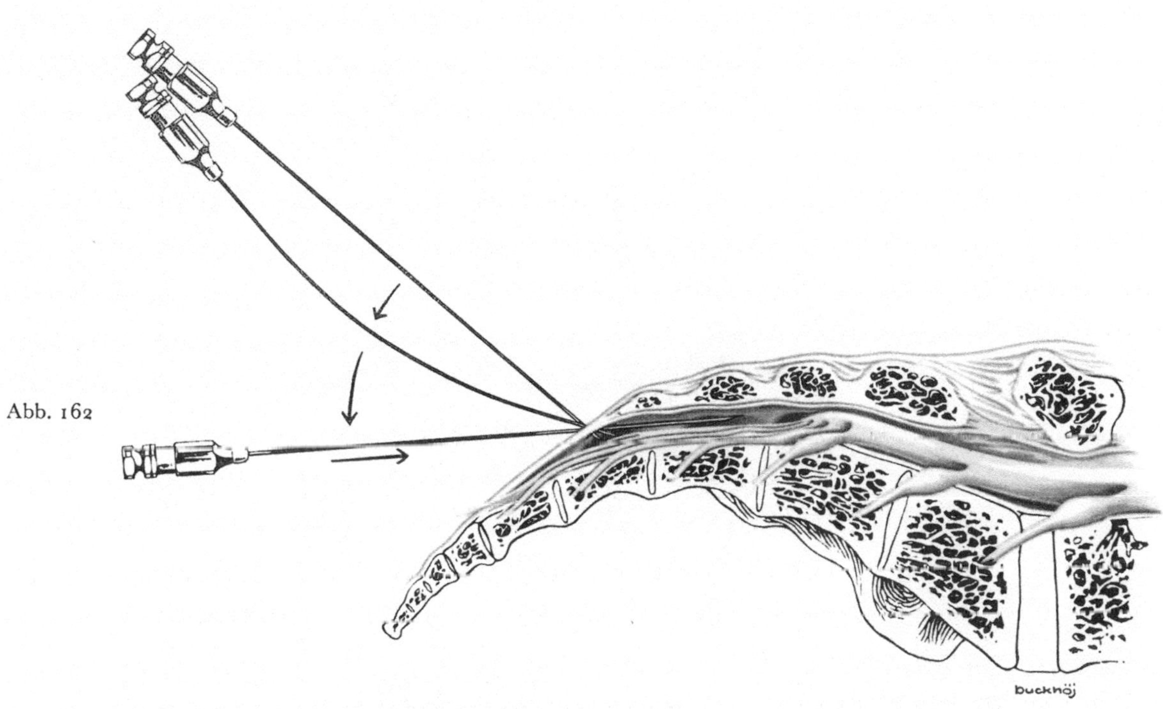

Abb. 162

Abb. 163

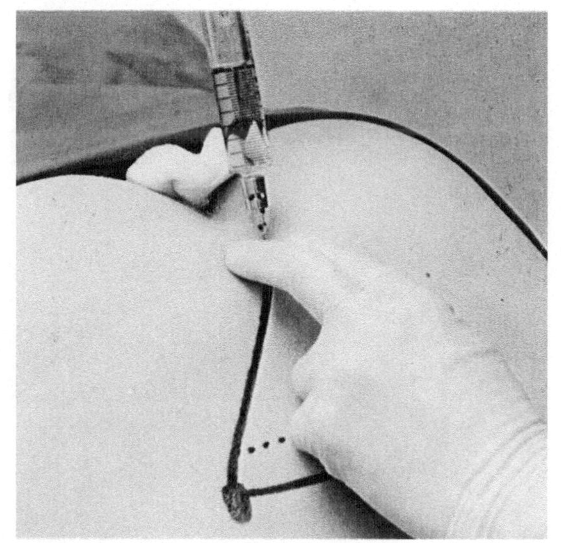

ziert. Man erhält hierdurch eine Anästhesie der untersten Sakralnerven, die das Hiatusgebiet analgetisch macht. Durch die Verwendung einer feinen Kanüle läßt sich der Hiatuskanal meist ohne Schmerzen für den Patienten aufsuchen und ohne daß eine größere Menge Lokalanästhesie-Lösung subkutan injiziert werden muß, die die spätere Palpation erschweren würde.

Danach führt man eine spezielle Sakralkanüle oder eine stärkere Spinalkanüle (Durchmesser 0,90-1,10 mm, bei Kathetertechnik 1,25 mm) durch die Punktionsstelle und den Punktionskanal der feinen Kanüle in den Hiatuskanal ein. Dabei soll die Öffnung der Kanüle nach ventral-kranial ge-

richtet sein. Sobald man im Sakralkanal
Knochenberührung bekommt, zieht man die
Kanüle etwas zurück und richtet sie mehr
nach kranial, um sie in den Sakralkanal ein-
zuführen. Eine in den Abb. 162 und 164
gezeigte Biegung der Kanüle erleichtert wesentlich das Einführen in den sakralen Periduralraum.

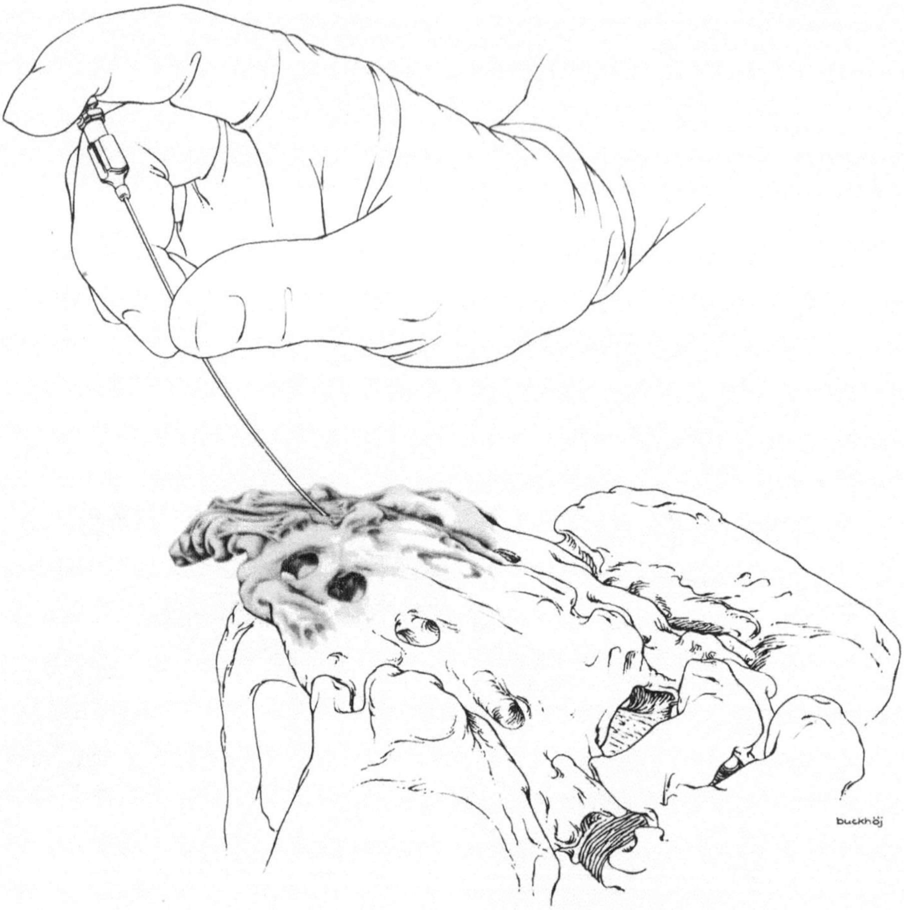

Um die Lage der Kanülenspitze zum Durasack zu kontrollieren, zieht man das Mandrin heraus und hält es genau über die eingeführte Kanüle. Bei dieser Lagekontrolle darf
das Mandrin nicht bis zu S_2 reichen (Abb.
165). Dann dreht man die Kanüle um $90°$
und wenn kein Liquor abfließt, setzt man die
Spritze an und aspiriert mehrmals, wobei die

Abb. 165

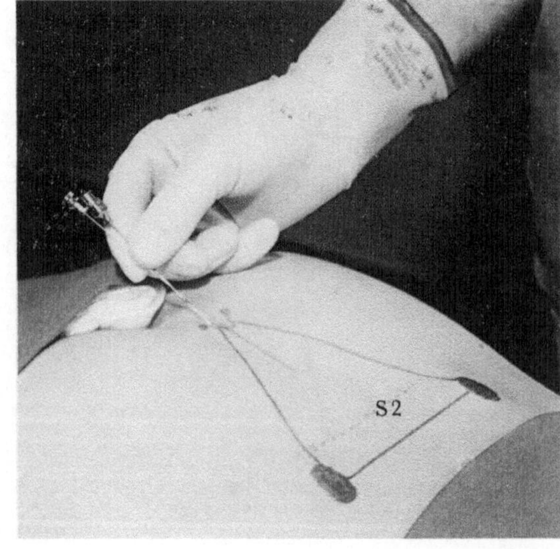

136

Kanüle zwischen den einzelnen Aspirationsversuchen um 90° gedreht wird.

Bei *Abfließen von Liquor* darf *keinesfalls*
Lokalanästhesie-Lösung zur Kaudalanalgesie
injiziert werden.

Beim Austritt von *Blut* kann die Lage der
Kanülenspitze so verändert werden, daß man
sich sicher extravasal befindet.

Wenn die Aspiration weder Blut noch Liquor ergibt, injiziert man die Anästhesielösung langsam, während man gleichzeitig die
dorsale Sakralgegend palpiert. Eine *Injektion
dorsal vom Sakrum* (Abb. 166). läßt sich
auf diese Weise meist palpieren.

Die Injektion soll leicht und ohne Widerstand durchführbar sein. Ein Widerstand bei
der Injektion deutet darauf hin, daß die
Kanülenspitze subperiostal liegt (Abb. 167).
In diesem Fall erlebt der Patient während
der Injektion meist einen deutlichen Schmerz
über dem kaudalen Kreuzbeinabschnitt. Bei
älteren Menschen verspürt man jedoch auch

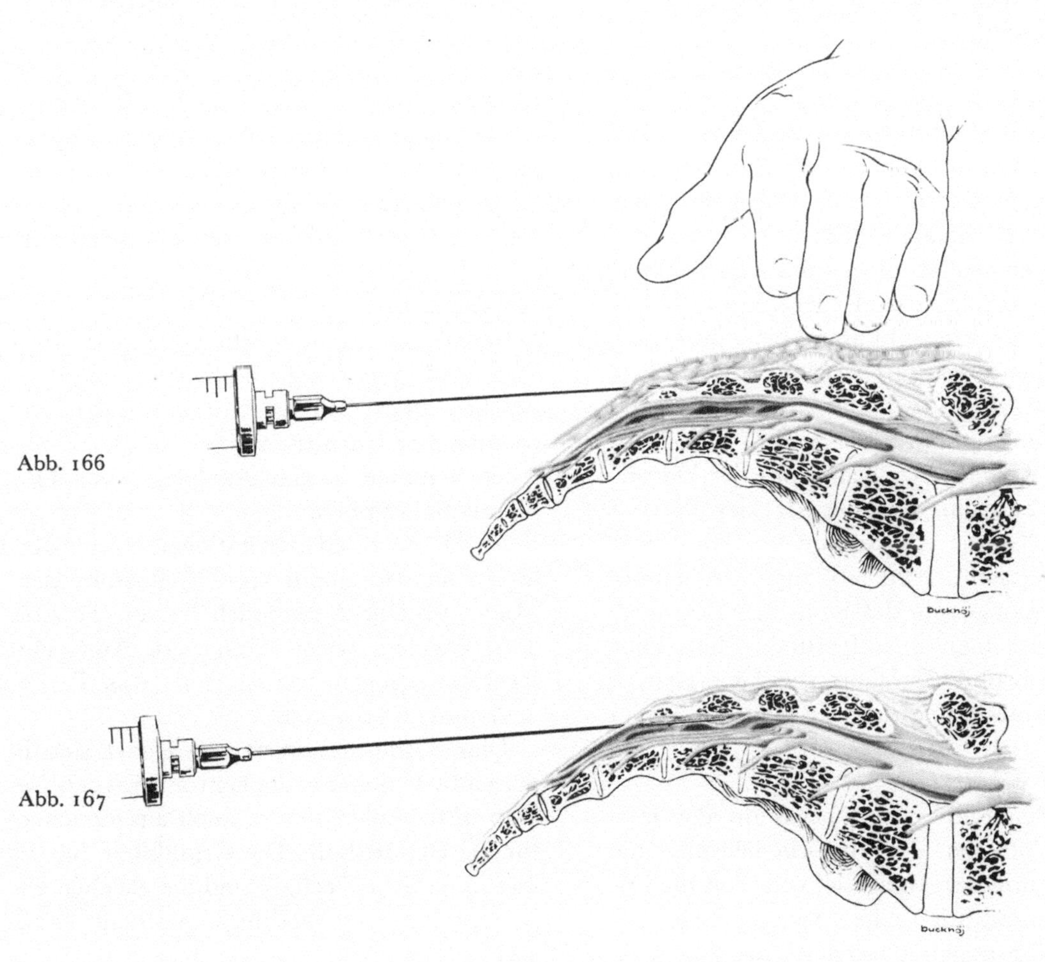

Abb. 166

Abb. 167

bei richtiger Kanülenlage einen leichten Widerstand, der sich auch am Ende der Injektion eines größeren Lösungsvolumens bemerkbar macht.

Die Kanülenspitze soll ungefähr in der Mittellinie liegen. War die Kanülenspitze im Kaudalkanal stark nach lateral geraten, so punktiert man leicht ein Blutgefäß oder erhält eine überwiegend einseitige Analgesie. Injiziert man die Anästhesielösung, nachdem man vorher versehentlich eine Vene punktiert hat, so besteht eine erhöhte Gefahr toxischer Nebenwirkungen (das Lokalanästhetikum kann in das perforierte Gefäß gepreßt werden). In diesem Fall kann auch die Analgesie schlechter und ungleichmäßig ausgebreitet sein.

TRANSSAKRALE MODIFIKATION

Zur Vervollständigung der Anästhesie bzw. wenn der Hiatuskanal nicht aufzufinden ist, kann man leicht eine Kanüle durch das zweite Foramen sacrale einführen, das etwa 1 Querfinger medial und kaudal von der Spina iliaca dorsalis cranialis liegt. Es muß hierbei zunächst eine subkutane bzw. periostale Infiltration ausgeführt werden. Hierzu führt man eine 7-8 cm lange, relativ feine Kanüle in Richtung auf S_2 senkrecht zum Kreuzbein ein. Bei Knochenberührung mit der Dorsalseite des Sakrums wird der Markierungsring auf der Kanüle 1,5 cm von der Haut entfernt eingestellt. Nun läßt man die Kanüle auf der Dorsalseite des Kreuzbeins entlanggleiten, bis man S_2 aufgefunden hat. Hier darf die Kanüle soweit in die Tiefe gleiten, bis der Markierungsring der Haut anliegt.

DOSIERUNG

Im großen und ganzen bestimmt das injizierte Volumen der Anästhesielösung die Ausbreitung der Analgesie, während die Lösungskonzentration die Analgesietiefe bestimmt, d.h. es hängt von der Lösungskonzen-

tration ab, in welchem Ausmaß die stärkeren, myelinhaltigen Nerven beeinflußt werden.

Die Injektion von 20 ml bei jüngeren Patienten (15 ml bei älteren) ergibt eine Reithosenanästhesie, die maximal bis zur Symphyse herauf reicht. Die Injektion von 25 ml ergibt eine Anästhesiehöhe von Th_{12}-Th_{10}. Bei jüngeren Menschen erreicht man mit der Injektion von 30 ml eine Anästhesiehöhe von etwa Th_{10}, wenn die 1 %ige Xylocain-Lösung mit Adrenalin verwendet wird. Bei Schwangeren genügen 16 ml dieser Lösung zur Erzielung einer Analgesie bis zu L_1.

Bei Verwendung einer 2 %igen Lösung mit Adrenalin erhält man eine etwas höhere Analgesieausbreitung und vor allem eine bessere Muskelentspannung. Neben einer guten Blockade der motorischen Nerven ergeben die 1,5-2 %igen Lösungen auch einen schnelleren Analgesieeintritt. Die Anästhesiedauer beträgt 2–3 Stunden. Wenn eine sehr kurze Anästhesiedauer erwünscht ist, d.h. unter 1 Stunde, so gibt man Xylocain ohne Adrenalin.

INDIKATIONEN

Perineale Operationen, schmerzhafte urologische und gynäkologische Untersuchungen. Zu beachten: Bei der transurethralen Extraktion von Harnleitersteinen mit der Zeiß'schen Schlinge ist eine Analgesie über Th_{10} hinaus anzustreben.

Bei Hämorrhoidenoperationen ist Xylocain mit Adrenalin 1,5-2 % anzuwenden. Man muß eine Anästhesiehöhe von Th_{10} bis Th_{12} erzielen, wenn stärker am Anus und Rektum gezogen werden soll, was Peritonealschmerz verursacht.

Dieses Anästhesieverfahren eignet sich in der einfachen und in der kontinuierlichen (= intermittierenden) Form auch ausgezeichnet für die Geburtshilfe. Die Grundsätze für die kontinuierliche Technik sind die gleichen wie bei der lumbalen Periduralanästhesie (s. S. 125).

Sympathikus-blockaden - Allgemeine Gesichtspunkte

VON BERTIL LÖFSTRÖM

ANATOMISCHE ÜBERSICHT

An beiden Seiten der Wirbelsäule verläuft der *Truncus sympathicus* vom zweiten Halswirbel bis herab zur Steißbeinspitze. Er besteht aus Grenzstrangganglien, die durch Nervenfasern (**Rr.** interganglionares) miteinander verbunden sind. Der embryonale Grenzstrang besitzt ebenso viele Ganglien wie Rückenmarksegmente (31-32). Im Verlaufe der weiteren Entwicklung geht die Zahl der Ganglien auf 22-24 zurück.

Diese verteilen sich auf 2-3 Zervikal-, 11-12 Thorakal-, 4 (-5) Lumbal-, 4 Sakralganglien und 1 Coccygealganglion.

Aus den thorakalen und den oberen lumbalen Spinalnerven treten sympathische Fasern durch die *Rr. communicantes albi* in den Grenzstrang ein. Es sind teils afferente viszerale Fasern, teils efferente präganglionäre Fasern. Die Mehrzahl der letzteren bildet in einem der Grenzstrangganglien Synapsen mit postganglionären Neuronen. Ein Teil der postganglionären Fasern zieht durch die *Rr. communicantes grisei* zu den Spinalnerven und folgt ihnen, um die glatte Gefäßmuskulatur (vasomotorische Fasern), die Pilomotoren (pilomotorische Fasern) und die Schweißdrüsen (sekretorische Fasern) zu versorgen. Die präganglionären, zu den Eingeweiden ziehenden Fasern verlaufen dagegen ohne Umschaltung durch den Grenzstrang. Sie bilden ihre Synapsen mit den postganglionären Neuronen erst in weiter peripher liegenden Ganglien, die in autonome Nervengeflechte eingelagert sind (z.B. im *Plexus coeliacus* und *Plexus hypogastricus*).

ALLGEMEINE GESICHTSPUNKTE

Die peripheren Sympathikusfasern verlaufen im Bindegewebsraum, in dem sie mehr oder weniger gebündelt einen individuell recht unterschiedlichen Verlauf nehmen. Eine vollständige Sympathikusblockade verlangt daher meist eine Überflutung des Bindegewebsraumes. Da jedoch zur Blockierung von schwach myelinisierten Fasern nur eine relativ niedrige Konzentration erforderlich ist, z.B. Xylocain 0,5 % mit Adrenalin 1:200.000* bedeutet die Injektion eines relativ großen Lösungsvolumens keine nennenswerte Gefahr toxischer Nebenwirkungen.

Die Grenzstrangblockade kann im Halsbereich und im Lumbalbereich durchgeführt werden. Von den viszeralen Plexus kommen vor allem der *Plexus coeliacus* und der *Plexus hypogastricus inferior* für eine Blockade in Betracht. Der thorakale Sympathikus soll wegen der großen Gefahr einer Lungenpunktion mit nachfolgendem Pneumothorax nicht direkt blockiert werden. Die aus dem thorakalen Grenzstrang nach kranial ziehenden Fasern blockiert man am *Ganglion stellatum*. Die über die Nn. splanchnici zu den Baucheingeweiden ziehenden Fasern werden durch eine *Blockade des Plexus coeliacus* und durch eine *lumbale Sympathikusblockade* ausgeschaltet.

* Bei peripheren Gefäßerkrankungen sollen keine adrenalinhaltigen Lokalanästhesielösungen verwendet werden. Nach den Erfahrungen des Verfassers ist deshalb Scandicain oder Xylonest 0,5 % ohne Adrenalin vorzuziehen, wenn eine langdauernde Anästhesiewirkung erwünscht ist Albért & Löfström 1965 b).

Ob eine vollständige Sympathikusblockade erzielt wurde oder nicht, kann oft schwer zu beurteilen sein. Dies gilt besonders für Gefäßerkrankungen, bei denen eine deutliche Wärmesteigerung weder subjektiv noch objektiv festzustellen ist. Eine vermehrte Venenzeichnung ist ein Anzeichen für eine gelungene Sympathikusblockade, nach dem es sich zu fahnden lohnt, weil die Venen oft weniger pathologisch verändert sind als die Arterien. Ein positives Horner-Syndrom (Abb. 173) bei der Blockade des Ganglion stellatum ist kein Zeichen für eine vollständige Unterbrechung der Sympathikusinnervation von Kopf und oberer Extremität, sondern beweist nur, daß der Halssympathikus blockiert wurde.

Objektive Zeichen einer vollständigen Sympathikusblockade sind: Deutlich erhöhte Hauttemperatur im Vergleich zur nicht blockierten Seite, oszillometrisch nachgewiesene Verstärkung der Pulsation, Aufhebung der

Abb. 168

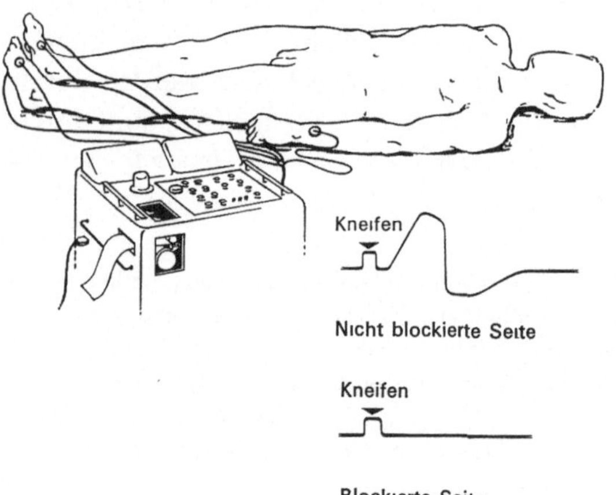

Schweißabsonderung an Hand und Fuß, nachzuweisen durch Jodstärke-Probe oder Ninhydrin-Probe (Dhunér et al. 1960), sowie das Ergebnis der Prüfung der sympatho-galvanischen Reflexe (Lewis 1955). Die letztgenannte Methode hat besonders großen Wert, weil man den Effekt der Blockade direkt im Anschluß an die Blockade beurteilen kann, ohne besondere Symptome hervorrufen zu müssen. Der Test beruht darauf, daß Schmerzen oder auf die Psyche abgezielte Fragen den elektrischen Leitwiderstand der Haut der Hände und Füße verändern. Diese Veränderungen werden über cholinergische Sympathikusfasern vermittelt und bleiben nach einer Sympathikusblockade aus.

Der sympatho-galvanische Reflex wird am einfachsten auf folgende Weise geprüft: An der dorsalen bzw. volaren (plantaren) Oberfläche von Händen oder Füßen des Patienten legt man EKG-Oberflächenelektroden an, die an die Ableitung I des EKG-Apparates gekoppelt werden. Das Erdkabel schließt man an eine beliebig auf der Körperoberfläche angelegte Elektrode an (Abb. 168).

Wenn der Patient einige Minuten ruhig gelegen hat, läßt man das EKG mit relativ langsamem Papiervorschub (5-10 mm/sek.) anlaufen, Sobald man eine stabile Basislinie hat, kneift man den Patienten. Dabei verändert sich der Hautwiderstand zwischen den beiden Elektroden, und man erhält eine Auslenkung der Kurve. Bei vollständiger Sympathikusblockade bleibt die Auslenkung auf der blockierten Seite aus.

Um den sympatho-galvanischen Reflex sicher bewerten zu können, soll man möglichst beide Seiten gleichzeitig prüfen (Löfström & Thulin, 1965). Der Reflex eignet sich nur dann für die Bewertung der Blockadewirkung, wenn beim Kneifen eine deutliche Abflachung der Kurve zustande kommt. Der Patient darf nicht atropinisiert sein.

Die Blockade des Ganglion stellatum

VON BERTIL LÖFSTRÖM

ANATOMIE

Der Halsteil des sympathischen Grenzstranges ist in die *Lamina praetrachealis* der Halsfaszie eingebettet, und wird durch die dünne prävertebrale Muskulatur von den Halswirbelquerfortsätzen getrennt. Durch die Foramina transversaria dieser Querfortsätze zieht die *A. vertebralis* aufwärts. In den *Sulci nervorum spinales* der Querfortsätze liegen die Nerven des Halsmarkes, deren Anfangsteil von der Dura und Arachnoidea umschlossen ist. Vor dem Grenzstrang liegt die *A. carotis communis* und weiter oben die *A. carotis interna*. Der Halsteil des *Truncus sympathicus* besitzt nur 3 Ganglien, ein oberes, ein mittleres und ein unteres. Das untere Ganglion ist gewöhnlich mit dem ersten Thorakalganglion verschmolzen und bildet mit ihm zusammen das große *Ganglion cervicothoracicum* oder *Ganglion stellatum* (Abb. 171).

TECHNIK

Der Patient liegt auf dem Rücken, der Kopf ist leicht angehoben und nach hinten gebeugt. Man geht mit dem Finger zwischen M. sternocleidomastoideus und Trachea ein (Abb. 169) und sucht den am leichtesten tastbaren Querfortsatz auf (meist in Höhe des Schildknorpels, also der Sechste). Die Palpation wird erleichtert, wenn der Patient ein wenig den Mund öffnet. Mit einer feinen Kanüle wird über dem Querfortsatz eine Hautquaddel angelegt. Hierzu drückt der Anästhesist mit 2 Fingern die Haut zwischen dem M. sternocleidomastoideus und der A. carotis communis auf der einen Seite und der Schilddrüse, der Trachea und dem Oesophagus auf der anderen Seite in die Tiefe. Der eine Finger soll mit dem Querfortsatz in Fühlung bleiben und wird daher so verschoben, daß man eine feine 5-8 cm lange Kanüle bis zur Berührung mit dem Querfortsatz in die Tiefe einstechen kann (Abb. 170).

Auf dem Wege dorthin darf die Kanüle keinen nennenswerten Gewebswiderstand antreffen. Man kann nämlich leicht die Kanüle versehentlich durch Membranen, Muskeln

Abb. 169

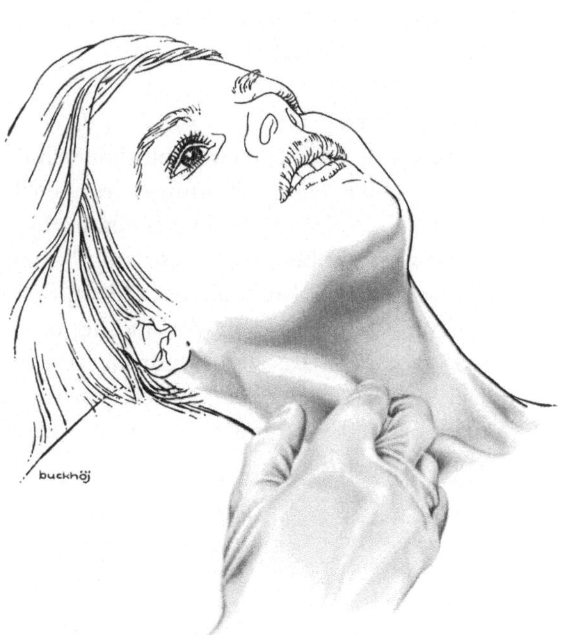

Abb. 170

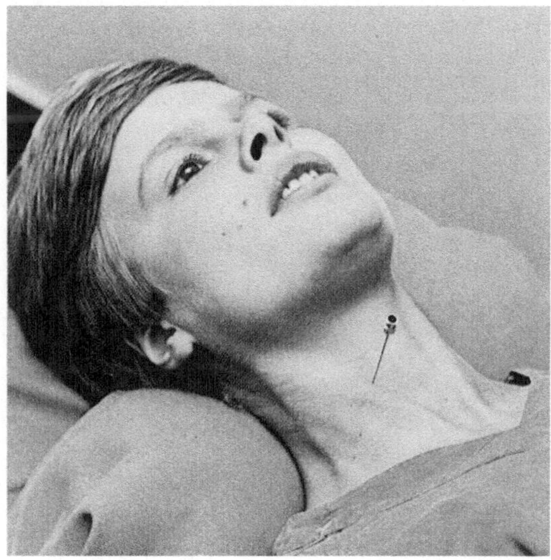

oder Muskelansätze führen, die sich *zwischen* den Querfortsätzen erstrecken. In diesem Fall kann die Kanüle leicht die A. vertebralis punktieren, oder erst im Sulcus n. spinalis Knochenkontakt gewinnen, was zur Punktion der durch die Intervertebralforamina ragenden Duramanschetten führen kann.

Sobald die Kanüle auf dem Querfortsatz steht, nimmt man die palpierenden Finger fort. Dann wird die Kanüle um einige mm zurückgezogen und in dieser Stellung fixiert. Nach sorgfältigem Aspirieren injiziert man 15-20 ml Xylocain, Xylonest oder Scandicain 0,5 % mit oder ohne Adrenalin (Abb. 171). Dieses relativ große Injektionsvolumen ist erforderlich, um den Faszienraum vor der Wirbelsäule mit dem Geflecht von Sympathikusfasern mit Lokalanästhesielösung auszufüllen (Abb. 172 a, b).

Ein positives Horner-Syndrom (Abb. 173) (Ptosis, Miosis, Enophtalmus und Anhydrose) beweist nur, daß der sympathische Grenzstrang des Halses blockiert wurde (vgl. S. 140).

Wenn eine Serie von Stellatumblockaden vorgesehen ist, soll man die ersten Injektionen bei C_6 machen. Daraus ergibt sich der Vorteil, daß man im Falle eines Hämatoms die Behandlung in der Regel doch fortsetzen kann. Man erhält nämlich auch eine gute Blockade, wenn man die Kanülenspitze auf den 7. Querfortsatz setzt.

INDIKATIONEN

Indikationen zur Stellatumblockade sind vor allem örtliche Durchblutungsstörungen bzw. vegetative Schmerzen. Die Stellatumblockade ist wertvoll bei Morbus Raynaud (temporär), arterieller Embolie, bei Ödem, Schwellung und Schmerzen in Verbindung mit dem sog. posttraumatischen Syndrom, ferner bei Gefäßverletzungen oder Gefäßoperationen der oberen Extremitäten sowie bei schwerer Angina pectoris.

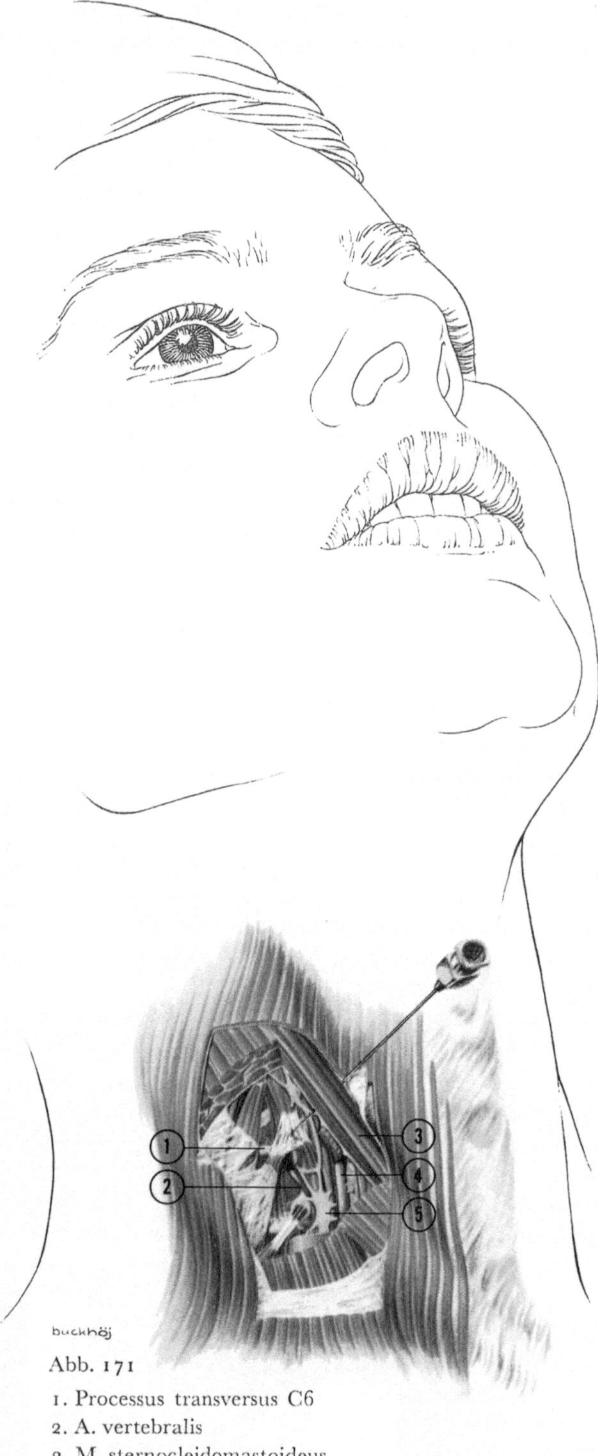

Abb. 171

1. Processus transversus C6
2. A. vertebralis
3. M. sternocleidomastoideus
4. A. carotis communis
5. Ganglion stellatum

Zur Erzielung eines therapeutischen Erfolges ist gewöhnlich eine Serie von Blockaden erforderlich, z.B. während der ersten 4-5 Tage eine Blockade täglich und dann weitere 4-5 Blockaden jeden zweiten Tag. Wegen der genannten Komplikationsgefahr soll man eine Stellatumblockade nicht bilateral vornehmen.

Die Stellatumblockade soll mit den anderen üblichen Therapiemaßnahmen kombiniert werden, wie z.B. Bewegungsübungen, Schutz vor Abkühlung usw.

KOMPLIKATIONEN

Ein *Hämatom* entsteht relativ leicht und erschwert spätere Blockaden, erfordert jedoch keine besonderen therapeutischen Maßnahmen. Das letztere gilt auch für eine eventuelle *Lähmung des N. recurrens oder von Teilen des Plexus brachialis*.

Die *intravasale Injektion* einer nennenswerten Menge Lokalanästhesielösung – insbesondere in die *A. vertebralis* – sollte durch wiederholte Aspiration zu vermeiden sein, wobei die Kanüle zwischen den einzelnen Aspirationsversuchen gedreht wird. Außerdem soll man immer langsam injizieren und besonders sorgfältig auf toxische Reaktionen achten, wie z.B. Benommenheit oder Bewußtlosigkeit.

Eine *Durapunktion* läßt sich meist nicht durch spontanen Liquorabfluß oder Liquoraspiration diagnostizieren. Der Liquordruck in den durch die Foramina intervertebralia ziehenden Duramanschetten ist nämlich sehr niedrig. Die Dura selbst ist dort sehr dünn und kollabiert leicht. Eine subarachnoidale Injektion von 15-20 ml 0,5 %iger Lokalanästhesielösung verursacht eine ausgedehnte Spinalanästhesie, die in der Halsgegend beginnt und dort auch am ausgeprägtesten ist.

Eine *Ostitis* des Halswirbelquerfortsatzes ist eine seltene Komplikation. Anscheinend ist die dadurch zu erklären, daß die Kanüle auf ihrem Wege zum Querfortsatz den Oesophagus perforiert hat. *Mediastinitiden* mit Senkungsabszessen in den Thorax herab sind ebenfalls in der Literatur beschrieben.

Eine Pleurapunktion mit Pneumothorax ist nicht zu befürchten, wenn man sich genau an die hier beschriebene Blockadetechnik hält.

Abb. 172 a Abb. 172 b

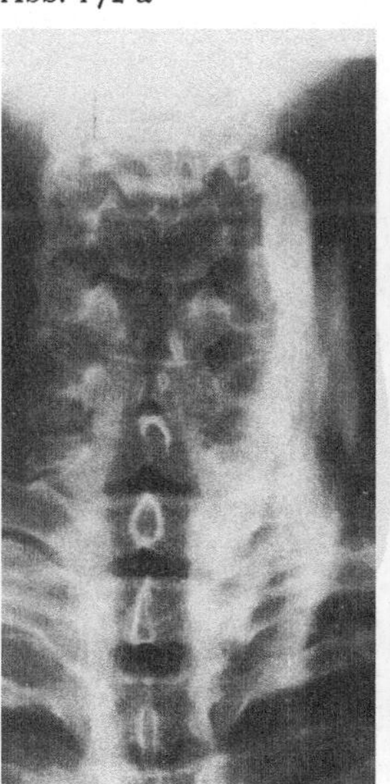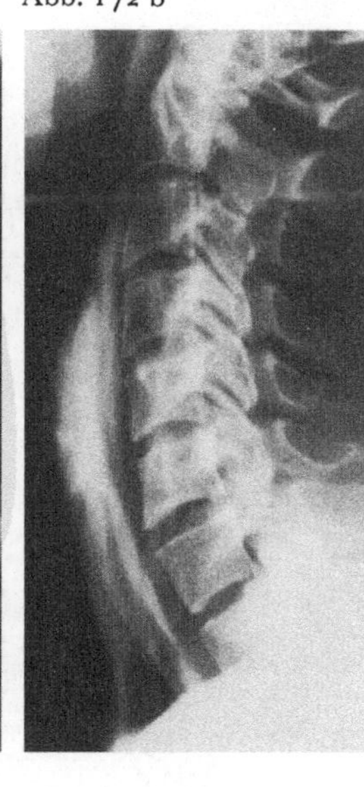

Abb. 173

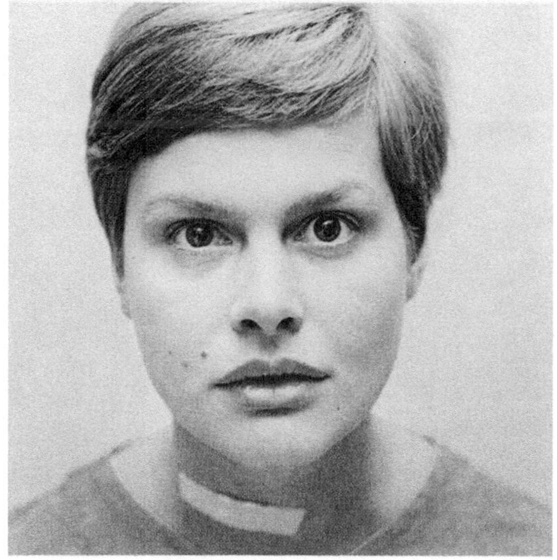

Die lumbale Sympathikusblockade

VON BERTIL LÖFSTRÖM

ANATOMIE

Der Grenzstrang mit seinen Ganglien liegt an der ventrolateralen Seite der Wirbelkörper in einem Faszienraum, der von der Wirbelkörperreihe, der Psoasloge und der retroperitonealen Faszie begrenzt wird. Kranial schließt dieser Raum in Höhe des Wirbelkörpers L1 ab. Zur Blockade mit den gebräuchlichen Lokalanästhetika braucht nur eine Kanüle von dorsal in den beschriebenen Faszienraum eingeführt zu werden. Bei der sog. chemischen Sympathektomie, bei der nur ein kleines Lösungsvolumen, z.B. Phenol oder Alkohol, injiziert wird, muß dagegen die Kanülenspitze immer im Grenzstrang selbst liegen (Abb. 174).

Für die Blockade benutzt man folgende Orientierungspunkte: L1 liegt in Höhe der Schnittlinie zwischen der 12. Rippe und der Muskulatur des Erector trunci. L4-L5 liegen in Höhe der Crista iliaca (Abb. 175).

TECHNIK DER EINZELBLOCKADE

Zweckmäßigerweise wird der Patient auf die Seite gelagert und das Nierenbänkchen hochgedreht. Man kann auch eine Rolle unter die Flanke schieben, so daß der Patient wie zur Nierenfreilegung abgeknickt ist. Hierdurch entfalten sich die Querfortsätze, was die Blockade erleichtert. Hautquaddeln werden 7-10 cm lateral von der Mittellinie über den Dornfortsätzen L2-L4 angelegt. Dann führt man eine mit einem Gummiring armierte, 12-18 cm lange 19 Gauge (1,10 mm) Kanüle* ein, die 45° nach kranial (oder kaudal) gerichtet wird. Die Kanüle soll nämlich den nächsthöheren (oder tieferen) Querfortsatz erreichen (Abb. 176). Wenn man Knochenkontakt bekommen hat, schiebt

* Becton, Dickinson and Co., Rutherford, New Jersey.

Abb. 174

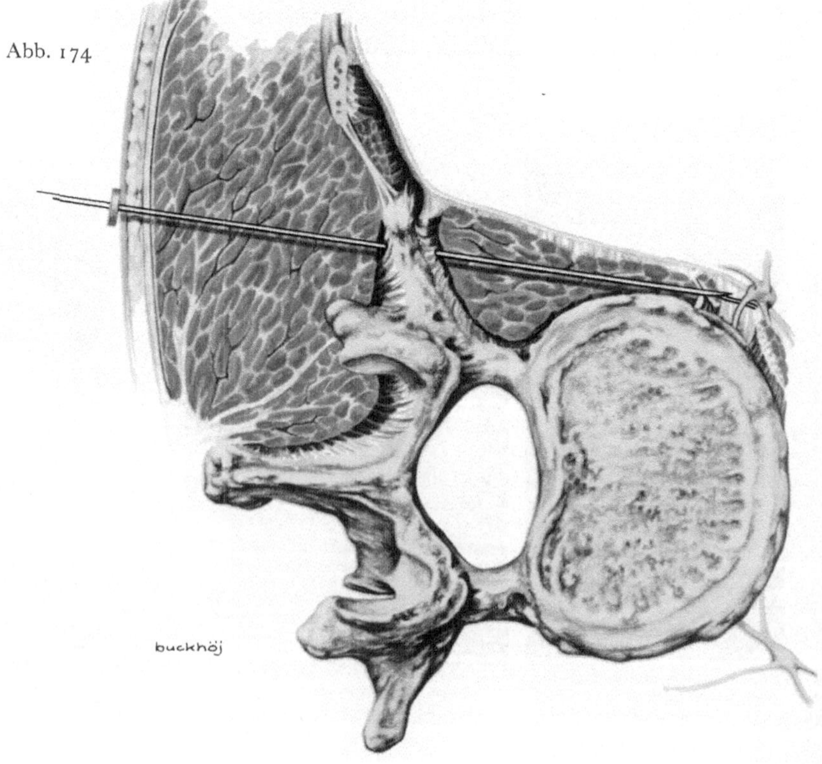

man den Gummiring bis auf die Haut herab und zieht die Kanüle heraus. Wenn der Patient normal groß ist, schiebt man den Gummiring auf den doppelten Abstand zwischen Querfortsatz und Haut (Abb. 177). Bei schlanken Patienten muß man den Gummiring auf reichlich den doppelten Abstand, bei kräftig gebauten Patienten auf knapp den doppelten Abstand verschieben. Der Abstand von der Kanülenspitze bis zum Gummiring entspricht dann etwa dem Abstand von der Haut bis zur ventrolateralen Seite der Wirbelkörper. Nun führt man die Kanüle etwas medial gewinkelt, jedoch rechtwinklig zur Haut in der Sagittalebene zwischen den Querfortsätzen ein (der Zwischenraum liegt ungefähr mitten vor dem Dornfortsatz). Wenn man Knochenkontakt bekommt und die Kanüle dabei bis oder fast bis zum Gummiring eingeführt ist, dann hat man die Lateralseite des Wirbelkörpers getroffen (Abb. 176). Die

Öffnung der Kanülenspitze soll gegen den Wirbelkörper gerichtet sein, so daß eine schwache Biegung der Kanüle die Spitze vom Wirbelkörper abgleiten lässt. Eventuell kann eine kleinere Korrektur der Kanülenlage erforderlich sein. Wenn die Kanülenspitze frei geglitten ist, liegt sie in der Nähe des Grenzstranges (die Kanülenlage kann röntgenologisch kontrolliert werden, s. Phenol- bzw. Alkoholblockade, S. 147).

Zur Erzielung einer vollständigen Blockade kann man entweder *eine* Kanüle bei L2 einführen und 25-30 ml Scandicain oder Xylonest 0,5 % injizieren, oder noch besser *zwei* Kanülen, eine für L2 und eine für L4, wobei man durch jede Kanüle 15 ml Lokalanästhesielösung injiziert (Abb. 178).

Bei Patienten mit peripheren Durchblutungsstörungen verwendet man vasokonstriktorfreie Lösungen. Zur Schmerzbehandlung (z.B. Nierenstein) benutzt man vasokonstriktorhaltige Lösungen.

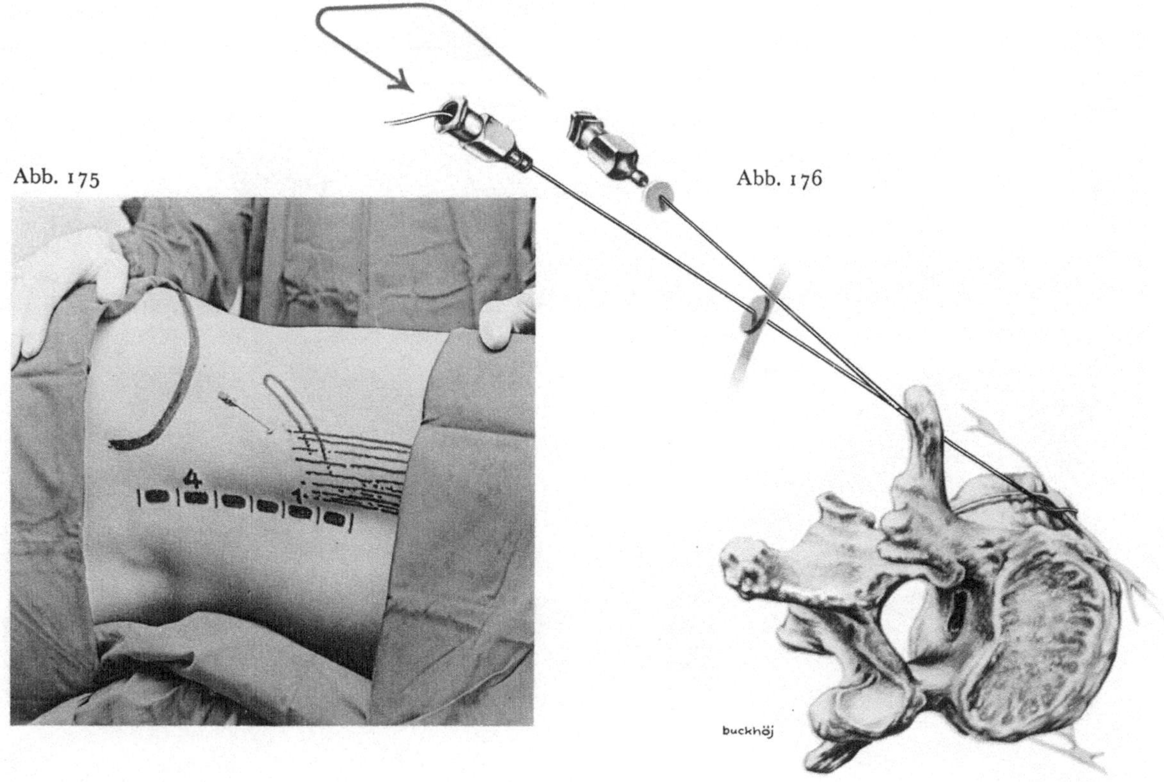

Abb. 175

Abb. 176

Für eine einzelne Blockade kann man auch die folgende vereinfachte Technik anwenden: die Kanüle wird etwas näher zur Mittellinie eingeführt als oben beschrieben. Auch der Winkel zur Mittellinie soll hierbei geringer sein. Wenn man die mit dem Gummiring markierte Tiefe erreicht hat, injiziert man das Lokalanästhetikum, auch wenn kein Knochenkontakt erhalten wurde. Meist gelingt damit eine gute lumbale Sympathikusblockade. Für die kontinuierliche lumbale Sympathikusblockade mit der Kathetertechnik oder für die Sympathektomie mit Phenol oder absolutem Alkohol eignet sich diese Methode jedoch nicht.

Für die Katheterblockade verwendet man etwas stärkere Kanülen (18 Gauge = 1,25

mm) als für die einfache Blockade. Das Lumen der Kanülen soll die *leichte* Einführung von Polyvinyl- oder Teflonkathetern gestatten (was vor der Punktion geprüft werden muß). Die Kanüle wird auf die bereits beschriebene Weise an den Wirbelkörper herangeführt. Wenn die Kanülenspitze richtig liegt, wird der Katheter ca. 1 cm über die Kanülenlänge hinaus eingeschoben (Abb. 179).

Das Austreten der Katheterspitze aus der Kanüle verspürt man an einem geringen Widerstand. Läßt sich der Katheter nicht frei einführen, so muß man ihn zusammen mit der Kanüle (!) herausziehen und die Kanüle in eine bessere Lage bringen. Wenn der Katheter eingeführt ist, zieht man die Kanüle vorsichtig heraus, während man den Katheter entsprechend weiter einschiebt. Dies führt

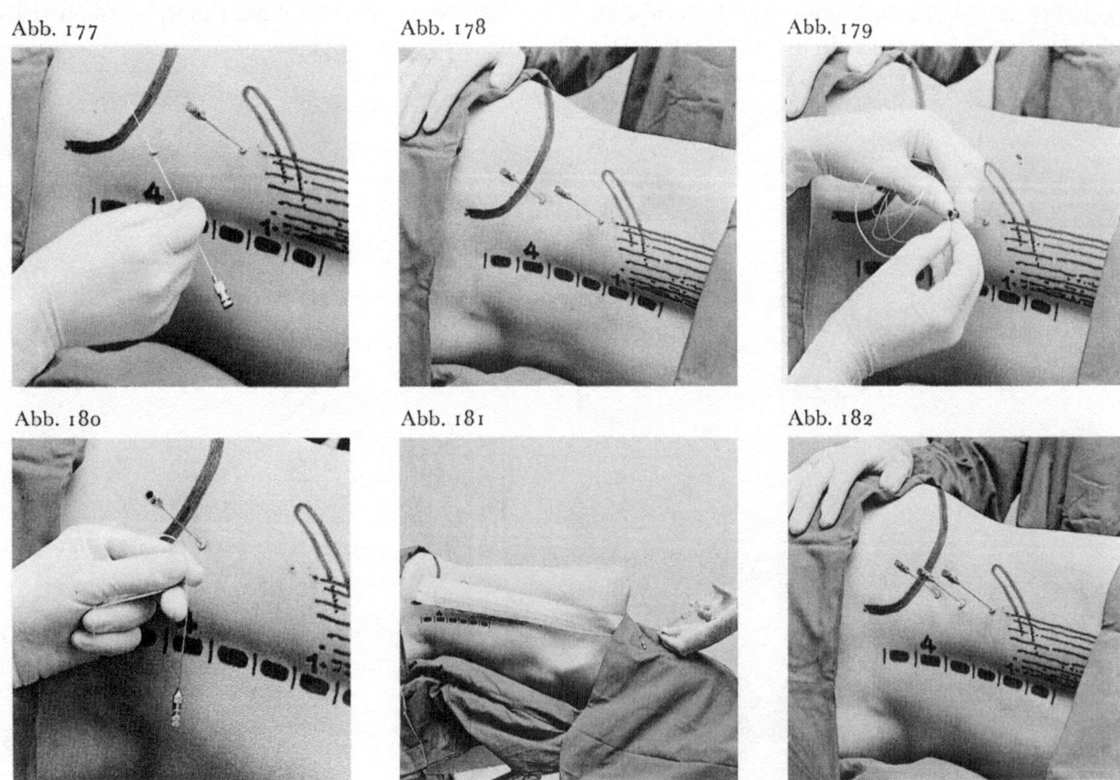

Abb. 177

Abb. 178

Abb. 179

Abb. 180

Abb. 181

Abb. 182

neist dazu, daß einige weitere cm des Katheters sich im Gewebe aufrollen. Die Abb.
180 zeigt die Situation nach Einführung des
Katheters.

Die Katheteröffnungen werden mit einem
Schnellverband verschlossen und die Katheter selbst über der Muskulatur des Erector
trunci fixiert (nicht über den Dornfortsätzen, wo es leicht zu einer Druckschädigung
kommen kann). Zweckmäßigerweise führt
man die Katheter zur Schulter herauf, so
daß die Mündungen mit ihren quergeschlif-
fenen Kanülen mit Verschlußstöpseln in die
Fossa supraclavicularis zu liegen kommen.
Die Kathetermündungen mit den Kanülen
müssen in Alkohohlkompressen eingeschla-
gen und in sterile Kompressen verpackt werden (Abb. 181).

Durch jeden Katheter werden alle 4 Stunden 10-15 ml Scandicain oder Xylonest
0,5 % injiziert. Bei Gefäßerkrankungen soll
kein Adrenalin angewandt werden und daher sind Scandicain und Xylonest zu empfehlen, da diese beiden Lokalanästhetika
auch ohne Adrenalin-Zusatz eine relativ
langdauernde Anästhesie ergeben (Albert

und Löfström 1965). Die Katheter sollen
nicht länger als 4-5 Tage liegen bleiben.
Abnehmende Wirkung der Blockade kann
auf eine Verschiebung der Katheter deuten,
was röntgenologisch nachweisbar ist (Abb.
183 a, b). Dafür genügen einige ml eines
wasserlöslichen Kontrastmittels.

Die Kanülen werden bei den Wirbelkörpern
L_2, L_3 und L_4 (Abb. 182) in die richtige
Lage gebracht, die man röntgenologisch kon-
trolliert. In der Seitenebene sollen die Kanü-
lenspitzen gerade eben die Vorderkanten der
Wirbelkörper erreichen (Abb. 184 a). Auf
der Frontalaufnahme sollen sie über den
Wirbelkörpern liegen. Auf Abb. 184 b sind
sie demnach noch nicht in korrekter Lage.
Wenn diese erreicht ist, injiziert man pro
Kanüle 3 ml Phenol (6,5-7 %ige wäßrige
Lösung) oder 3 ml absoluten Alkohol.

INDIKATIONEN
Periphere Durchblutungsstörungen: Die
lumbale Sympathikusblockade gilt als wertvolle Behandlung einer drohenden Gangrän,

Abb. 183 a   Abb. 183 b

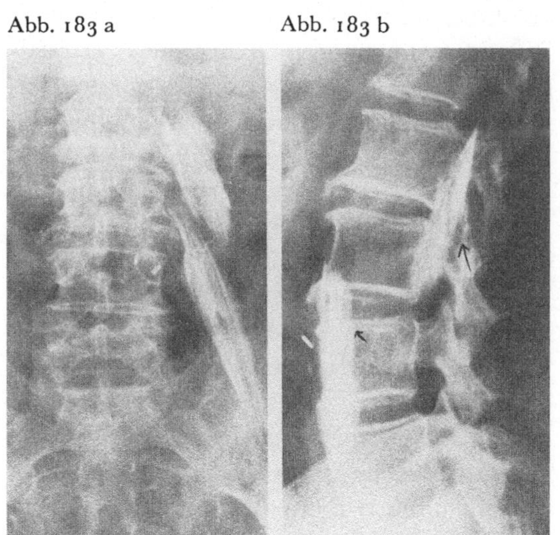

Abb. 184 a   Abb. 184 b

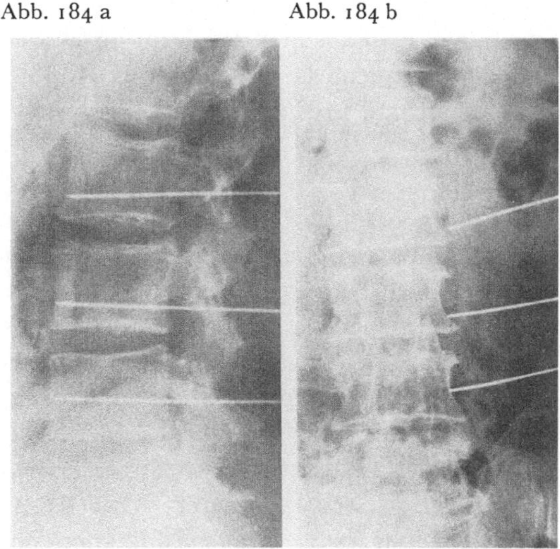

besonders wenn keine übermäßig generalisierten Gefäßveränderungen bestehen. Bei ausgedehnten Veränderungen kann sich der Blutdurchfluß durch ein partiell verschlossenes Gefäß nach einer Sympathikusblockade verschlechtern, wenn die Durchblutung der weiter proximalen Extremitätenabschnitte bzw. der Haut stark zunimmt. Eine einseitige Sympathikusblockade dürfte besser sein als eine bilaterale Blockade durch eine Periduralanästhesie.

Auch in Fällen von Claudicatio intermittens mit begrenzten proximalen Gefäßverschlüssen kann eine Phenolblockade wertvoll sein. Der Patient muß vor einer solchen Blockade sehr sorgfältig durchuntersucht werden, u.a. im Hinblick auf eventuelle Möglichkeiten einer operativen Gefäßrekonstruktion (Löfström & Zetterquist, 1967).

Schmerzzustände: Die Nephrolithiasis ist ein besonders dankbares Behandlungsobjekt. Die lumbale Sympathikusblockade ist jedoch nicht immer ausreichend, weil die Schmerzbahnen des Nierenbeckens nicht immer vollständig blockiert werden. Eine Blockade in Höhe von L_1 ergibt oft bessere Resultate als eine Blockade in Höhe von L_2-L_4. Wenn versehentlich das Nierenbecken punktiert wurde, soll man aus ihm den Urin durch die Kanüle entleeren, bevor man die Kanüle zurückzieht und in eine andere Lage bringt.

KOMPLIKATIONEN

Ein Blutdruckabfall kann leicht bei älteren Patienten mit schweren Gefäßveränderungen eintreten. Der Verfasser pflegt daher vor der Sympathikusblockade eine langsame Tropfinfusion mit 500 ml Rheomacrodex anzulegen. Wenn der Blutdruck absinkt, wird die Tropfgeschwindigkeit erhöht, und hierdurch läßt sich der Blutdruck meist auf einer annehmbaren Höhe stabilisieren. Das Kopfende darf nur unter vitaler Indikation gesenkt werden. Bei erhöhtem Fußende und niedrigem Blutdruck kann nämlich in gefäßgeschädigten Gebieten der unteren Extremität eine schnelle Thrombosierung eintreten. Wenn der Blutdruck stark absinkt, soll weniger Anästhesielösung nachinjiziert werden.

Eine versehentliche *intravasale Injektion* läßt sich durch die übliche Aspirationstechnik vermeiden.

Parästhesien während des Einführens der Kanüle treten relativ häufig auf. Man vermeidet sie am leichtesten, indem man die Kanüle relativ weit von der Mittellinie einführt.

Eine *subarachnoidale Injektion* kann vorkommen. In diesem Falle wurde die Kanülenspitze zu weit nach medial gerichtet, und der Anästhesist hat nicht gemerkt, daß zu früh Knochenkontakt erreicht wurde. Wenn dann die Kanüle durch ein Foramen intervertebrale eingedrungen ist, hat der Anästhesist irrtümlicherweise angenommen, die Kanüle sei ventrolateral am Wirbelkörper vorbeigeglitten.

Blutungen in die Psoasloge äußern sich in Form von Schmerzen, die in die Leistenbeuge und den oberen medialen Abschnitt des Oberschenkels ausstrahlen, sowie durch Rotationsschmerzen im Hüftgelenk. Derartige Blutungen können bei heparinisierten Patienten tödlich verlaufen. Eine lumbale Sympathikusblockade muß daher als kontraindiziert betrachtet werden, wenn der Patient heparinisiert ist. Nach der Erfahrung des Verfassers kommt keine ausgeprägte Blutung vor, wenn der Prothrombin-Prokonvertin-Index des Patienten durch Antikoagulantia vom Dicumarol-Typ auf 12-15 % gesenkt wurde.

Neuritiden, vor allem des in der Psoasloge verlaufenden N. genitofemoralis, können bei der chemischen Sympathektomie leicht entstehen.

Lokalanästhesie bei der Arthroskopie

EJNAR ERIKSSON

Obgleich die Epidural- oder Spinalanästhesie anscheinend Fortschritte für die Durchführung der Arthroskopie bietet, kann nach den Erfahrungen des Autors ein großer Prozentsatz aller Arthroskopien in Lokalanästhesie durchgeführt werden. Der untersuchte Patient kann so unmittelbar nach dem diagnostischen Eingriff nach Hause entlassen werden.

TECHNIK

5-10 ml 0,5 %iges Xylocain oder Xylonest mit Adrenalin wird auf der Vorderseite der Insertion des Arthroskops infiltriert. Die Haut und die darunterliegenden Gewebe werden bis hin zur Gelenkkapsel anästhesiert (Abb. 185).

Eine zweite Hautquaddel wird gerade seitlich über dem lateralen Teil der Basis patellae gesetzt. Die Haut und darunterliegende Gewebe werden bis hin zur Gelenkkapsel infiltriert, wofür wiederum 5-10 ml 0,5 %ige Xylocain- oder Xylonestlösung mit Adrenalin verwendet wird. Anschließend ist eine 50 ml Spritze mit einer großkalibrigen Nadel nötig, um das Kniegelenk mit 50 ml einer 0,5 %igen Xylocain- oder Xylonestlösung mit Adrenalin durch diese obere Anästhesiequaddel zu füllen. Der Patient wird dann gebeten, das Knie einige Minuten lang zu bewegen. Nach ca. 5 Minuten kann das Arthroskop durch den vorher anästhesierten und gekennzeichneten Bezirk eingeführt werden. Wenn das Arthroskop den Gelenkbereich erreicht hat, wird dieser durch die Injektion einer Lösung von 5 ml 0,5 %igem Xylocain oder Xylonest mit Adrenalin und 45 ml physiologischer Kochsalzlösung durch das Arthroskop weiter ausgedehnt (Abb. 187). Die Arthroskopie wird danach in dieser verdünnten Anästhesielösung durch die zwei anästhesierten Bereiche ausgeführt. Falls weitere Flüssigkeit notwendig wird, ist eine Lösung von 5 ml 0,5 %igen Xylocain oder Xylonest mit Adrenalin und 45 ml physiologische Kochsalzlösung zu injizieren.

Abb. 185. Eine Hautquaddel wird auf der Seite des Arthroskopeingangs gesetzt. Die darunterliegenden Gewebe werden bis hinein zur Gelenkkapsel mit 6–10 ml 0,5 % igem Xylonest oder Xylocain infiltriert. Zu vermeiden ist eine zu starke Injektion in die Fettschicht, da dies das Sichtvermögen in der Gelenkkapsel vermindert.
Abb. 186. Nachdem die Haut proximal und lateral der Patella anästhesiert wurde, wird eine großkalibrige Nadel in die oberhalb der Patella gelegene Bursa suprapatellaris eingestochen und 50 ml 0,5 %iges Xylonest oder Xylocain injiziert. Das Knie wird anschließend 7–8 mal bewegt, damit sich das Anästhetikum gleichmäßig im gesamten Kniegelenk verteilt. Man sollte 4–5 Minuten für die Anästhesie vorsehen.

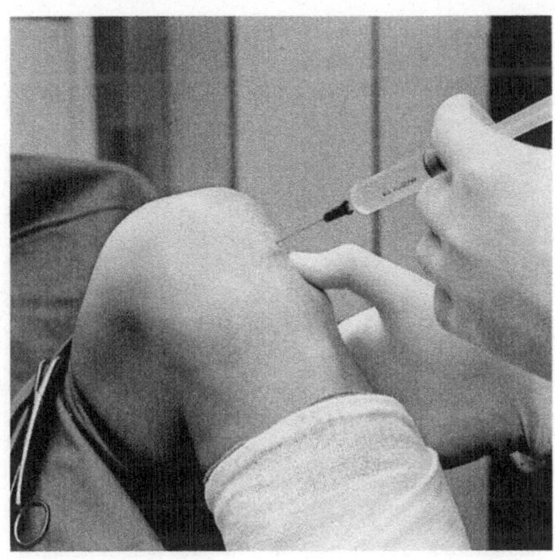

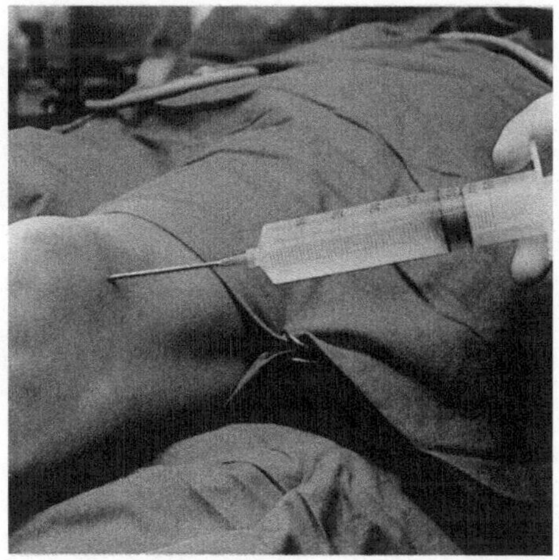

Das Lokalanästhetikum im Gelenk beeinflußt nicht die Bildqualität (Abb. 188).

Bisweilen wurde bemängelt, daß der Gebrauch von Vasokonstriktoren eine »Ausbleichung« der Kniegelenkkapsel verschulden könne. Das konnte vom Autor nicht beobachtet werden. Die Verwendung von Vasokonstriktoren hat Blutungen an den Punktionsstellen ausgeschlossen und dadurch die Notwendigkeit für weitere Spülungen des Gelenks reduziert. Dies hat lediglich eine sehr leichte Bleichung der Kapsel bewirkt. In jedem Fall war es möglich, den Grad der Synovitis zu beurteilen.

Die Patienten waren oft in der Lage selbständig vom Untersuchungstisch aufzustehen. Sie konnten nach einer Beobachtungszeit von wenigen Stunden nach Hause entlassen werden.

DOSIERUNG

Meist sind 70-100 ml 0,5 %iges Xylocain oder Xylocain mit Adrenalin im Verhältnis von 1:200.000 nötig. Bestimmungen der Xylonestkonzentration im Blut bei dieser Methode der Lokalanästhesie (von Eriksson et al. veröffentlicht) haben gezeigt, daß die Methode sicher ist.

INDIKATIONEN

Ambulante Arthroskopie aus diagnostischen oder therapeutischen Gründen. Ebenso ist es möglich, abgelöste Teile zu entfernen oder eine partielle Meniskusentfernung mittels dieser Anästhesiemethode durchzuführen.

Jedes Arthroskop ist benutzbar. Der Autor gebraucht routinemäßig das 5 mm Storz-Arthroskop. Bisweilen wurde behauptet, daß die Arthroskopie unter Lokalanästhesie nur mittels schmaler Diameter, sogenannter Nadel-Endoskope durchgeführt werden kann. Mit der im vorhergehenden beschriebenen Technik ist es jederzeit möglich, mit 6-7 mm Arthroskopen zu arbeiten.

KONTRAINDIKATIONEN

Sehr ängstliche Patienten und Kinder unter 15 Jahren. Die Wahl der Anästhesie sollte mit dem Patienten vor der Untersuchung diskutiert werden. Man sollte ihm dabei erklären, daß er fühlen muß, wenn das Arthroskop innerhalb des Gelenkes bewegt wird, daß er aber keinerlei Schmerz verspürt.

Die Lokalanästhesie sollte bei Patienten, die allergisch auf frühere Lokalanästhesien reagiert haben, vermieden werden.

Abb. 187. Wenn das Arthroskop in das Knie eingeführt worden ist, wird eine weitere Ausweitung mit einer Mischung von 5–10 ml 0,5 % igem Xylonest oder Xylocain und 40–50 ml physiologischer Kochsalzlösung erreicht. Die Untersuchung wird somit in einer verdünnten Lokalanästhesielösung durchgeführt.

Abb. 188. Das Arthroskopbild zeigt eine akute Ruptur des Ligamentum cruciatum anterius, aufgenommen in dem durch Xylonest ausgeweiteten Gelenk. Die Lokalanästhesie kann auch für akute Arthroskopien benutzt werden, nachdem blutige Gelenkergüsse (Haemarthrosen) mit physiologischer Kochsalzlösung ausgewaschen wurden.

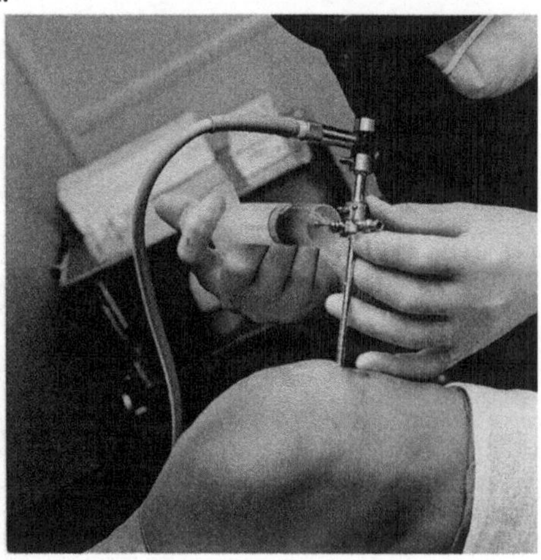

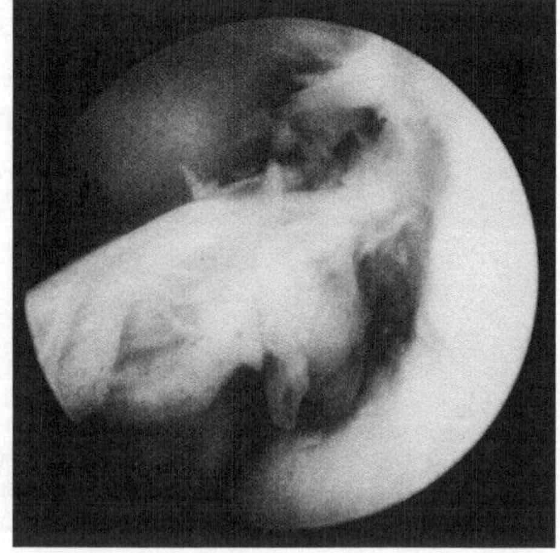

Literatur

Dieses Verzeichnis enthält nur solche Arbeiten, auf die in den verschiedenen Kapiteln direkt hingewiesen wird. Es erhebt dagegen nicht den Anspruch, eine vollständige Liste oder Literaturauswahl auf dem Gebiete der Lokalanästhesie darzustellen.

ADAMS, J. P., E. J. DEALY & P. I. KENMORE: Intravenous Regional Anesthesia in Hand Surgery. J. Bone Jt. Surg. *46-A*, 811, 1964.

ADRIANI, J., R. ZEPERNICK & E. HYDE: Influence of the Status of the Patient on Systemic Effects of Local Anesthetic Agents. Anesth. Analg. Curr. Res. *45*, 87, 1966.

ALBÉRT, J. & B. LÖFSTRÖM: Bilateral Ulnar Nerve Blocks for the Evaluation of Local Anaesthetic Agents. Acta anaesth. scand. *5*, 99, 1961.

ALBÉRT, J. & B. LÖFSTRÖM: Bilateral Ulnar Nerve Blocks for the Evaluation of Local Anaesthetic Agents. II. Acta anaesth. scand. *9*, 1, 1965 (a).

ANTONI, N.: Comments on Neurological Diagnosis by Puncture. Acta psychiat. scand., suppl. 59, 1948.

ARNER, O.: Complications Following Spinal Anaesthesia, Their Significance and a Technic to Reduce Their Incidence. Acta chir. scand., suppl. 167, 1952.

BELL, H. M., E. M. SLATER & W. H. HARRIS: Regional Anesthesia with Intravenous Lidocaine. J. Amer. med. Ass. *186*, 544, 1963.

BERGMAN, P. & T. MALMSTRÖM: Lokalanestesi med Xylocain-spray som ersättning för slutnarkos vid förlossning och som anestesimetod vid perineotomier. Svenska Läk.-Tidn. *58*, 2959, 1961.

BERGMAN, P. & T. MALMSTRÖM: Örtliche Betäubung mit Xylocain als geburtshilfliche Anästhesiemethode. Geburtsh. u. Frauenheilk. *23*, 136, 1963.

BERNHARD, C. G. & E. BOHM: Local Anaesthetics as Anticonvulsants. Almqvist & Wiksell, Stockholm, 1965.

BIER, A.: Ueber einen neuen Weg Localanästhesie an den Gliedmaassen zu erzeugen. Arch. klin. Chir. *86*, 1007, 1908.

BONICA, J. J., P. H. BACKUP, C. E. ANDERSON, D. HADFIELD, W. F. CREPPS & B. F. MONK: Peridural Block — Analysis of 3,637 Cases and a Review. Anesthesiology *18*, 723, 1957.

BROMAGE, P. R.: Spinal Epidural Analgesia. E. & S. Livingstone Ltd., Edinburgh and London, 1954.

BROMAGE, P. R.: Spread af Analgesic Solutions in the Epidural Space and Their Site of Action — A Statistical Study. Brit. J. Anaesth. *34*, 161, 1962.

BROMAGE, P. R.: Physiology and Pharmacology of Epidural Analgesia. Anesthesiology *28*, 592, 1967.

BROWN, E. M. & F. WEISSMAN: A Case Report — Prolonged Intravenous Regional Anesthesia. Anesth. Analg. Curr. Res. *45*, 319, 1966.

DHUNÉR, K. G., S. EDSHAGE & A. WILHELM: Ninhydrin Test — An Objective Method for Testing Local Anaesthetic Drugs. Acta anaesth. scand. *4*, 189, 1960.

EDLING, N. P. G.: Urethrocystography in the Male with Special Regard to Micturition. Acta radiol., suppl. 58, 1945.

ERIKSSON, E., A. PERSSON & B. ÖRTENGREN: Intravenous Regional Anaesthesia — An Attempt to Determine the Safety of the Method and a Comparison between Prilocaine and Lidocaine. Acta chir. scand., suppl. 358, 47, 1966.

FRANKSSON, C. & T. GORDH: Headache after Spinal Anesthesia and a Technique for Lessening Its Frequency. Acta chir. scand. *94*, 443, 1946.

FRIEDEN, J.: Antiarrhythmic Drugs. Part VII. Lidocaine as an Antiarrhythmic Agent. Amer. Heart J. *70*, 713, 1965.

GEDDES, J. S., A. A. J. ADGEY & J. F. PANTRIDGE: Prognosis after Recovery from Ventricular Fibrillation Complicating Ischaemic Heart-Disease. Lancet II, 273, 1967.

GEJROT, T.: Intravenous Xylocaine in the Treatment of Attacks of Menière's Disease. Acta oto-laryng. (Stockh.), suppl. 188, 190, 1963 (a).

GEJROT, T.: The Influence of Xylocaine on Induced and Spontaneous Nystagmus. Pract. oto-rhino-laryng. *25*, 361, 1963 (b).

GIANELLY, R., J. O. VON DER GROEBEN, A. P. SPIVACK & D. C. HARRISON: Effect of Lidocaine on Ventricular Arrhythmias in Patients with Coronary Heart Disease. New Engl. J. Med. *277*, 1215, 1967.

GORDH, T.: Intravenous Barbiturate Anaesthesia in the Treatment of Convulsions due to Local Anaesthesia. Proc. 2nd Congress Scand. Soc. Anaesth. 1952.

GORDH, T.: Heart-Volume Studies I-III. I. Pneumopericardium as Plethysmograph for Cardiometry in the Rabbit. Acta anaesth. scand. *8*, 1, 1964 (a).

GORDH, T.: Heart-Volume Studies I-III. II. Effect of Various Anaesthetics and Drugs on the Heart Volume in the Rabbit. Acta anaesth. scand. *8*, 15, 1964 (b).

GORDH, T. & Å. LILJESTRAND: Om giftigheten hos lokalanestetika. Svenska Läk.-Tidn. *43*, 1885, 1946.

GROSSMAN, J. I., L. A. LUBOW, J. FRIEDEN & I. L. RUBIN: Lidocaine in Cardiac Arrhythmias Arch. intern. Med. *121*, 396, 1968

HARRISON, D. C., J. H. SPROUSE & A. G. MORROW: The Antiarrhythmic Properties of Lidocaine and Procaine Amide. Circulation *28*, 486, 1963.

HOLMBERG, S.: Persönliche Mitteilung.

HOLMES, C. McK.: Intravenous Regional Analgesia. A Useful Method of Producing Analgesia of the Limbs. Lancet I, 245, 1963.

JEWITT, D. E., R. BALCON, E. B. RAFTERY & S. ORAM: Incidence and Management of Supraventricular Arrhythmias after Acute Myocardial Infarction. Lancet II, 734, 1967.

KLINGENSTRÖM, P.: The Effect of Ergotamine on Blood Pressure, Epecially in Spinal Anaesthesia. Acta anaesth. scand., suppl. 4, 1960.

LEWIS, L. L.: Evaluation of Sympathetic Activity Following Chemical or Surgical Sympathectomy. Anesth. Analg. Curr. Res. *34*, 334, 1955.

LIKOFF, W.: Editorial. Cardiac Arrhythmias Complicating Surgery. Amer. J. Cardiol. *3*, 427, 1959.

LILJEDAHL, S.-O.: Prolongation of Tetracaine (Pontocaine) Spinal Anaesthesia by Supplementary Noradrenaline, with Special Reference to Its Mode of Action. Acta. chir. scand., suppl. 202, 1955.

LÖFSTRÖM, B.: In Vorbereitung.

LÖFSTRÖM, B. & L. THULIN: Procedures for Objective Evaluation of Nerve Blocks. Acta anaesth. scand. *9*, 213, 1965.

LÖFSTRÖM, B. & S. ZETTERQUIST: The Effect of Lumbar Sympathetic Block upon the Nutritive Blood-Flow Capacity in Intermittent Claudication. A Metabolic Study. Acta med. scand. *182*, 23, 1967.

LOWN, B., A. M. FAKHRO, W. B. HOOD & G. W. THORN: The Coronary Care Unit. New Perspectives and Directions. J. Amer. med. Ass. *199*, 188, 1967.

MERRIFIELD, A. J. & S. J. CARTER: Intravenous Regional Analgesia: Lignocaine Blood Levels. Anaesthesia *20*, 287, 1965.

MOBERG, E.: Dringliche Handchirurgie. Georg Thieme Verlag, Stuttgart, 1964.

MOORE, D. C. & L. D. BRIDENBAUGH: Intercostal Nerve Block in 4,333 Patients: Indications, Technique and Complications. Anesth. Analg. Curr. Res. *41*, 1, 1962.

OCHOTSKIJ, W. P.: Intraossale Novocainanästhesie bei Operationen an Extremitäten. Beitr. Orthop. Traum. *8*, 138, 1961.

OLIVER, M. F., D. G. JULIAN & K. W. DONALD: Problems in Evaluating Coronary Care Units. Their Responsibilities and Their Relation to the Community. Amer. J. Cardiol. *20*, 465, 1967.

ORLOV, G. A.: Intraosseous Anaesthesia during Plastic Operations of the Hand and Fingers. Acta Chir. plast. *2*, 59, 1960.

ROSSBERG, G.: Die Unterscheidung peripherer und zentraler Vestibularisstörungen durch die experimentellen Gleichgewichtsprüfungen. Arch. Ohr.-, Nas.-, u. Kehlk.-Heilk. *183*, 133, 1965.

SKOOG TORD: Plastic Surgery. Stockholm 1974. Boston 1973.

SMITH, R. M.: Anesthesia for Infants and Children. 3rd Ed., The C. V. Mosby Company, S:t Louis, 1968.

STEINHAUS, J. E.: Local Anaesthetic Toxicity: A Pharmacological Re-Evaluation. Anesthesiology *18*, 275, 1957.

TELIVUO, L.: A New Long-Acting Local Anaesthetic Solution for Pain Relief after Thoracotomy. Ann. Chir. Gynaec. Fenn. *52*, 513, 1963.

Sachverzeichnis